溯源及集成研究 肾气失衡病机理论

于杰 张磊 姚莉 主编

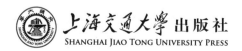
上海交通大学 出版社
SHANGHAI JIAO TONG UNIVERSITY PRESS

内容提要

    本书上篇介绍了"肾气失衡"学术流派和肾气失衡病机理论源流研究,探讨了肾气失衡病机理论的实质,阐释了肾气失衡与老年高血压病的关系、益肾降压方的剖析及肾气失衡相关传统方剂和现代方剂;下篇总结了老年高血压病肾气亏虚证的诊断标准研究、证候实质研究、益肾降压方疗效研究,以及相关临床医案。本书可供中医心病学科医务人员阅读参考。

图书在版编目(CIP)数据

肾气失衡病机理论溯源及集成研究 / 于杰,张磊,
姚莉主编. --上海 : 上海交通大学出版社,2023.12
   ISBN 978-7-313-29924-6

  Ⅰ. ①肾… Ⅱ. ①于… ②张… ③姚… Ⅲ. ①肾病(
中医)-中医病理学-研究 Ⅳ. ①R256.5

中国国家版本馆CIP数据核字(2023)第228691号

肾气失衡病机理论溯源及集成研究
SHENQISHIHENG BINGJILILUN SUYUAN JI JICHENGYANJIU

主　　编:于　杰　张　磊　姚　莉
出版发行:上海交通大学出版社
邮政编码:200030
印　　制:广东虎彩云印刷有限公司
开　　本:710mm×1000mm 1/16
字　　数:348千字
版　　次:2023年12月第1版
书　　号:ISBN 978-7-313-29924-6
定　　价:198.00元

地　　址:上海市番禺路951号
电　　话:021-64071208

经　　销:全国新华书店
印　　张:20
插　　页:2
印　　次:2023年12月第1次印刷

编委会

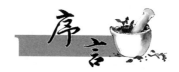

序言

　　原发性高血压即高血压病,是因血管神经调节障碍而引起的一种动脉压力升高的慢性疾病,它最大的危害在于对全身血管造成长期超极限的额外压力,导致血管的脆性损伤,最终引起血管的破裂、堵塞。老年高血压病是高血压病的一种特殊类型,与中、青年高血压病有着明显不同的病理特点,如症状不典型或无自觉症状、多以收缩压升高为主、血压波动范围大、脉压大、病程长、并发症多、易发生直立性低血压、病死率高等,由此给老年高血压病的防治工作带来了巨大的挑战。

　　随着我国人口老龄化趋势的不断加剧,老年高血压病及由其所引发的各种心脑血管疾病、肾脏疾病、眼底疾病、神经系统疾病等并发症已经成为严重威胁着老年人健康状况和生活质量的罪魁祸首,并且极大地消耗了医疗资源,给社会和家庭带来了沉重的负担。因此,早期积极防治老年高血压病及其并发症已经成为我国老年病学研究的重点,正日益受到医学界的广泛重视。中医药论治高血压病,以往的研究多是从清肝泻火、滋阴潜阳、熄风止痉的角度入手,实践表明这种思路由于忽视了老年人在病理生理方面的自身特点,往往并不适合用来辨治老年高血压病;而现代医学的降压方法由于过度偏重于对降压效应的追求,忽视了对机体整体状况和老年高血压病独特临床特点的关注,导致几乎所有的降压药物对人体(尤其是老年人)都会产生不同程度的损害,也不适宜老年人中、长期服用。因此,探寻一种安全有效、能充分体现老年高血压病自身特点的辨治理论和方法成为当务之急。针对老年人的特殊病理生理特点,本流派历经三代,逐渐形成了从"肾气失衡"角度辨治老年高血压病的理论,临床应用效如桴鼓。

本书上篇主要从"肾气失衡"病机学说概述、理论源流、病机实质、老年高血压病肾气失衡机制 4 个方面进行了详细阐述;下篇总结了多年来我们开展的关于"肾气失衡"病机实质的现代医学机制研究、补肾方药的干预机制研究和临床实践应用的相关病案等。本书基础理论与临床实践密切结合,具有内容丰富、实用新颖、全面系统等特点,可供中医心病学科医务人员阅读参考。

由于编写时间有限,加之编写经验不足,书中难免有疏漏之处,敬请广大读者批评指正,以期再版时修订完善。

《肾气失衡病机理论溯源及集成研究》编委会

2023 年 9 月

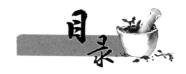

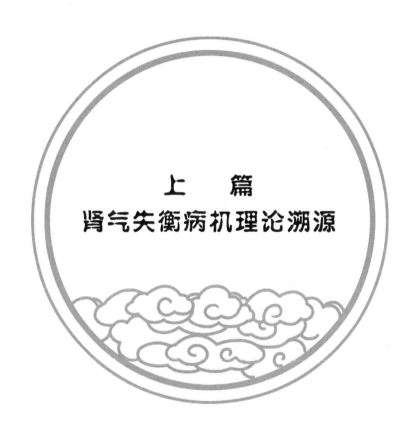

上 篇
肾气失衡病机理论溯源

第一章

肾气失衡病机理论概述

　　齐鲁为孔孟之乡,传统文化源远流长,以儒家学说为核心,具有紧密契合现实的理论创新意识、俯仰天地的人文情怀、奋发有为的进取精神、经世致用的学术特色,其创造的人文环境对齐鲁中医学流派的形成与发展发挥了巨大的推动作用。在中医学发展史上,齐鲁大地名医辈出,自春秋时期名医扁鹊(秦越人),到汉代淳于意,以及晋代医家王叔和、宋代钱乙、金元名家成无己,到清代尊经派大家黄元御,再到当代名医刘惠民,他们各有所长,不断传承和完善着齐鲁中医流派。

　　"肾气失衡"学术流派的中医药特色技术根植于齐鲁医派深厚的文化积淀,以心系疾病为主要研究对象,以中医药综合干预治疗为主要手段,在老年高血压病中医辨治上独树一帜,特色鲜明。

　　"肾气失衡"病机学说理论最早源于全国著名中医心血管病专家周次清教授。周老认为中医治疗高血压病,不能只着眼于降低血压上,其着重点应在于调整机体阴阳的平衡,即所谓"谨守病机,各司其属……疏其血气,令其条达,而致和平",以期从根本上解除高血压病发生与发展的内在原因,所以对本病的治疗必须从整体观念出发,具体治疗方法主要从调肝、益肾、理脾入手。针对老年高血压中医辨治,周老认为仅仅单纯以"眩晕"病证范畴来推衍老年高血压病的病理过程及转归,没有重视老年人在生理病理方面的自身特点,忽视了老年高血压病病因病机的特异性,从而导致对其病机核心缺乏深入探究。他提出"肾气亏虚、肾气失衡"不仅是加速衰老变化的重要机制,而且是老年人群所特有的共同的病理生理基础,与老年高血压病的发生存在着密切的内在联系;并最终确立"补益肾气、燮理阴阳"是临床辨治老年高血压病的基本治法,遣方用药,精心化裁,组"八物降压汤",临床疗效显著。作为第一代奠基人,周老把"补益肾气"提到了很高的学术层面上,为后续发展起到了重要作用。

第二代传承人郭伟星教授是齐鲁"肾气失衡"学术流派中医药特色技术的代表性传承人。郭老认为老年人处于人体的衰老期,而肾气的盛衰直接决定了人体衰老的速度,故老年高血压病的发病或病理过程与肾气失衡存在着明显的相关性。当人体进入老年期后,肾气由盛渐衰,终致肾气亏虚、肾气失衡,形成肾阴、肾阳双方等量亏损的病理状态,即阴阳双方低水平的相对平衡,成为促发老年高血压病发生、发展的关键所在。就临床表现而言,老年高血压病患者多见头晕耳鸣、腰膝酸软、小便不利或频数、记忆力减退、神疲乏力等症状,这些均体现了"肾气亏虚、肾气失衡"的基本病机特点。他认为老年高血压病作为高血压病的一个重要临床亚型,具有独特的发病基础和证候分布规律,肾气亏虚、肾气失衡是老年高血压病病理机制中的基本环节和特点,是老年高血压病的病机核心,老年高血压病的其他病机转变都是在肾气失衡的基础上出现的。他最终总结老年高血压病的基本病机为本虚标实,肾气亏虚、肾气失衡为本,风、火、痰、瘀为标,前者为原发病机,后者为继发病机,进而认为肾气亏虚证是老年高血压病的基本证型。且根据上述病机和证型特点,确立"补益肾气、燮理阴阳"是治疗老年高血压病肾气亏虚证的基本治法。

第三代传承人于杰副教授认为,从局部来看,肾气亏虚、肾气失衡可致元气下陷,上气不足,清阳不升,气血运行失常,不能上充脑窍而致眩;肾气亏虚、肾气失衡,失于摄纳潜藏,则可致肾不能纳气归原,使诸气逆奔而上,气血冲击脑窍而致眩;肾气亏虚、肾气失衡可致肾精的藏泄失司,肾精亏耗,不能生髓,髓海不足,或精不化血,血脉失充,气血供求失衡,清窍失养而致眩;肾气亏虚、肾气失衡,蒸腾气化失司,可致水液代谢失常,津液失布,痰浊内生,壅聚于血脉,阻滞气血运行,成痰瘀互阻之势,使清阳之气窒塞不伸,清窍失养而为眩。从全身来看,肾气亏虚、肾气失衡不能激发和推动脏腑的功能活动,从而诱发心、肝、脾等脏器的功能失调,导致风、火、痰、瘀等兼变证的出现,成为老年高血压病发展演变的始动因素。

第三代传承人张磊副主任医师秉承郭伟星教授的学术思想,进一步阐释了老年高血压病与"肾气失衡"的相关机制,进而提出老年高血压病的病位在血脉,主于心,根于肾,关乎肝胆与脾胃。由于肾为先天之本,肾气是脏腑之气的源泉,是激发和维持脏腑生理功能的根本前提,因此肾气充盛是维持人体气血正常循行的关键所在;反之,肾气亏虚、肾气失衡则是引起气血运行失常的根本原因,气血运行失常则逆乱而致眩,最终导致了老年高血压病的形成。他认为肾气亏虚、肾气失衡这种阴阳双方低水平的相对平衡是消极的、病态的、相对的,是极不稳定的。受治疗措施和个体体质的影响,这种平衡可能会被打破,从而向偏于阴虚或偏于阳虚的趋势转化,并出现偏热或偏寒的症状,但这种转化均是在肾阴、肾阳低水平平衡基础上的变化,不同于单纯的肾阴虚或肾阳虚,而应归属于肾阴阳两虚的范畴。治疗上,他认为"补益肾气、燮理阴阳"必须以促进阴阳双方的共同提高,使其恢复到生理状态的平衡为前提,而不能有所偏颇,只有如此,肾阴肾阳才能恢复到生理状态的平衡。此外,对于在肾气亏虚证基础上出现偏重于阳虚或阴虚的患者,亦须本着"治水治火,皆从肾气"的原则,充分考虑肾阴、肾阳双方亏损的共同特点,重点促使阴阳双方的共同提高,以防止造成阴阳偏颇而变证丛生。

第三代传承人姚莉副主任医师认为补益肾气、燮理阴阳可以使肾中阴阳二气恢复到生理状态的平衡,进而使肾气冲和调达、功能旺盛;同时可以使元气充足,气血循行有力,血脉充盈,弛张有度,从而消除老年高血压病的发病基础。此外,补益肾气不仅可以纠正本虚,消除原发病机,截断扭转病机的发展和演变,使风、火、痰、瘀无以内生,而且可以激发和推动心、肝、胆、脾、胃等脏腑的生理功能,促使风、火、痰、瘀等病理因素的消散,进而使气血循行复常。

第四代传承人张凌霄、马勇博、刘佳娜、黄欣雨、朱坤鹏、马旭、石书霞、王凯乐等目前正处在力量储备阶段,学术观点正在形成,学术内涵正在建立。

通过四代学者努力,"肾气失衡"病机学说理论"传承精华、守正创新"的格局已经形成,并以山东中医药大学附属医院为核心,辐射全省,成为独具特色的学术理论。

第二章
肾气失衡病机理论源流研究

一、萌芽期

(一)先秦

1.《黄帝内经》

《素问·上古天真论》:"女子七岁,肾气盛,齿更发长……五八,肾气衰,发堕齿槁……此其天寿过度,气脉常通,而肾气有余也。"

《灵枢·天年》:"五十岁,肝气始衰,肝叶始薄,胆汁始减,目始不明……九十岁,肾气焦,四脏经脉空虚。百岁,五脏皆虚,神气皆去,形骸独居而终矣。"

肾为先天之本,内藏元阴元阳,是人体生长发育和各种生命活动的物质基础,肾气充足,则人类正常生长发育和生殖。人至老年,精少,天癸竭,脏腑功能衰退,肾气亏虚,出现头发脱落、牙齿松动,肾气虚极,脏腑枯竭,经脉空虚亦是人类衰退的终末阶段。可见肾气亏虚是人体由盛至衰的病机关键。

《素问·六节藏象论篇》:"肾者,主蛰封藏之本,精之处也,其华在发,其充在骨,为阴中之少阴,通于冬气。"

《素问·五脏生成篇》:"肾之合骨也,其荣发也,其主脾也。""生于肾,如以缟裹紫,此五脏所生之外荣也。"

《素问·灵兰秘典论》:"肾者,作强之官,伎巧出焉。"

《灵枢·脉度篇》:"五脏常内阅于上七窍也……肾气通于耳,肾和则耳能闻五音矣。"

《素问·上古天真论》:"肾主水,受五脏六腑之精而藏之,故五藏盛,乃能泻。"

《灵枢·五味》:"谷始入于胃,其精微者,先出于胃之两焦,以溉五脏,别出两行,营卫之道。"

探讨肾脏的生理功能、相对应的人体和自然之外象及与其络属部位的关系——藏精,为封藏之本,通于耳,与冬气相应,肾精充则华发充骨髓、耳闻五音。肾藏之精为肾精,而肾精依赖于禀受于父母的先天之精、经脾运化转输的后天水谷精微及脏腑之精的充养,肾精化生肾气,肾精充足则肾气化源充沛。肾精通过肾气发挥生长、生殖、充养之作用,肾气以肾精为物质基础。二者相互依存、相互维系。

《素问·四气调神大论》:"冬三月,此为闭藏,水冰地坼,无扰乎阳……逆之则伤肾,春为痿厥,奉生者少。""逆冬气,则少阴不藏,肾气独沉。"

《素问·脉解》:"内夺而厥,则为喑痱,此肾虚也,少阴不至者,厥也。

《素问·四气调神大论》:"此冬气之应,养藏之道也。逆之则伤肾,春为痿厥,奉生者少。"

《素问·生气通天论》:"因而强力,肾气乃伤,高骨乃坏。"

《灵枢·百病始生》:"用力过度,若入房汗出浴,则伤肾。"

《灵枢·邪气脏腑病形篇》:"有所用力举重,若入房过度,汗出浴水,则伤肾。"

《灵枢·本神》:"肾盛怒而不止则伤志,志伤则喜忘其前言,腰脊不可以俯仰屈伸,毛悴色夭。""恐惧而不解则伤精,精伤则骨酸痿厥,精时自下。"

指出肾气虚的病因:一者,违逆冬天收藏之性,使阳气散发,肾气不固;二者房劳、强力等劳倦过度皆可耗精伤肾,使肾气亏虚;三者,情志过极亦可伤肾。

《素问·咳论篇》:"肾咳不已,则膀胱受之,膀胱咳状,咳而遗溺。"

《素问·脉解篇》:"所谓上气咳、上气喘者,曰阴气在下,阳气在上,诸气浮无所依从,故呕咳、上气喘也。"

《素问·逆调论》:"肾者水藏,主津液,主卧与喘也。"

呼吸的正常维持依赖肺肾的共同作用,肾之摄纳使呼吸维持一定的深度。肾气亏虚,摄纳无权,则可出现咳喘、呼吸困难等症状。虽《黄帝内经》没有明确提出肾主纳气,但却提及肾与呼吸、咳喘的关系,实为肾主纳气病机理论之滥觞。

《灵枢·海论》:"髓海不足,则脑转耳鸣,胫酸眩冒,目无所见,懈怠安卧"。

《素问·标本病传论篇》:"肾病少腹腰脊痛胻瘦,三日胠背筋痛,小便闭;三日腹胀;三日两胁支痛。三日不已,死;冬大晨,夏晏晡。"

《素问·玉机真脏论篇》:"冬脉者肾也,北方水也,万物之所以合藏也,故其气来沉以搏,故曰营,反此者病。帝曰:何如而反?岐伯曰:其气来如弹石者,此谓太过,病在外;其去如数者,此谓不及……其不及则令人心悬如病饥,眇中清,脊中痛,少腹满,小便变。""大骨枯槁,大肉陷下,肩髓内消,动作益衰,真脏未见,期一岁死,见其真脏,乃予之期日。"

《灵枢·本神篇》:"肾藏精。精舍志。肾气虚则厥。实则胀。"

《素问·逆调论篇》:"肾者水也,而生于骨,肾不生则髓不能满,故寒甚至骨也……病名曰骨痹。"

《素问·痿论篇》:"渴则阳气内伐,内伐则热合于肾,肾者水脏也;今水不胜火,则骨枯而髓虚。故足不任身,发为骨痿。"

《素问·痿论篇》:"肾热者色黑而齿槁。"

《素问·脉要精微论》:"腰者肾之府,转摇不能,肾将惫矣。"

《素问·脉解篇》:"内夺而厥,则为喑痱,此肾虚也,少阴不至,少阴不至者厥也。"

《素问·方盛衰论篇》:"肾气虚则使人梦见舟船溺人,得其时则梦伏水中,若有畏恐。"

《素问·大奇论篇》:"脉至如省客,省客者脉塞而鼓,是肾气予不足也,悬去枣华而死。"

此言肾气虚之病理也——肾气虚可见眩晕、耳鸣、腰脊痛、腰膝酸软、腹痛腹胀等症状,肾气亏虚亦可出现骨痹、骨痿,肾主骨生髓,发为血之余,齿为骨之余,肾与骨、齿、发皆有密切的关系,骨枯肉陷,毛发不泽,齿长而垢皆是肾气虚衰的表现;除此肾气虚亦可见到由经脉循行部位症状、特殊的梦境、脉象等。此皆为后世临床提供诊断依据。

《素问·逆调论篇》:"肾者水藏,主津液。"

《素问·水热穴论篇》:"肾者,胃之关也,关门不利,故聚水而从其类也。上下溢与皮肤,故为胕肿。"

《素问·水热穴论篇》:"勇而劳甚,则肾汗出;肾汗出逢于风,内不得入于藏府,外不得越于皮肤,客于玄府,行于皮里,传为胕肿。本之于肾,名为风水。"

论肾主水的生理功能,肾为水脏,具有调节水液代谢的功能。肾气亏虚,蒸腾气化失司或过度劳累损伤肾气,逢风邪侵袭,内外合邪皆可使水液积聚。

《灵枢·经脉》:"是主肾所生病者……为此诸病,盛则泻之,虚则补之,热则疾之,寒则留之,陷下则灸之,不盛不虚,以经取之。"

《素问·脏气法时论篇》:"肾病者,腹大胫肿,喘咳身重,寝汗出憎风,虚则胸中痛,大腹小腹痛,清厥意不乐,取其经,少阴太阳血者。""肾病者,宜食大豆黄卷猪肉栗藿。""肾欲坚,急食苦以坚之,用苦补之,咸泻之。""肾苦燥,急食辛以润之,开腠理,致津液,通气也。"

肾病者,有寒热虚实、不盛不虚之区别,故治宜辨证论治,《素问·三部九候论篇》:"实则泻之,虚则补之",正式确立了补法的原则,补肾法正是补法在肾虚证中的运用,肾气虚者宜补之,针刺之道,亦当虚补实泄,可选足少阴、太阳之经,以平其血气。并阐述了食疗在补肾法中的运用,认为气为阳,味为阴,味可补精,故五味能补肾,开食疗补肾之先河。

《黄帝内经》通过藏象、阴阳、五行等理论,较为全面阐释了肾藏精、肾主水、肾主骨生髓、肾辅助呼吸的生理功能,肾气虚的病因,深入阐释肾气亏虚的病理和临床表现,并探讨脉象、预后及治疗原则、食疗方法,其认为肾气为生理概念,而肾气虚为病理概念,但此肾气理论的构建具有朴素性、局限性,无法解释人之生命活动的复杂性,但亦代表了肾气虚理论萌芽的开始。

2.《黄帝八十一难经》

《黄帝八十一难经·八难》:"所谓生气之原者,谓十二经之根本也,谓肾间动气也。此五脏六腑之本,十二经脉之根。"

《黄帝八十一难经·六十六难》:"脐下肾间动气者,人之生命也,十二经之根本也,故名曰原。"

《黄帝八十一难经》首提原气,认为原气即肾间动气,是人身之气的根本,是生命活动的原动力。并在《黄帝八十一难经·三十六难》提出"右肾为命门",认为"肾两者,非皆肾也,其左者为肾,右者为命门。命门者,诸神精之所舍,原气之所系也,故男子以藏精,女子以系胞",对肾的生理提出了新的认识和思考。

《黄帝八十一难经·第四十九难》:"肾主湿,入肝为泣,入心为汗,入脾为涎,入肺为涕,自入为唾。"

在继承《黄帝内经》"肾主唾"理论的基础上,创新性地提出肾主液、肾主湿,并认为液为人的五液之生理状态,而湿为病理状态。

《黄帝八十一难经·四十九难》:"有正经自病,有五邪所伤,何以别之? 然,忧愁思虑则伤心,形寒饮冷则伤肺,恚怒气逆,上而不下则伤肝,饮食劳倦则伤脾,久生湿地,强力入水则伤肾。"

《黄帝八十一难经·十一难》:"人吸者随阴入,呼者因阳出。今吸不能至肾,至肝而还,故知一脏无气者,肾气先尽也。"

《黄帝八十一难经·十四难》云:"损脉从上下也。""一损损于皮毛,皮聚而毛落;二损损于血脉,血脉虚少,不能荣于五脏六腑;三损损于肌肉,肌肉消瘦,饮食不能为肌肤;四损损于筋,筋缓不能自收持;五损损于骨,骨痿不能起于床。""从上下者,骨痿不能起于床者死。"

论五脏病的病因有正经自病和五邪所伤,以区别内伤和外感致病,尤重视湿邪与肾脏的关系,认为长期处于潮湿的环境或劳累后涉水皆是损耗肾气的原因,而肾气虚闭藏不及,摄纳无权会导致气短等呼吸困难状况的出现。并根据"五脏与五体相合"理论,以五体代五脏论述了五脏虚损之状,并强调肾虚在虚损病势演变过程中的重要地位,肾虚则病情危重。

《黄帝八十一难经·十四难》:"损其肾者,益其精。"

《黄帝八十一难经·六十九难》:"虚者补其母,实者泻其子,当先补之,然后泻之。"

该书较《黄帝内经》更为直接地提出了肾虚的治法即补益肾精,开后世治损之先河。并从五行相生宏观的角度提出了五脏虚的治则,认为"虚则补其母",是对《黄帝内经》虚实补泄的一种发展。肾虚可从补肺入手:一者肾为水脏,肺属金,金水相生互资,二者张景岳有言:"肺为气之主,肾为气之本。"补肺可维持呼吸运动的正常运行,自然界之清气可不断充养肾中元气。并首次提出了"泻南补北"法,广泛认为此法是针对"肝实肺虚"之证,肝气盛则乘克脾土,侮犯肺金,母(肺)病及子(肾),亦可导致肾气亏虚,"子能令母实,母能令子虚,故泻火补水"。脏有疾,不仅论治立足于本脏,且从脏腑之间的内在联系确立相应的治法,不仅丰富了治疗方法,而且体现了中医整体观念的内在奥义,也为后世治疗疾病提供新的思路。

《黄帝八十一难经》在继承《黄帝内经》基础上,对《黄帝内经》的重难点进行了更深入的阐释和发挥,其中对于肾气理论有所创新,将右肾(命门)与左肾以先后天之别进行区分,又进一步模糊先天右肾与后天左肾的畔界,其创造性提出的命门理论为后世命门学说提供了理论基础,亦成为后世肾命之争的理论源泉。

(二)两汉

1.《神农本草经》

《神农本草经·卷一·上经》:"黑芝味咸,平,主癃,利水道,益肾气,通九窍,聪察,久食、轻身、不老、延年、神仙,一名元芝。"

《神农本草经·卷二·中经》:"元参,味苦,微寒。主腹中寒热积聚,女子产乳余疾,补肾气,令人目明。一名重台。生川谷。"

《神农本草经·卷二·中经》:"粟米,味咸,微寒,主养肾气,去胃、脾中热,益气。"

《神农本草经·卷三·下经》:"石南,味辛,苦,主养肾气、内伤、阴衰,利筋骨皮毛。"

作为我国第一部药物学专著,《神农本草经》首次记载了补肾气的药物,肾主五味之咸味,同气相求,故味咸之黑芝、粟米皆可补益肾气,《黄帝内经》:"肾苦燥,急食辛以润之",故味辛之石南可润燥补养肾气。苦能坚阴,元参味苦,性微寒,可治疗阴虚火旺、耗气伤阴之肾气虚证。

《神农本草经》在药物层面提出了补益肾气的方法,补充了《黄帝内经》《黄帝八十一难经》在中药方面的空缺,为后世治疗肾气虚证提供了药物借鉴。

2.《伤寒杂病论》

肾精是肾气的物质基础,肾阴、肾阳是肾气中2种不同属性的部分。《伤寒杂病论》在《黄帝内经》《黄帝八十一难经》基础上进一步对肾精、肾气理论做出了阐释,认为肾气虚是众多外感内伤疾病的重要病机,并从临床角度探讨了肾虚相关病症的证治,并创制了肾气丸、小建中汤、四逆汤等经方,开肾气虚辨证论治之先河,对后世治疗肾虚相关病症产生了深远影响。

有关肾气虚的证治多见于《金匮要略》虚劳病、奔豚气病、历节病、湿痹、咳嗽上气、腹满、痰饮、小便不利、水气病、妇人转胞等和《伤寒论》少阴病等。因文繁且涉及条文较多暂不详引于本文,现总结如下。

(1)就肾气虚的临床表现而言:主要有遗精、四肢酸疼、手足烦热、腰酸腰痛、关节疼痛、肿大变形、小便不利、腹大浮肿、手足厥冷、小便不通、脐下急迫、心烦欲寐、二便失禁等症状。

(2)肾气虚的脉象:如肾阳亏虚之"浮弱,手按之绝者"、肾气虚衰,不能摄纳之"其脉浮大"、男子精亏之"脉浮弱而涩"、肾之真气外脱之"浮之坚,按之乱如转丸"、肾气虚衰之"脉沉弦"、肾气虚衰,阴寒内盛之"脉沉而迟"等。

(3)肾气虚之病因:身劳、外感寒邪等,久之损伤肾中阳气(《金匮要略·五脏风寒积聚病脉证并治》:"肾着之病,其人身体重,腰中冷,如坐水中,形如水状,反不渴,小便自利,饮食如故,病属下焦,身劳汗出,衣裹冷濕,久久得之,腰以下冷痛,腹重如带五千钱,甘姜苓术汤主之。");或因情志过极,恐则伤肾,致肾气亏虚。(《金匮要略·奔豚气病脉证治第八》:"奔豚病从少腹起,上冲咽喉,发作欲死,复还止,皆从惊恐得之。");或因脾气亏虚、水谷不化或失血伤精等导致肾精丢失过多而补充不足导致肾精亏虚,肾气化源不足(《金匮要略·血痹虚劳病脉证治第八》:"夫失精家。少腹弦急。阴头寒。目眩。发落。脉极虚芤迟。为清谷。亡血失精。脉得诸芤动微紧。男子失精。女子梦交。桂枝龙骨牡蛎汤主之。");或因下利或误下后致脾肾阳虚,肾阳衰竭而出现危重之症("少阴病,恶寒,身踡而利,手足逆冷者,不治""下利清谷,里寒外热")。

(4)肾虚的治则治法:根据《金匮要略·脏腑经络先后病脉证第一》:"夫肝之病,补用酸,助用焦苦,益用甘味之药调之……补不足,损有余,是其义也,余脏准此。"苏登高等由此推导出五味补肾的规律为"肾之病,补用咸,助用酸,益用苦味之药调之。"耿俊良总结为虚则补之和攻补兼施,虚则补之又分为建中补虚(小建中汤、黄芪建中汤)、阴阳双补(桂枝加龙骨牡蛎汤)和回阳救逆(天雄散、四逆散、通脉四逆汤、干姜附子汤、茯苓四逆汤、白通汤及白通加猪胆汁汤),攻补兼施又包括通阳利水(八味肾气丸、桂枝加桂汤、茯苓桂枝五味子甘草汤、栝楼瞿麦丸、真武汤、附子汤)和补虚解表(薯蓣丸、竹叶汤、麻黄附子细辛汤)。

(5)提出肾病的治禁:《金匮要略·禽兽鱼虫禁忌并治》:"肾病禁甘",《金匮要略·果实菜谷禁忌并治第二十五》:"二月勿食蓼,伤人肾。"

《伤寒杂病论》中对于肾气虚病机理论详论于《金匮要略》而略论于《伤寒论》,相对于《黄帝内经》《黄帝八十一难经》,对于肾气虚的论述更多是基于临床的角度,并明确提出了肾虚证的治法方药,其中肾气丸更是成为后世补肾法的化裁祖方,其方中蕴含之阴中求阳之理为后世补阳法提供借鉴,对肾气虚病机理论的发展起到了承前启后的重要作用。

(三)小结

随着四大经典的问世,中医学逐渐形成了以理、法、方、药为构成要素的理论体系,而肾气虚病机理论也基本形成,其首论肾气虚的病因、病机、临床表现及治法方药,开肾气虚病机理论之先河,并成为后世肾气虚病机理论的基础。

二、形成期

(一)晋唐

1.《中藏经》

《中藏经·卷中·论肾脏虚实寒热生死逆顺脉证之法第三十》:"肾者精神之舍,性命之根,外通于耳……肾气绝,则不尽其天命而死也……旺于冬,其脉沉濡曰平,反此者病……不及,则令人心悬如饥,眇中清,脊中痛,少肠腹满,小便滑,变赤黄色也。"

《中藏经·卷上·劳伤论第十九》:"色欲过度则伤肾。"

《中藏经·卷中·论骨痹第三十八》:"骨痹者乃嗜欲不节,伤于肾也,肾气内消,则不能关禁,不能关禁,则中上俱乱,中上俱乱,则三焦之气痞而不通,三焦痞而饮食不糟粕,饮食不糟粕,则精气日衰,精气日衰,则邪气妄入,邪气妄入,则上冲心舌,上冲心舌,则为不语,中犯脾胃,则为不充,下流腰膝,则为不遂,傍攻四肢,则为不仁。"

《中藏经·卷中·论五疗状候第四十》:"黑丁者,起于耳前,状如瘢痕,其色黑,长减不定,使人牙关急腰,脊脚膝不仁,不然即痛,亦不出三岁,祸必至矣,不可治也。此由肾气渐绝故也。"

《中藏经·卷中·论水肿脉证生死候第四十三》:"人中百病,难疗者莫过于水也,水者肾之制也,肾者人之本也,肾气壮则水还于海,肾气虚则水散于皮。"

《中藏经·卷中·论诸淋及小便不利第四十四》:"砂淋者,腹脐中隐痛,小便难,其痛不可忍,须叟从小便中下如砂石之类,有大者如皂子,或赤或白(一作黄),色泽不定,此由肾气弱而贪于女色。"

《中藏经》首论肾脏生理、肾脏与耳的关系,进而阐发肾脏虚实之症候、脉象,认为肾气充盛是维持生命的重要原因,肾气绝则生机将绝。

论色欲过度可耗精伤肾,提出肾气虚是导致骨痹、黑丁、水肿、砂淋等疾病的重要病机,并认为肾气虚可牵一发而动全身,除伤及本脏外,还可引动其他脏腑疾病,反映出肾气虚病理的复杂性和整体性。

《中藏经》在《黄帝内经》基础上有所发挥,对肾病的辨证分型更加系统化和规范化,但在治疗方面仍有所欠缺。

2.《脉经》

《脉经·卷二·平人迎神门气口前后脉第二》:"肾虚:左手尺中神门以后脉阴虚者,足少阴经也。病苦心中闷,下重,足肿不可以按地。""肾膀胱俱虚:左手尺中神门以后脉阴阳俱虚者,足少阴与太阳经俱虚也。病苦小便利,心痛,背寒,时时少腹满。""肾虚:右手尺中神门以后脉阴虚者,足少阴经也。病苦足胫小弱,恶风寒,脉代绝,时不至,足寒,上重下轻,行不可以按地,少腹胀满,上抢胸,胁痛引肋下。""肾膀胱俱虚:右手尺中神门以后脉阴阳俱虚者,足少阴与太阳经俱虚也。病苦心痛,若下重不自收,篡反出,时时苦洞泄,寒中泄,肾、心俱痛。一说云:肾有左右,而膀胱无二。今用当以左肾合膀胱,右肾合三焦。"

《脉经·卷五·扁鹊诊诸反逆死脉要诀第五》:"脉至如省客,省客者,脉塞而鼓,是肾气予不足也,悬去枣华而死。"

《脉经·卷三·肾膀胱部第五》:"肾脉来发如夺索,辟辟如弹石,曰肾死。""肾死脏,浮之坚,按之乱如转丸,益下入尺中者,死。"

《脉经·卷三·诊五脏六腑气绝证候第三》:"病人肾绝,四日死。何以知之?齿为暴枯,面为正黑,目中黄色,腰中欲折,白汗出如流水。"

《脉经·卷五·扁鹊华佗察声色要诀第四》:"病人面黑目白者,八日死。肾气内伤,病因留积。"

《脉经·卷七·热病五脏气绝死日证第二十三》:"热病,肾气绝,喘悸,吐逆,肿疽,尻痛,目视不明,骨痛,短气,喘满,汗出如珠,死。精与骨髓俱去,故肾先死。"

《脉经·卷二·平三关病候并治宜第三》:"尺脉沉,腰背痛。宜服肾气丸,针京门,补之。"

《脉经·卷六·肾足少阴经病证第九》:"肾病,其色黑,其气虚弱,吸吸少气,两耳苦聋,腰痛,时时失精,饮食减少,膝以下清,其脉沉滑而迟,此为可治。宜服内补散、建中汤、肾气丸、地黄煎。春当刺涌泉,秋刺伏留,冬刺阴谷,皆补之;夏刺然谷,季夏刺太溪,皆泻之。又当灸京门五十壮,背第十四椎百壮。"

《脉经》论肾气虚左右手脉象的区别及临床症状,在基于《黄帝内经》对肾气虚证的诊断标准上,又补充了脉象特点,丰富了肾虚证的脉症表现。重点论述了肾气绝危重证候的特殊脉象及临床症状,为后世肾气虚衰危重证候的辨证提供理论依据。并针对肾气虚及其相关症状提出了中药内治和外治方法,且根据季节的不同提出了针刺穴位的不同,丰富了肾气虚的诊断及治疗方法。

3.《肘后备急方》

《肘后备急方·卷三·治卒患腰胁痛诸方第三十二》:"治肾气虚衰,腰脊疼痛,或当风卧湿,为冷所中,不速治,流入腿膝,为偏枯冷痹,缓弱,宜速治之方。独活四分,附子一枚大者,炮,杜仲,茯苓,桂心各八分,牛膝,秦艽,防风,芎,芍药六分,细辛五分,干地黄十分,切,水九升,煮取三升,空腹分三服,如行八九里进一服,忌如前顿服三剂。"

论肾气虚衰之腰痛遇风寒湿邪,内外合邪则病程进展迅速,肾主骨生髓,且寒湿为阴邪,寒邪凝滞,湿性重浊,易袭阴位,故腰膝易受损成痹。故治疗宜速,方选温化寒湿之药。

4.《小品方》

《小品方·卷第一·述看方及逆合备急要方》:"江东、岭南晚寒寒轻,令人阳气不伏,肾气弱,且冬月暖,熏于肌肤,腠理开疏而受邪湿,至春解阳气外泄,阴气倍盛于内,邪湿乘之,故多患上气、四肢痿弱及温疟、发黄,多诸毒螫也。"

《小品方·卷第三·治渴利诸方》:"消渴者,原其发动,此则肾虚所致。"

《小品方·卷第七·治妊胎诸方》:"凡妇人虚赢,血气不足,肾气少弱,或当风取冷太过,心下有淡水者,欲有胎便喜病阻。"

《小品方·卷第三·治虚劳诸方》:"增损肾沥汤,治肾气不足,消渴引饮,小便过多,腰背疼痛方。肾(一具,猪羊并得)远志(二两)麦门冬(一升,去心)人参(二两)五味子(二合)泽泻(二两)干地黄(二两)茯苓(一两)桂心(二两)当归(二两)芎(二两)黄芩(一两)芍药(一两)生姜(三两)枣(二十枚)螵蛸(二十枚,炙)鸡膍胵里黄皮(一两),十七味,以水一斗五升,煮肾取一斗三升,去肾煎药取三升,去滓,分三服。忌生葱、芜荑、酢物。"

论冬季阳气开泄,肾气不藏是导致肾气虚的病因,提出肾气虚是导致消渴、胞阻的病机,并创增损肾沥汤以治疗肾气亏虚所致的多种疾病。

5.《诸病源候论》

《诸病源候论·虚劳病诸侯上·虚劳里急候》:"虚劳则肾气不足,伤于冲脉。"

《诸病源候论·虚劳病诸侯上·虚劳耳聋候》:"肾候于耳。劳伤则肾气虚,风邪入于肾经,则令人耳聋而鸣。"

《诸病源候论·虚劳诸病候上·虚劳浮肿候》:"肾主水,脾主土。若脾虚则不能克制于水,肾虚则水气流溢,散于皮肤,故令身体浮肿。"

《诸病源候论·虚劳诸病候上·虚劳凝唾候》:"虚劳则津液减少,肾气不足故也。"

《诸病源候论·虚劳诸病候上·虚劳小便利候》:"肾主水,与膀胱为表里;膀胱主藏津液。肾气衰弱,不能制于津液,胞内虚冷,水下不禁,故小便利也。"

《诸病源候论·虚劳诸病候上·虚劳小便余沥候》:"肾主水,与膀胱为表里;膀胱主藏津液。肾气衰弱,不能制于津液,胞内虚冷,水下不禁,故小便利也。"

《诸病源候论》中对于肾气虚病机理论的突出贡献是系统论述了虚劳病与肾气虚的关系,对肾气虚病因病机及临床表现作出了详细论述。认为虚劳候中的里急候、耳聋候、浮肿候、凝唾候、小便利候、小便余沥候、小便白浊候、少精候、肾劳候、骨蒸候、膝冷候、偏枯候等诸多疾病皆可由肾虚所致,除虚劳病外,肾气虚还涉及足底痛、耳聋诸候、脱发、白发、发枯、发不长等多种证候。此外,本书还首次系统记述了肾虚相关病证的导引方法,如《养生方·导引法》云:"肾脏病者,咽喉窒塞,腹满耳聋,用咽气出。"

6.《备急千金要方》

《备急千金要方·卷十七肺脏方·肺劳第三》:"凡肺劳病者,补肾气以益之,肾旺则感于肺矣。"

《备急千金要方·肾脏方·肾劳第三》:"凡肾劳病者,补肝气以益之,肝旺则感于肾矣。"

《备急千金要方·肾脏方·腰痛第七》:"凡腰痛有五:……三曰肾虚,役用伤肾,是以腰痛……"

《备急千金要方·食治方·序论第一》:"季月各十八日省甘增咸以养肾气。"

《备急千金要方·食治方·果实第二》:"栗子,味咸温无毒,益气,厚肠胃,补肾气。生食之良,治腰脚不遂。"

《备急千金要方·食治方·谷米第四》:"粟米,味咸微寒无毒,养肾气,去骨痹热中,益气。"

《备急千金要方·食治方·鸟兽第五》:"肾,补肾气虚弱,益精髓。""凡猪肉,有小毒,补肾气虚弱。"

《备急千金要方·卷三妇人方中·虚损第一》:"乳蜜方:治产后七伤,虚损,少气不足,并主肾劳寒冷补气方。"

《备急千金要方·卷三妇人方中·杂治第八》:"厚朴汤:治妇人下焦劳冷,膀胱肾气损弱,白汁与小便俱出方。"

《备急千金要方·卷十二胆腑方·风虚杂补久煎第五》:"天门冬大煎:骨极则伤肾,伤肾则短气不可久立,阴疼恶寒,甚者卵缩阴下生疮湿痒,手搔不欲住汁出,此皆为肾病,甚者多遭风毒,四肢顽痹,手足浮肿,名曰脚弱,一名脚气。"

该书对肾气虚的病因、临床表现及治法方药进一步总结整理,并首次提出"肾劳"的概念,阐发肾气虚从补肝气论治、肺气虚劳从补肾气论治。提出从食疗补肾气的方法和相应的食物,如每季最后1个月的后18天,减少甘味的食物,增加咸味的食物。并针对肾气虚所致的妇人虚损、虚劳病、腰痛、消渴、肾虚耳聋、耳鸣、肾劳虚冷干枯、偏枯、五劳七伤及阴痿等诸多疾病皆设有相应的方药。此外,在《千金翼方》中专列补养肾气篇,列举了补益肾气之中药,如六畜肾、络石、泽泻、石南、萆薢、车前子、狗脊、栗子、沙参、白棘、玄参、黑石脂、磁石、瞿麦、粟米、石斛、鹿茸。对补益肾气药物进行了归纳总结。

在晋唐时期,肾气虚理论得到进一步的发展,既体现在对晋唐以前文献的归纳总结,又体现在对肾气虚理论认识的拓展和深入。①增加了有关肾气虚导致的疾病:如黑丁、石淋、肾劳、脚气病等;②细化了有关肾气虚的诊断:如阐释了肾气虚脉象特征,论述了肾绝脉象及临床表现;③拓展了肾气虚的治法;如提出肾劳从补肝气论治及运用导引法治疗肾气虚;④丰富了补益肾气的方药和食疗方法,如独活寄生汤、增损肾沥汤、厚朴汤等,其中独活寄生汤在后世运用广泛。

(二)宋元

1.《太平圣惠方》

《太平圣惠方·卷第一·论形气盛衰法》:"九十岁,肾气焦竭,根本萎枯,经脉空虚,是以不听。"

《太平圣惠方·卷第七·治肾气不足诸方》:"夫肾脏者,元气之根,神精所舍,若其气虚弱。则阴气有余,阳气不足,故令心悬少气,小腹胀急,目视昏暗,耳无所闻,腰脚酸疼,心胸满闷,喜恐多唾,小便滑数,嗜卧无力,则是肾气不足之候也。"

《太平圣惠方·卷第七·治肾脏中风诸方》:"夫肾气虚弱。风邪所侵。则踞而腰疼。不得俯仰。或则冷痹。或则偏枯。两耳虚鸣。语声浑浊。面多浮肿。骨节酸疼。志意沉昏。喜恐好忘。肌色黧黑。身体沉重。多汗恶风。隐曲不利。此是肾中风之候也。"

《太平圣惠方·卷第七·治肾脏风冷气诸方》:"夫人脏腑虚损。肾气不足。则内生于寒。风邪之气乘虚所侵。入于足少阴之经。风冷相搏。伏留在脏。久而不除。攻于脐腹。胀满疼痛。故谓之风冷气也。"

《太平圣惠方·卷第七·治肾脏积冷气攻心腹疼痛诸方》:"若人肾脏气虚。下焦积冷。寒冷之气。伏留在脏。乘虚上攻于心腹。故令疼痛也。"

《太平圣惠方·卷第七·治肾脏冷气卒攻脐腹疼痛诸方》:"夫肾脏冷气卒攻脐腹疼痛者。由肾气虚弱。宿有冷疹。或久坐湿地。强力入水。或食生冷过度。触冒风寒。伤于肾经。阳气虚微。阴气独盛。邪正相系。故令卒攻脐腹。疼痛不可忍也。"

《太平圣惠方·卷第二十六·治虚损补益诸方》:"男子肾气虚弱,精气不足,则骨髓枯竭,形体消瘦,气血既虚,百病斯作,故为虚损之病也。"

《太平圣惠方·卷第七·肾脏论》:"是为肾气之虚也,则宜补之。"

《太平圣惠方·卷第二十六·治肾劳诸方》:"夫肾劳病者,补肝气以益之。"

该书论述了年龄与脏腑衰竭的关系,认为九十岁而肾气衰竭,肾藏元阴元阳,故肾气衰则根本枯竭,生命将尽。在肾脏总论之下总结了多种肾虚之证,并认为肾阳虚是肾气虚的重要部分。

此外,还总结了在肾气亏虚基础上夹杂风寒湿邪乘虚侵袭机体,内外合邪,虚实夹杂的多种变证,如肾中风、心腹疼痛、腰痛、骨痿、小便不利等多种疾病,由于涉及疾病过多,故不一一列举于上,在治疗上亦不是一味补虚,寓补于攻,如治疗肾气虚不能制水所致的浮肿,选用攻逐水邪之牵牛散方、甘遂散方,极大地丰富了肾气虚所致疾病及临床表现和治疗方剂。

在治疗上，延续虚则补之的思想，认为肾气虚宜补，继承孙思邈《备急千金要方》的观点，认为肾劳可从补肝气论治，体现了肝肾同源的思想。

《太平圣惠方》作为我国医学史上第一部官修医书，在借鉴前代医书基础上，搜集了大量民间验方，对于肾气虚病机理论也有了更系统的论述。

2.《圣济总录》

《圣济总录·卷第五十一·肾脏门·肾脏统论》："若关格塞，腰背强直，饮食减少，气力疲乏者，此肾虚也，虚则补之，实则泻之，以平为期，此治之大略也。"

《圣济总录·卷第五十一·肾脏门·肾虚》："若肾气虚弱，则足少阴之经不利，故其证腰背酸痛。小便滑利、脐腹痛、耳鸣、四肢逆冷、骨枯髓寒、足胫力劣、不能久立，故曰诊左手尺中神门以后阴脉虚者，为少阴经病，令心闷下重。足肿不可按。"

《圣济总录·卷第二百·神仙服饵门·神仙炼丹》："凡人须先养脾，脾王则肝荣，肝荣则心壮，心壮则肺盛，肺盛则元脏实，元脏实则根本固，是谓深根固蒂长生久视之道也。"

《圣济总录·卷第一百八十五·补益门·补虚固精》："肾主水，受五脏六腑之精而藏之，所谓天一在脏，本立始也。"

《圣济总录·卷九十二·白淫》："夫肾藏天一，以悭为事，志意内治，则精全而啬出。"

《圣济总录·肾脏门》对肾脏病进行了系统论述，探讨了肾的经脉、络属脏腑、所主色味气臭、肾脏病的分型、治法方药，又分别论述了肾虚、肾实、肾寒、肾胀、肾着、瘖俳等疾病，将肾脏证分为肾虚、肾实二证，认为肾虚证的临床表现有关格塞、腰背强直、饮食少、倦怠乏力等。

在《千金要方》基础上，将肾虚证增为 26 个证方，认为肾气虚以肾阳亏虚为主，如《肾寒》《肾脏积冷气攻心腹疼痛》《肾脏虚冷气攻腹胁疼痛胀满》《肾脏虚损阳气痿弱》《肾脏虚损骨痿羸瘦》《肾虚多唾》诸篇，皆从肾脏虚损、阳气不足辨证。重视"元气"概念，将肾脏称为"元脏"，在此时期，肾脏地位已超过其他脏腑，拥有"本元之脏"的地位，将"元气"广泛用于临床辨证之中。治疗上宗宋徽宗"啬肾"思想，认为肾藏精，过用则竭，故"专以啬之可也"，主张"补元脏""补真气""补真元"，如《圣济总录·卷一百八十七·补益门·补益诸疾》："治虚损诸病，大补益元脏。"方药以天雄丸、乌头丸、鹿茸丸、小还丹等温热剂以补益肾气。

总体来看，《圣济总录》对肾虚证的认识多集中在肾阳虚、肾精虚证，对于肾阴虚的认识尚未形成系统规范,但亦是对肾气虚病机理论的发展。

3.《仁斋直指方论》

《仁斋直指方论·卷之八·咳嗽·咳嗽方论》:"肺出气也,肾纳气也,肺为气之主,肾为气之藏。"

《仁斋直指方论·卷之八·声音·声音方论》:"肾为声音之根""惟夫肾虚为病,不能纳诸气以归元,故气奔而上,咳嗽痰壅,或喘或胀,髓虚多唾,足冷骨痿,胸腹百骸俱为之牵制,其嗽愈重,其气愈乏,其声愈干,君子当于受病之处图之可也。"

《仁斋直指方论·卷之一·总论·虚实分治论》:"脾胃者土也,土虽喜燥,然太燥则草木枯槁;水虽喜润,然太润则草木湿烂。是以补脾胃补肾之剂务在润燥得宜,亦随病加减焉。"

《仁斋直指方论·卷之二·证治提纲·饭后随即大便》:"脾肾交济,所以有水谷之分,脾气虽强,而肾气不足,故饮食下咽而大肠为之飧泄也。"

《仁斋直指方论·卷之十八·木肾·木肾方论》:"心火下降,则肾水不患其不温;真阳下行,则肾气不患其不和。"

《仁斋直指方论·卷之十五·秘涩·小便不通方论》:"惟夫心肾不济,阴阳不调,故内外关格而水道涩,传送失度而水道滑。"

《仁斋直指方论·卷之二十·眼目·眼目方论》:"目者,肝之外候也,肝取木,肾取水,水能生木,子肝母肾,焉有子母而能相离者哉? 故肝肾之气充,则精彩光明;肝肾之气乏,则昏蒙晕眩。"

该书首次提出肾主纳气,若肾虚不能收气归元可致咳嗽、喘、胀等多种疾病的发生,是对肾脏生理功能的进一步完善。从肾不纳气的角度探讨肾与声音的关系,亦是对肾气虚理论的一种发展。关注肾与其他脏腑的关系,分别从脾肾、心肾、肝肾探讨多脏腑共同致病的病机及证候,并认为补脾益肾务润燥得宜,且其"脾肾之气交通,则水谷自然克化"的见解为后世赞赏和借鉴。

4.《严氏济生方》

《严氏济生方·五脏门·脾胃虚实论治·补真丸》:"古人云:补肾不如补脾。余谓:补脾不若补肾,肾气若壮,丹田火经上蒸脾土,脾土温和,中焦自治,膈开能食矣。"

《严氏济生方·五脏门·肾膀胱虚实论治》:"方其虚也,虚则生寒,寒则腰背切痛,不能俯仰,足胫酸弱,多恶风寒,手足厥冷,呼吸少气,骨节烦疼,脐腹结痛,面色黧黑,两耳虚鸣,肌骨干枯,小便滑数,诊其脉浮细而数者,是肾虚之候也。"

《严氏济生方·脚气门·脚气论治》:"观夫脚气,皆由肾气虚而生。"

《严氏济生方·口齿门·齿论治》:"亦有肾气虚壅,齿痛宣露,当进补肾药,其诸随证施以治法。"

《严氏济生方·腰痛门·腰痛论治》:"今之人每患腰痛,不问虚实,多进牵牛之药,殊不知牵牛之为性,能伤肾气,服之未见作效,肾气先有所损矣。"

严用和善从肾论治各种内伤杂病,认为肾气虚以肾气虚寒为主,重视补肾法的运用,如在脚气、消渴、水肿、白浊赤浊遗精、腰痛、虚损、五痹等疾病的治疗上皆有补肾法的运用。提出"补脾不若补肾"论断,认为暖脾重在温肾,针对火不暖土之水肿、下利清谷、五更泻、腹部冷痛多选用温补肾阳之法,并认为脚气、牙宣皆归咎于肾气虚,并提出治疗腰痛应首重辨证,不能一味选用攻逐之法,否则易伤肾气。

严氏温补肾阳之思想不仅是对命门学说的发展,也是后世温补法的兴起,推动了肾气虚病机理论的发展。

5.《小儿药证直诀》

《小儿药证直诀·脉证治法·五脏所主》:"肾主虚,无实也。"

《小儿药证直诀·脉证治法·五脏病》:"肾病,无精光,畏明,体骨重。"

《小儿药证直诀·脉证治法·解颅》:"年大而囟不合,肾气不成也,长必少笑。更有目白晴多,白色瘦者,多愁少喜也。余见肾虚。"

《小儿药证直诀·附方·敷齿立效散》:"盖小儿肾之一脏常主虚,不可令受热毒,攻及肾脏,伤乎筋骨。"

《小儿药证直诀·脉证治法·肾虚》:"又肾气不足,则下窜,盖骨重惟欲坠于下而缩身也。肾水,阴也,肾虚则畏明,皆宜补肾,地黄丸主之。"

《小儿药证直诀·脉证治法·早晨发搐》:"此肝旺,当补肾治肝也。"

该书论小儿肾虚而无实,并认为小儿肾虚之成因是"儿本虚怯,由胎气不成,则神不足",从望诊角度给出小儿肾病的判断依据,并对小儿肾虚相关的病症详细论证,如解颅、小儿疑似失音等,并根据小儿"阳常有余,阴常不足"的特点将金匮肾气丸化裁为"地黄丸",成为后世滋补肾阴之名方。此外,钱乙还注重脏腑间的生克制化关系,根据小儿抽搐发病时间的差异提出不同的治法,如早晨抽搐则宜补肾水以滋肝木。其滋阴的思想对后世滋阴派的而出现起到了重要的推动作用。值得注意的是,钱乙提出的"肾主虚而无实"的论断是针对小儿特殊体质提出的,并不适用于全体人群。

6.《素问玄机原病式》

《素问玄机原病式·六气为病·热论》:"上热甚而下热微,俗辈复云肾水衰弱,不能制心火,妄云虚热也。抑不知养水泻火,则宜以寒,反以热药欲养肾水,而令胜退心火,因而成祸不为少矣。可不慎欤?""或平人极恐而战栗者,由恐为肾志,其志过度,则劳伤本脏,故恐则伤肾。""故心火热甚则肾水衰,而志不精一。"

《素问玄机原病式·六气为病·火类》:"夫心火本热,虚则寒矣;肾水本寒,虚则热矣,肾水既少,岂能反为寒病耶?""《经》言:足少阴肾水虚,则腹满,身重,濡泻,疮疡流水……足下热而痛。以此见肾虚为病,皆是热证。""或心火暴甚,而肾水衰弱,不能制之,热气怫郁,心神昏冒,则筋骨不用,卒倒而无所知,是为僵仆也。"

《素问玄机原病式》的成书正处于宋金战乱之时,受局方和战争的影响,当时医家滥用温补而致热病流行,刘完素力辟俗论,倡导火热论,主张用药寒凉,其对于肾气虚病机理论的阐述亦带有浓厚的火热论色彩,认为肾虚为病,皆是热证。对"亢害承制"论进行发挥,探讨五脏病变时相互联系和影响,认为肾水亏虚,则无力制约心火,而心火亢盛亦会耗灼肾水,而此种生克制化的思想亦被后世医家广泛用于阐释五脏之间的相互关系。提出了"五志所伤皆化为热"的观点,认为恐可化热伤肾。在治疗上,重视养肾水、泻心火,对于热病后期阴虚火旺者,补肾水以治本,泻心火以治标,从而达到"泻实补衰,平而已矣"的效果,其益肾养阴之观点亦成为后来朱震亨以滋阴为主的医学理论的启蒙。

7.《丹溪心法》《金匮钩玄》《丹溪心法治要》《丹溪手镜》《格致余论》

《丹溪心法·卷三·消渴四十六》:"水包天地,前辈尝有是说矣。然则中天地而为人,水亦可以包润五脏乎?曰:天一生水,肾实主之,膀胱为津液之府,所以宣行肾水,上润于肺,故识者肺为津液之脏。自上而下,三焦脏腑,皆圆乎天一真水之中。"

《丹溪心法·卷五·小儿九十四》:"肝只是有余,肾只是不足。"

《丹溪心法·附录·丹溪翁传》:"肝肾之阴,悉具相火,人而同乎天也。"

《丹溪心法·卷四·眼目七十七》:"眼睛痛,知母、黄柏泻肾火,当归养阴水。"

《金匮钩玄·卷第二·腰痛》:"脉大者肾虚,用杜仲、龟板、黄柏、知母、枸杞子、五味之类,用猪脊髓丸。"

《金匮钩玄·附录·火岂君相五志俱有论》:"若肾水受伤,其阴失守,无根之火,为虚之病,以壮水之剂制之,如生地黄、玄参之属。若右肾命门火衰,为阳脱之病,以温热之剂济之,如附子干姜之属。"

《丹溪心法治要·卷二·泄泻》:"阴虚而肾不能司禁固之权者,峻补其肾。"

《丹溪心法治要·卷五·浊》:"赤白虚实以治,与夫其他邪热所伤者,固在泻热补虚,设肾气虚甚者,或火热亢极者,则不宜峻用寒凉,必以反佐治之,要在权量轻重而已。"

《丹溪手镜·卷之上·评脉》:"右肾属火,补之巴戟、杜仲;左肾属水,补之地黄、山茱萸、黄柏。"

《丹溪手镜·卷之中·腰痛》:"有湿热为病,亦因肾虚而生,肾虚水涸,相火而炽,无所荣制,故湿热相搏而成。"

《格致余论·阳有余阴不足论》:"主闭藏者肾也,司疏泄者肝也。二脏皆有相火,而其系上属于心。"

朱丹溪基于《黄帝内经》"阳道实,阴道虚"的论述,并根据当时的社会环境、人们的体质提出了"阳有余而阴不足"的理论,故其对肾气虚病机理论的探讨主要集中在肾阴、肾精亏虚。将肾一分为二,认为右肾藏命门真火,而左肾藏真水,在治疗上亦主张辨证分治。反对《太平惠民和剂局方》滥用辛燥,主张泻火养阴,常选用知母、黄柏泻肾火。针对小儿体质特点,提出肝有余而肾不足,治疗肾脏病有补而无泻。沿袭前人的思想,对相火所在部位进行探讨,认为肝、肾、胆、三焦皆有火存在,但相火寄于肝肾二部,正如其所言:"见于天者,出于龙雷,则木之气;出于海,则水之气也。具于人者,寄于肝肾二部。"认为肝肾之中的相火上系心之君火,君火易感物而动,君火妄动引动相火,致相火煎浊真阴,进而"阴虚则病,阴绝则死",故提出了"静心节欲"的养生方法。

朱丹溪对肾气虚病机理论的贡献主要体现在确立滋补肾阴的重要地位,其"阳有余而阴不足"的理论和滋阴的思想对后世温病学尤其是叶天士滋阴治法具有指导作用。

(三)小结

自隋唐至宋金元时期,各医学流派出现百家争鸣的盛况,各种思想理论蓬勃涌现,其对肾气虚病机理论也进行了极大地延伸拓展,肾气虚病机理论在此期间基本形成。对肾气虚病机理论的发挥体现如下:①从宋代开始,肾脏开始超过其他脏腑,具有本元之脏的地位;②拓展了肾气的生理功能,肾主纳气,肾气不能摄纳清气,可出现咳喘、肺胀等证候;③前期认为肾虚以肾阳虚为主,治疗上常用温燥,后期认为肾虚以肾阴虚为主,治疗上以滋阴泄火为主,分别为后世命门学说和滋阴学说奠基;④重视脏腑之间的生克乘化关系,提出"补脾不若补肾""补肾不若补脾""心肾交济""金水相生"等论点,重视肾脏与其他脏腑的关系;⑤将白浊、痰饮等疾病的病机归于肾,强调肾的藏纳和蒸化作用。

三、成熟期

(一)明代

1.《内科摘要》《正体类要》

《内科摘要·卷上·元气亏损内伤外感等症》:"若舌喑不能言,足痿不能行,属肾气虚弱,名曰痱症,宜用地黄饮子治之。"

《内科摘要·卷上·脾胃亏损停食痢疾等症》:"小腹急痛,大便欲去不去,此脾肾气虚而下陷也,用补中益气送八味丸,二剂而愈。"

《内科摘要·卷下·脾肾亏损小便不利肚腹膨胀等症》:"小便愈涩,大便愈泻,肚腹胀大,肚脐突出,不能寝卧,六脉微细,左寸虚甚,右寸短促,此命门火衰,脾肾虚寒之危症也。先用金匮加减肾气丸料,肉桂、附各一钱五分。"

《内科摘要·卷下·脾肺肾亏损遗精吐血便血等症》:"一男子发热,遗精,或小便不禁。俱属肾经亏损,用地黄丸、益气汤以滋化源,并皆得愈。"

《正体类要·上卷·正体主治大法》:"筋骨作痛,肝肾之气伤也,用六味地黄丸。"

《正体类要·上卷·坠跌金伤治验·肾经虚怯》:"一二三岁儿闪腰作痛,服流气等药半载不愈。余曰:此禀肾气不足,不治之症也。后果殁。"

《正体类要·下卷·方药·清燥汤》:"治跌扑疮疡,血气损伤,或溃后气血虚怯,湿热乘之,遍身酸软;或秋夏湿热太甚,肺金受伤,绝寒水生化之源,肾无所养,小便赤涩,大便不调;或腰腿痿软,口干作渴,体重麻木;或头目晕眩,饮食少思;或自汗体倦,胸满气促;或气高而喘,身热而烦。"

《正体类要·下卷·方药·没药丸》:"若肾气素怯,或高年肾气虚弱者,必用地黄丸、补中益气汤,以固其本为善。"

薛己尊李东垣脾胃学说,以脾胃为根本,有继承王冰、钱乙之学,注重滋肾阴、温肾阳。擅脾肾同治,常以六味地黄丸滋阴敛阳、金匮肾气丸温补肾阳,并合以补中益气汤以补后天脾胃之气,并结合天时、病机特点和脏腑阴阳升降,使先后天之气互相充养以化生肾气。论从筋骨可知肝肾之病,蕴含了由表及里之深寒奥义,反映了中医诊断病候的特点。认为小儿先天肾气亏虚合外伤损伤肾气会危及小儿生命,强调肾气充沛是小儿保持康健的重要因素。认识到病程日久可损伤肾气,为后世"久病及肾"理论奠定基础。

2.《医旨绪余》

《医旨绪余·上卷·六、命门图说》:"右肾属水也,命门乃两肾中间之动气,非水非火,乃造化之枢纽,阴阳之根蒂,即先天之太极。五行由此而生,脏腑以继而成。"

《医旨绪余·下卷·四十八、治肾消》:"火力者,腰肾强盛也,常须暖补肾气,饮食得火力,则润上而易消,亦免干渴之患。故仲景云:宜服八味肾气丸。"

《医旨绪余·下卷·六十六、本神篇》:"是故五脏主藏精者也,不可伤,伤则失守而阴虚,阴虚则无气,无气则死矣。"

《医旨绪余·下卷·七十六、附王好古类集五脏苦欲补泻药味》:"肾本无实,不可泻,钱氏止有补肾地黄丸,无泻肾之药。肺乃肾之母,以五味子补肺。"

以上所引要义如下:①对命门学说有新的发挥,认为命门为两肾间之动气,非水非火,但却是人身之根本,是人类生命活动的物质基础,开命门与肾分立而论之先河;②认为肾消乃火不暖土所致,治疗宜温补肾气,方选八味肾气丸;③提出五脏皆藏精,藏精失藏则气无以化生,肾脏亦如此,蕴含肾精化生肾气之意;④认为肾可补不可泻,且补肺可补肾。

3.《慎斋遗书》

《慎斋遗书·卷一·阴阳脏腑》:"心肾相交,全凭升降,而心气之降,由于肾气之升,肾气之升,又因心气之降。""五脏分属阴阳,阴阳全赖生克。故固肾者,不可以不保肺,肺者所以生肾也。"

《慎斋遗书·卷二·望色切脉》:"吐属肾,吐后而见歇至者,肾气将绝,不能续也,故知必死。"

《慎斋遗书·卷七·虚损》:"凡虚损之病,命门火旺,肾水不足……"

该书认为心肾相交之实质即心肾之气的升降,提出肾气主升,而心气主降。周慎斋善于运用五行生克、亢害承制的规律论述五脏之间的复杂关系,并提出了补肾从保肺入手的治法。阐述肾气绝时之症候及脉象,认为肾气绝则死不治。并认为虚损之病多源于命门之火耗伤肾阴,亦是对前世对虚损类病病机探讨的继承发展。

4.《医贯》

《医贯·卷之一·玄元肤论·内经十二官论》:"两肾俱属水。但一边属阴。一边属阳。越人谓左为肾。右为命门非也。命门即在两肾各一寸五分之间。当一身之中。易所谓一阳陷于二阴之中。""至于栖真养息。而为生生化化之根者。

独藏于两肾之中。故尤重于肾。其实非肾而亦非心也。"

《医贯·卷之一·玄元肤论·五行论》:"凡气从脐下逆奔而上者,此肾虚不能纳气归元也,毋徒从事于肺,或壮水之主,或益火之原,火向水中生矣。""平日不能节欲,以致命门火衰,肾中阴盛,龙火无藏身之位,故游于上而不归,是以上焦烦热咳嗽等证,善治者,以温肾之药,从其性而引之归原,使行秋冬阳伏之令,而龙归大海。此至理也。"

《医贯·卷之三·绛雪丹书·血症论》:"肾中之真水干,则真火炎,血亦随火而沸腾矣,肾中之真火衰,则真水盛,血亦无附而泛上矣。惟水火奠其位,而气血各顺布焉,故以真阴真阳为要也。"

《医贯·卷之四·先天要论·六味丸说》:"肾虚不能制火者。此方主之。肾中非独水也。命门之火并焉。肾不虚。则水足以制火。""壮水之主。以镇阳光。即此药也。"

《医贯·卷之四·先天要论·八味丸说》:"所以益火之原。水火得其养。则肾气复其天矣。益火之原。以消阴翳。即此方也。"

该书对命门的位置提出新的见解,认为命门位于两肾各一寸五分之间。并强调命门之火的重要性,认为命门之火乃一身之至宝,命火衰则虚火上浮、下焦阴寒内盛。重视真水、真火之间的协调平衡,气血平和依赖真阴真阳的互资互制,肾水和命火失调是导致多种疾病发生的病理基础。赵献可论疾病的病因多责之于肾,故治疗亦多从肾论治,推举六味丸、八味丸作为补肾的首选方剂,以起到"壮水之主以制阳光""益火之源以消阴翳"之功效。赵献可辨证认为左肾属阴属精,而右肾属阳属气。由此肾阴、肾阳的提法正式提出。其创立的肾水命火学说和相关理论观点皆为易水学派的继承发展及后世温补学派的形成起到了重要推动作用。

5.《景岳全书》

《景岳全书·传忠录·里证篇》:"过于恐者,伤肾而气怯,肾气怯者,安之壮之。"

《景岳全书·传忠录·虚实篇》:"肾虚者,或为二阴不通,或为两便失禁,或多遗泄,或腰脊不可俯仰,而骨酸痿厥。"

《景岳全书·卷之三·传忠录·命门余义》曰:"然命门为元气之根,为水火之宅。五脏之阴气,非此不能滋。五脏之阳气,非此不能发。"

《景岳全书·卷之三·传忠录·辨丹溪》:"肾气虚则阳道衰而精少志屈。"

《景岳全书·卷之七·伤寒典》:"盖太阳为目之上网,而与少阴为表里,少阴之肾气大亏,则太阳之阴虚血少,故其筋脉燥急,牵引而上。"

《景岳全书·卷之二十二·杂证谟》曰:"俗谓气无补法者,以其痞塞似难于补,不思正气虚而不能运行为病,经曰:壮者气行则愈是也。"

《景岳全书·卷之十一·杂志谟·非风诸证治法》:"非风遗尿者,由肾气之虚脱也,最为危证。宜参、芪、归、术之类补之是矣。然必命门火衰,所以不能收摄,其有甚者,非加桂附,终无济也。"

《景岳全书·论证》:"虚邪之至,害必归阴五脏之伤,穷必及肾,穷而至此,吾末如之何也矣。"

《景岳全书·卷之十一·杂志谟·辨经脏诸证》:"声喑不出,寒厥不回,二便闭不能通,泄不能禁者,肾脏气绝。"

该书论肾气虚的病因及证候表现,认为命门水火为五脏阴阳之根本,探讨少阴、太阳表里两经的病理联系,少阴肾气亏虚则致太阳血少,致筋脉燥急。驳斥世俗认为气虚无补的观点,倡气虚当壮当补。认为非风所致的遗尿责之肾气亏虚,不能摄纳,治疗上宜参、芪、术类药物补气,若肾气虚衰致虚阳上浮者,宜选用桂附类以引火归原。此外还阐释了对"久病及肾"和"肾绝"的认识。景岳以真阴为人之生命的基础,其对疾病病机的思考及治疗多立足于治阴求本、本在肾命的基础上,通过补肾以平命门水火的不足。基于阴阳互济的原则,张景岳创制了左右归丸,其中蕴含着阴中求阳、阳中求阴的互资互生的中医思想,并为后世广泛用于治疗肾阴、肾阳亏虚之证。

6.《古今医统大全》

《古今医统大全·凡例》:"如黑色见于耳及命门悬壁间如烟煤,是肾气以绝,死。"

《古今医统大全·卷之三·翼医通考·积热沉寒论》:"火之源者,阳气之根,即心是也;水之主者,阴气之根,即肾是也。"

《古今医统大全·卷之十四·伤寒补遗·不仁》:"又因少阴肾气微,精血少,气逆心下,阳气退,热归阴,与阴相动,令身不仁,此为尸厥。"

《古今医统大全·卷之十九·燥证门·病机叙论·燥因血少肾水不足》:"燥乃二阳阳明燥金肺与大肠之气之为病也……此皆阴血为火热所伤,而肾水失生化之源也。"

《古今医统大全·卷之三十九·厥证门·病机·内经厥论》:"此人必数醉入房,肾气独衰,阳气独盛,故手足为之热也。"

《古今医统大全·卷之四十七·虚烦门·病机·虚烦病多是正气不足阴虚

火炽得之》：“而今虚烦之病，多是阴虚生内热所致。如虚劳之人，肾水有亏，心火内蒸，其烦必躁。”

《古今医统大全·卷之六十二·耳证门·治法·耳聋治法宜泻南方补北方》：“肾虚者宜益精补肾，肉苁蓉丸。”

该书论肾气绝的表现及肾气虚相关病症如厥证、燥证、虚烦等，以上所引涉及肾气虚所致病者，多与现今所认为的肾阴虚相符，然纵观全文，对肾虚的描述亦多符合肾阴虚、肾精亏虚的证候表现，可见当时对肾气、肾精、肾阴、肾阳的界限仍较模糊。

7.《症因脉治》

《症因脉治·卷四·泄泻论·附五更泄泻·肾虚五更泄泻》：“【肾虚泻之症】每至五更，即连次而泻，或当脐作痛，痛连腰背，腹冷膝冷，此肾虚泄泻之症也。

【肾虚泻之因】真阳不足，肾经虚寒，火不能生土，肾主闭藏，肾虚则封闭之令不行，肾主五更，至此时则发泻也。

【肾虚泻之脉】或两尺浮大，虚阳外浮。按之细小，肾气不足。右关弦大，脾气不足。右尺虚软，真火不足。

【肾虚泻之治】尺脉细小，火不生土者，肾气丸。尺中皆软，脾肾俱虚者，五味子丸。”

该书首次将多种疾病的症、因、脉、治分而述之，其论述了有关肾虚相关病症如五更泻、舌音不清、遗尿、齿痛、腰痛等诸多疾病，使后世从理法方药对肾气虚证有更深刻的理解。

8.《证治准绳》

《证治准绳·疡医·卷之二·溃疡·补虚》：“夫人之生，以肾为主，凡病皆由肾虚而致……五脏齐损，肝经不足之症，尤当用之，水能生木故也。”

《证治准绳·杂病·第一册·诸中门·中风》：“如左尺脉浮滑，面目黧黑，腰脊痛引小腹，不能俯仰，两耳虚鸣，骨节疼痛，足痿善恐，此中膀胱兼中肾也。”

《证治准绳·杂病·第一册·诸伤门·虚劳》：“肾气不足，加熟地黄、远志、牡丹皮。”

《证治准绳·杂病·第一册·寒热门·发热》：“日晡潮热，热在行阴之分，肾气主之，故用地骨皮散以泻血中之火。”

《证治准绳·杂病·第四册·诸痛门·肩背痛》：“有肾气不循故道，气逆挟脊而上，致肩背作痛，宜和气饮加盐炒小茴香半钱，炒川椒十粒。”

《证治准绳·杂病·第一册·寒热门·厥·热厥手足热》：“肾气衰少，精血奔逸,使气促迫,上入胸胁,宗气反结心下,阳气退下,热归股腹,与阴相助,令身不仁。"

《证治准绳·杂病·第二册·诸气门·水肿》:"盖胃是肾之胜脏,或湿热盛而伤之,或胃气不足下陷而害之,或心火太过下乘而侮之,或燥金敛涩之,或风木摇撼之,与夫劳役色欲,七情外感,皆足以致肾气之不足也。"

《证治准绳·杂病·第五册·杂门·不能食》:"予谓补脾不如补肾,肾气若壮,丹田火盛,上蒸脾土,脾土温和,中焦自治,膈开能食矣。"

《证治准绳·疡医·卷之三·面部(二)·发颐(疟腮)》:"脉洪大按之微细,属肾气亏损所致,遂用加减八味丸料,并十全大补汤而愈。"

《证治准绳·杂病·第六册·大小腑门·小便数》:"此肾与膀胱俱虚,客热乘之,虚则不能制水。宜补肾丸、六味地黄丸。"

以上所引要义如下:①肝虚可补肾,即"水能生木"之义也;②肾与膀胱相表里,故膀胱久病可损及肾脏,表现膀胱与肾同病,且以肾脏疾病表现为主,故治疗上也以补肾为主;③补肾非呆补,补泻兼施;④"肾气"既是生理概念,又是"病理概念""日晡潮热"由"肾气"所主及"肾气"致"肩背作痛"皆为病理概念;⑤六淫、情志、内伤皆可损伤肾气;⑥脾虚宜补肾,肾气盛则脾胃壮。其对肾气虚病机理论作出进一步的深化和丰富。

9.《医宗必读》《内经知要》

《医宗必读·卷之一·肾为先天本脾为后天本论》:"未有此身,先有两肾,故肾为脏腑之本,十二脉之根,呼吸之本,三焦之源,而人资之以为始者也。故曰先天之本在肾。""所以伤寒必诊太溪,以察肾气之盛衰;必诊冲阳,以察胃气之有无。两脉既在,他脉立可弗问也。"

《医宗必读·卷之一·乙癸同源论》:"东方之木,无虚不可补,补肾即所以补肝;北方之水,无实不可泻,泻肝即所以泻肾。"

《医宗必读·卷之六·虚痨》:"夫人之虚,不属于气,即属于血,五脏六腑,莫能外焉……救肾者必本于阴血,血主濡之,血属阴,主下降,虚则上升,当敛而抑,六味丸是也。"

《医宗必读·卷之九·遗精》:"古今方论皆以遗精为肾气衰弱之病,若与他脏不相干涉。不知《黄帝内经》言五脏六腑各有精,肾则受而藏之,以不梦而自遗者,心肾之伤居多;梦而后遗者,相火之强为害。若夫五脏各得其职,则精藏而治,苟一脏不得其正,甚则必害心肾之主精者焉。"

《内经知要·卷下·三、病能》:"筋脉挛急本是肝症,而属于肾者,一则以肾肝之症同一治,一则肾主寒水之化,肾虚则阳气不充,营卫凝泣;肢体挛踡。所谓寒则筋急也。"

两书均重视肾"脏腑之本""先天之本"的地位,人之生命皆资生于肾。强调脾肾之于人之生理、病理皆有重要意义,肾气盛、胃气有则疾病预后较好。认为五脏六腑之虚皆责之于气血,而肾为阴中之阴,尤责之于血,故治疗可用六味丸宜补肾中之阴。创造性地提出遗精不只归咎于肾气衰弱,认为五脏不安则精不能藏,此实为振聋发聩之言!肾为先天之本,认为肝无虚不可补,补肾即补肝。

明代是肾气虚病机理论创新发展的时期,其在病因、病机、病位、症状表现、治疗方法均较前有所完善,如薛己从后天根本立论,认为补养肾气亦要顾护脾胃之气,而周慎斋从五行生克制化入手,认为补肾气宜保养肺气;张景岳认为肾命乃人身阴阳之根本,并创制补阳而阴中求阳,补阴而阳中求阴之右归丸、左归丸。而命门学说的发展,使众医家对肾、肾气的关注达到高峰,虽各医家对命门位置及命门与肾的关系争论不休,但肾阴、肾阳病因病机及症状表现却逐渐明晰,但肾气、肾阴、肾阳、肾精之间尚没有明确的划分。

(二)清代

1.《类证治裁》

《类证治裁·卷之一·中风论治·中风脉候》:"尺脉浮而无力,为肾气不足;尺脉洪弦而数,为肾气大亏。"

《类证治裁·卷之一·温症论治》:"若见短缩,为肾气竭,欲救之,如人参、五味子。"

《类证治裁·卷之二·虚损劳瘵论治》:"音喑,肾气竭也。"

《类证治裁·卷之二·咳嗽论治·咳嗽脉候》:"脉来洪数,形瘦面赤,肾气衰而声哑者难疗。"

《类证治裁·卷之四·怔忡惊恐论治·分治(卑愫附)》:"脐下悸动,为肾气上凌。五苓散加辰砂。肾气凌心,尺脉必弦紧。因痰饮而悸,导痰汤加参、桂。"

《类证治裁·卷之四·泄泻论治·论肾泄》:"今肾阳衰,则阴寒盛,故于五更后,阳气未复,即洞泄难忍,古方治肾泄,用椒附丸、五味子散。若欲阳生于阴,肾气充固,宜八味丸去丹皮,加补骨脂、菟丝子、五味子,用山药糊丸为妙。"

《类证治裁·卷之五·鹤膝风论治》:"小儿鹤膝风,多因先天肾气衰薄,阴寒凝聚于腰膝。古方以六味丸补肾水,以鹿茸引至骨节而壮里,此治本良法也。"

《类证治裁·卷之六·耳症论治》:"足少阴肾窍于耳,肾气充则耳听聪,故经言精脱者耳聋也。"

《类证治裁·卷之六·腰脊腿足痛论治》:"但肾阳虚者,脉微无力,小便清利,神疲气短,宜益火之源。肾气丸、鹿茸丸。肾阴虚者,脉洪而数,虚火时炎,小便黄赤,宜壮水之主。地黄汤、大补丸。肾阴阳俱虚者,脉虚而大,宜水火平调。无比山药丸。"

《类证治裁·卷之七·闭癃遗溺论治》:"昼苦溺涩,夜则遗溺者,属肾气大亏,地黄饮子。"

《类证治裁·卷之八·舌色辨》:"舌干枯而短者,肾气竭也。宜阿胶、鸡蛋黄、地黄等。"

以上所引要义如下:①从脉象、舌象、听诊等方面论述肾气虚衰证候表现,是对肾气虚证候表现的继承发展;②既以生理言肾气,又以病理言肾气,病理之肾气上凌,可出现痰饮、心悸等症状;③虽提出了肾阴虚、肾阳虚的病理概念、症状及治则治法,但肾气、肾阴、肾阳尚没有明确的区分,常以肾气指代肾阴或肾阳;④提出了由肾气虚所致的新的病名"鹤溪风"。

2.《临证指南医案》

《临证指南医案·卷一·中风》:"而舌刺咳嗽流泪者,风阳升于上也,上则下焦无气矣,故补肝肾以摄纳肾气为要。"

《临证指南医案·卷一·眩晕》:"头晕,跗肿,不能健步,此上实下虚,肾气衰,不主摄纳,肝风动,清窍渐蒙。"

《临证指南医案·卷一·虚劳》:"寐则心悸,步履如临险阻,子后冲气上逆,此皆高年下焦空虚,肾气不纳所致。"

《临证指南医案·卷三·淋浊》:"血淋管痛,腑热为多,经月来,每溺或大便,其坠下更甚,想阴精既损,肾气不收故也。"

《临证指南医案·卷七·脱肛》:"脱肛一症,其因不一,有因久痢久泻。脾肾气陷而脱者……有因肾气本虚,关门不固而脱者。"

该书重视肾主封藏的生理功能,认为肾精不藏是导致肾气亏虚、肾失摄纳、肾虚气陷的重要病机。

3.《医学心悟》

《医学心悟·论补法》:"脾弱而肾不虚者,则补脾为亟,肾弱而脾不虚者,则补肾为先,若脾肾两虚,则并补之。"

《医学心悟·腰痛》:"然肾虚之中,又须分辨寒热二证,如脉虚软无力,溺清便溏,腰间冷痛,此为阳虚,须补命门之火,则用八味丸。若脉细数无力,便结溺赤,虚火时炎,此肾气热,髓减骨枯,恐成骨痿,斯为阴虚,须补先天之水,则用六味丸,合补阴九之类,不可误用热药以灼其阴,治者审之。"

《医学心悟杂症要义·头痛》:"肾厥头痛者,头重足浮,腰膝酸软,经所谓下虚上实是也。肾气衰,则下虚,浮火上泛,故上实也。然肾经有真水虚者,脉必数而无力。有其火虚者,脉必大而无力。水虚六味丸,火虚八味丸。"

《医学心悟杂症要义·健忘》:"补肾阳故纸、鹿茸,补肾阴熟地、枸杞子,补肾气骨碎补。"

《医学心悟杂症要义·痿》:"肾气热,则骨痿,腰脊不举。""肾气热,加生地、牛膝石斛各一钱五分。"

《医学心悟杂症要义·赤白浊》:"肾气虚,补肾之中,必兼利水,盖肾经有二窍,溺窍开,则精窍闭也。"

《医学心悟杂症要义·子喑》:"但经文既曰肾系舌本,必系肾气过虚,因胎系下坠,气血下注不能上达耳。自应大补肾中气血,以熟地、骨碎补为主,佐以枸杞子、沙苑,气血充旺,上下自可兼及而能言矣。"

以上所引要义如下:①程钟龄对"先后天根本论"作出了进一步的发挥,注重脾肾双补;②强调了肾阴虚、肾阳虚证治差异和相应的药物;③认为下虚上实之下虚是由于肾气虚所致,然其对肾气虚亦是从水火两方面进行讨论,意味着此时代已经有了肾阴、肾阳为肾气中2种不同属性的部分的认识;④提出了"肾气热"的概念及治疗,以药测义,可以认为"肾气热"既指肾阴亏虚;⑤认为肾气虚当补泻兼施;⑥认为"子喑"乃肾气虚所致,由肾气虚所致疾病进一步丰富。

4.《读医随笔》

《读医随笔·卷一·证治总论·虚实补泻论》:"五脏之病,实者传人,而虚者不传。是未明虚实之义者也。夫实者传人,此事理之常,不待上工而知也。虚者亦能传人,此事理之微,故中工不能知之。凡经言虚实者,皆当从五行气化推之。肝属木,其气温升;心属火,其气热散;脾属土,其气湿重;肺属金,其气清肃;肾属水,其气寒沉。此五脏之本气也。本气太过,谓之实;本气不及,谓之虚。虚实皆能为病。"

《读医随笔·卷二下·脉法类·短脉余义》:"肾气虚者,尺中必陷而起伏小也。"

《读医随笔·卷四·证治类·史载之论水气凌心诸脉证》:"元气虚弱,肾气不足,膀胱气虚,冲任脉虚……其脉六脉皆动,细数而轻弦,肾脉小击而沉,膀胱涩而短。"

批驳五脏实证可传而虚者不传的论断,认为五脏虚实之证皆可传人,并提出五脏气之生理特性,而肾气其性寒沉,肾之本气不及则为肾气虚。并从脉象表现论肾气虚证,丰富了肾气虚脉象表现。

5.《冯氏锦囊秘录》

《冯氏锦囊秘录·杂症大小合参卷首上·内经纂要·脏气法时论篇》:"肾少阴之脉,从肾上贯肝膈,入肺中,循喉咙夹舌本,今肺虚,则肾气不足以上润于咽,故咽干也。""肾少阴脉,从肺出络心注胸中。肾气既虚,心无所制,心气灼肺,故痛聚胸中也。"

《冯氏锦囊秘录·杂症大小合参卷首上·内经纂要·宣明五气论篇》:"寒盛则哕起,热盛则恐生,何者?胃热则肾气微弱,故为恐也。"

《冯氏锦囊秘录·杂症大小合参卷首下·内经纂要·至真要大论篇》:"太溪,在足内踝后跟骨上,动脉应手,肾之气也。土邪胜水而肾气内绝。"

《冯氏锦囊秘录·杂症大小合参卷三·囟陷(儿科)·人参地黄丸》:"治婴孩颅囟开解。此乃肾气不成,肾主骨髓,脑为髓海,肾气不盛,所以脑水不足,故不合。"

《冯氏锦囊秘录·杂症大小合参卷三·五软五硬五冷五缩五反五紧五陷五肿五喘五盲五恶候》:"小儿禀受肾气不足,而有五迟五软,解颅鹤膝诸候,当以六味丸加鹿茸补之。"

《冯氏锦囊秘录·杂症大小合参卷五·方脉泄泻合参》:"若肾气衰弱,则不能蒸腐水谷,世人但见泄物,概用参术补之,殊不知参术乃补脾胃中州阳气之药,不能补至阴闭藏主蛰之司也。胃属土而肾属水,肾泻而用补脾,则土愈胜,而水愈亏,一阳之火,若无二阴敛纳,何能处于釜底而为蒸腐五谷之具耶!"

《冯氏锦囊秘录·杂症大小合参卷七·方脉腰腿痛合参(附肾着)》:"夫腰为肾之外候,诸脉贯于肾而络于腰,肾气一虚,腰必痛矣。"

《冯氏锦囊秘录·杂症大小合参卷十四·方脉肿胀合参》:"虽小便之清长,必由于肺金之输化,然膀胱之气旺,始能吸胸中之气以下行,但肾与膀胱为表里,膀胱之失运化,必由肾气之衰微,故始因火小不能化水,后则水大火不能化矣"

《冯氏锦囊秘录·女科精要卷十七·受胎总论》:"勿多睡卧,时时行步,勿劳力过度,使肾气不足,生子解颅。"

《冯氏锦囊秘录·女科精要卷十七·胎前杂症门·妊娠霍乱吐利》:"且胎系于肾,胎窃其气以拥护,而肾气既弱,命门火衰,不能上蒸脾土,此妊娠泄泻之由也。"

《冯氏锦囊秘录·外科大小合参卷十九·痈疽诸毒大小总论合参》:"背疽之发,其源有五,一天行,二瘦弱气滞,三怒气,四肾气虚,五饮冷酒食煿炙,服丹药所致,先以本元为主,以托毒为标。"

《冯氏锦囊秘录·杂症痘疹药性主治合参卷三十七·草部上·车前子》:"若阳气下陷,肾气虚脱者,勿用。"

《冯氏锦囊秘录·杂症痘疹药性主治合参卷四十二·谷部·豇豆》:"味甘咸,平,无毒,补肾健胃,与诸疾无禁,可常食之,大补肾气。"

冯氏对肾气虚病机理论有诸多新的发挥:①从足少阴肾经所络属的脏腑探讨肺肾同病、心肾同病的病机及证候;②提出胃热可消灼肾气;③太溪乃肾之原穴,指出太溪与肾气相应,肾气绝,则太溪触之不应;④从儿科、妇科、外科论述肾气虚所致病候,极大丰富了肾气虚病机理论及其论治,并首次提出"五迟五软",表明此时期对肾气虚病机理论的认识加深;⑤提出肾气虚禁用药物如车前子、瞿麦等及补肾气药物如杜仲、女贞子、粟米、豇豆等,丰富了补益肾气药物谱。

6.《本草求真》

《本草求真·上编·卷一 补剂·补火·远志》:"肾气充则九窍利,智慧生,耳目聪明,邪气不能为害。肾气不足则志气衰,不能上通于心,故迷惑善忘……昔人治喉痹失音作痛,(火衰喉痹)远志末吹之,涎出为度,非取其通肾气而开窍乎?"

《本草求真·下编·卷九主治下·六淫病症主药·气》:"附子肉桂沉香鹿茸阳起石仙茅胡巴硫黄远志石钟乳蛤蚧益智补骨脂丁香,是补肾气之不足者也。"

认为肾气充沛是九窍通利的关键因素,并提出以能温能行、专入肾经之远志以通肾气可治疗火衰喉痹。并归纳总结补益肾气之药物。

7.《血证论》

《血证论·卷四·产血》:"产后喘促,最危之候,……二证,一是肾气虚脱,而阳上越,一是肺气虚竭,而血上乘,两方皆主人参。"

《血证论·卷五·胎气》:"小便不通者,气不足也,气化则水能出。今小便点滴不通,是胞系下压其溺窍故也,究其所以下压溺窍之故,则因肾气不足,不能举胎而上,此名转胞,宜肾气丸主之。"

《血证论·卷六·痰饮》:"痰饮者。水之所聚也。人身饮食之水。由口入。由膀胱出。肺气布散之。脾气渗利之。肾气蒸化之。"

认为产后出血致阴不敛阳,肾气虚脱而虚阳浮越是导致产后危险症候喘促的病机之一,并提出以人参以补气滋水。以肾主气化,肾气亏虚,蒸腾气化失司则小便不利、痰饮不化。肾主水的生理效应在于肾气蒸化。

8.《石室秘录》

《石室秘录·卷二(乐集)·急治法》:"凡人之卧,必得肾气与肺气相交……此所以补肾火,正所以养肺金也,况六味丸全是补肾水之神剂乎,水火同补,而肺金更安,肺肾相安,有不卧之而甚适者乎。"

《石室秘录·卷二(乐集)·末治法》:"亦有人小便点滴不出,亦不必十分大急,乃肾气不能行于膀胱也,补其肾气,则小便自出,不必视为根本之病,而急欲出之也。"

《石室秘录·卷三(射集)·分治法》:"腰痛与头痛,上下相殊也。然而肾气上通于脑,而脑气下达于肾,上下虽殊,气实相通。法当用温补之药,以大益其肾中之阴,则上下之气自通。方用熟地一两,杜仲五钱,麦冬五钱,北五味二钱,水煎服即愈。(〔批〕上下兼养丹。)盖熟地、杜仲,肾中之药也,止腰中痛是其专功。今并头痛而亦愈者何也? 盖熟地虽是补肾之剂,然补肾则上荫于脑,背脊骨梁辘轳上升,是其直路,肾一足则气即腾奔而不可止,故一补肾气,腰不疼而脑即不痛也。"

《石室秘录·卷五(书集)·伤寒相舌秘法·十六论子嗣》:"膀胱气化不行者,助其肾气。"

《石室秘录·卷六(数集)·燥症门》:"燥热之极,已生膈郁之症,不可起床者,不治之症也。膈郁者,两胁胀满,不可左右卧,而又不能起床,此肝经少血,而胃气干枯,久之肾气亦竭,骨中无髓,渐成瘘废,如何可治。不知此症起于夏令之热,烁尽肺金之津,不能下生肾水,遂至肾水不能生肝木,木不能生心火,火不能生脾土,而成膈郁也。然则只救肺肾,而脾胃不治自舒矣。"

《石室秘录·卷六(数集)·内伤门》:"盖短气乃肾气虚耗,气冲于上焦,壅塞于肺经,症似有余而实不尽。方用归气定喘汤。"

该书论人卧之时,肺肾之气相交,若违逆此常,则发为喘逆不安,而治疗之法为补肾养肺,肾气充则肺气可安。语出新意,认为小便闭非急症,补肾气,使肾气司蒸化之职则小便自出。认为肾气与脑相通,肾气足则腰痛、头痛则除。论久病及肾,而治疗宜以补肾为重点,肾气足则病可愈。认为短气乃肾虚气逆所致,并提出相应方剂。

9.《医学衷中参西录》

《医学衷中参西·一、医方·(四)治喘息方·2.薯蓣纳气汤》:"肝肾居于腹中,其气化收敛,不至膨胀,自能容纳下达之气,且能导引使之归根。有时肾虚气化不摄,则上注其气于冲,以冲下连肾也。夫冲为血海,实亦主气,今因为肾气贯注,则冲气又必上逆于胃,以冲上连胃也。由是,冲气兼挟胃气上逆,并迫肺气亦上逆矣,此喘之所由来也。又《黄帝内经》谓肝主疏,泄肾主闭藏。夫肝之疏泄,原以济肾之闭藏,故二便之通行,相火之萌动,皆与肝气有关,方书所以有肝行肾气之说。今因肾失其闭藏之性,肝逆不能疏泄肾气使之下行,更迫于肾气之膨胀,转而上逆。"

《医学衷中参西录·一、医方·(五)治痰饮方·2.理痰汤》:"痰之标在胃,痰之本原在于肾……即重用芡实,以收敛冲气,更以收敛肾气,而厚其闭藏之力。肾之气化治,膀胱与冲之气化,自无不治,痰之本原清矣。"

该书以喘息首论肝之疏泄与肾之藏纳的关系,肝之疏泄可助肾闭藏。认为肾气灌注于冲脉,若肾气失藏,肝气反促冲气携肾气上逆作乱,发为喘息。认为痰饮的根本病机在肾,肾气不闭,反注于膀胱,致膀胱不纳胃中水饮,又冲气上逆犯胃,运化失常,则痰饮自生,并提出以芡实收敛肾气并助肾闭藏。其肝之疏泄助肾闭藏和肾气不藏致冲气上逆皆为肾气虚病机理论的创新发挥。

清代肾气虚病机理论在明代基础上基本进入成熟阶段,其对肾气虚病因病机、诊断、证候表现等方面皆有创新和完善:①划分肾阴、肾阳、肾气、肾精,标志着肾藏象理论的成熟和完善;②在病因病机方面,叶天士认为上盛则下虚,"风阳升于上也,上则下焦无气矣",而《冯氏锦囊秘录》却认为胃热可消灼肾气;③对肾气生理特性和功能有新的发挥,如《读医随笔》中认为"肾属水,其气寒沉",肾气摄纳闭藏的功能充分受到清代医家的重视,如《血证论》认为肾气虚脱所致虚阳浮越之产后喘促是妇人危证,张锡纯尤重肾气闭藏,认为冲气上逆与肾气不藏反灌注于冲脉密切相关;④出现了新的病名,如小儿肾气虚所致的五迟五软、妇人妊娠期肾气过虚而气血不能上荣所致之子喑;⑤肾气既作为生理概念,又作为病理概念运用;⑥肾气虚治则治法及方药及治禁都得到了完善和发展;⑦"肾气充则九窍通利""肾气与脑相通"的"凡人之卧,必得肾气与肺气相交"等观点的提出体现了清代医家对肾气理论更深刻的理解。

四、小结

通过先秦至明清时期众多医史文献的记载,肾气虚病机理论也实现了从萌芽不断发展直至最后的成熟完善。从古至今的众多医家也在长期的临床实践中总结经验,更多的认识到肾气虚致病的多样性和复杂性。肾气虚是导致心血管疾病的重要病机之一,高血压病是最常见的慢性疾病,更是众多心脑血管疾病的重要危险因素,高血压病属于中医"眩晕""头风""头痛"的范畴。《黄帝内经》最早提出肾气虚致眩,《灵枢·海论》"髓海不足,则脑转耳鸣,胫酸眩冒,目无所见,懈怠安卧。"《丹溪心法》中亦提出:"淫欲过度,肾家不能纳气归元,使诸气奔逆于上,此气虚眩晕也。"明·张景岳认为眩晕的病因包括纵欲过度,肾中精气损伤,肾气亏虚。《证治汇补》:"肾虚眩晕。……若淫梦过度,肾家不能纳气归元,使诸气逆奔而上,此眩晕处于肾虚也。"与朱丹溪的肾气虚致眩的观点有相似之处。以上诸家的观点皆认为肾气虚是导致眩晕的重要病机,亦为后代医家从肾气虚论治高血压病提供了理论根据。

山东中医药大学终身教授、博士研究生导师、全国百年百名中医临床专家周次清教授(已故)遵古而不泥,敢于创新,形成了自己独特的学术思想。周次清教授及其学术传承人通过翻阅大量的古籍文献和长期的临床实践从肾气理论出发总结出肾气虚病机理论概念:肾气乃一身之气分布于肾的部分,是对肾中所藏的先天之气、后天之气和自然界之清气及其生理功能的概称,肾气贯阴阳,寓肾阴和肾阳,是激发和维持机体生命活动的本原与动力。因此,肾气亏虚是指先、后天之肾气不足及其功能减退的病理状态,有广义与狭义之分。广义的肾气亏虚包括肾阴气虚、肾阳气虚、肾阴阳两虚;而狭义的肾气亏虚则特指肾气中的阴阳二气等量亏损的病理状态,既无热象,也无寒象,临床主要表现为头晕、头胀、头痛,耳鸣,神疲懒言,肢体倦怠,不耐寒热,心慌、胸闷,健忘,腰膝酸软,男子阳痿、早泄、遗精、性欲减退,女子月经不调、闭经、不孕,尿后余沥或失禁,舌淡苔白,脉沉迟等。周老认为老年高血压肾气虚的实质为肾阴、肾阳同等水平的虚衰,从而处于低水平的平衡。肾气亏虚可以向偏于阴虚或偏于阳虚的趋势转化,并出现偏热或偏寒的症状,但这种转化均是在肾阴肾阳低水平平衡基础上的变化,不等同于单纯的肾阴虚、肾阳虚。

高血压病的中医辨治主要体现在以下2个方面:其一,周老认为高血压病的论治,不能只着眼于降低血压这一局部现象上,其着重点应放在调整机体阴阳的平衡上,即所谓"谨守病机,各司其属……疏其血气,令其调达,而致和平",以期从根本上解除高血压病发生发展的内在原因。治疗的根本目的,是实现机体自稳调节功能的正常化,要达到这一目的,关键就是从整体出发,而不能只着眼于"降压"上,从而提出"调肝益肾理脾"是中医辨治高血压病的基本原则。其二,周老认为老年高血压病作为高血压病的一个基本类型有其独特的病理特点,肾气亏虚不仅是造成衰老的根本因素,而且也是老年人患病的重要基础。进而根据自己多年来治疗老年高血压病的临床经验结合此病的自身特点,提出肾气亏虚是老年高血压病中医病机中的基本环节和特点,是老年高血压病的基本病机,是促发老年高血压病发生、发展的关键所在。

第三章
肾气失衡病机理论实质探讨

通过上述肾气亏虚病机理论的总结,本章将系统梳理中医学中"肾精、肾气、肾阴、肾阳、元气、原气、生气、肾间动气、真气"等概念的内涵与外延,对"肾阴虚、肾阳虚、肾阴阳两虚、肾精不足、肾气亏虚"等病机概念进行深入剖析,深入解读肾气失衡病机理论的实质。

一、肾中精、气、阴、阳辨析

(一)肾精与肾气解析

1.中医学关于"精""气"的阐释

就中医学中"精""气"概念的认识源流而言,两者显然是移植于中国古代哲学中的"精""气",并深深烙上了中国古代哲学中"精气学说"的印记。中国古代哲学认为,"精"是构成宇宙万物的本原,是构成世界万物的精微原始物质,如《淮南子·天文训》中云:"天地之袭精为阴阳,阴阳之专精为四时,四时之散精为万物。积阳之热气生火,火气之精者为日;积阴之寒气为水,水气之精者为月。日月之淫精者为星辰"。"气"是存在于宇宙中的无形可见且运行不息的极细微物质,是构成宇宙万物的本原,其自身的运动变化,推动着宇宙万物的产生、发展与衍化。如《论衡·自然篇》所云:"天地合气,万物自生。"再譬如哲学界的泰斗张岱年先生云:"气是最细微最流动的物质,以气解释宇宙,即以最细微最流动的物质为一切之根本……要而言之,中国古典哲学中所谓气,是指占空间、能运动的客观存在"。

由此可知,在古代哲学中"精"与"气"概念的内涵与外延是一致的,皆指存在于宇宙万物中的无形而运动不息的精微物质,是宇宙万物的构成本原,是极为抽象的,居于"精气学说"结构中的最顶层,故常以"精气"并称。《吕氏春秋·圜道》云:"精气一上一下,圜周复集,无所稽留,故曰天道圜也……精行四时,一上一下,各与遇,圜道也。物动则萌,萌而生,生而长,长而大,大而成,成而衰,衰乃杀,杀乃藏,圜道也"。此外,"精"亦可以指"气"之精粹部分,如《管子·内业》中所说:"精也者,气之精者也";或指运动变化的"气"如《管子·心术下》云:"一气能变曰精"。总之,在古代哲学中,"精"即"气",亦称"精气",二者并无本质上的差别。

古代哲学中"精""气"的概念被引入到中医学中后,其内涵与外延发生了很大的变化。在中医学范畴中,"精"与"气"是一对独立、对等且存在明显区别的2个概念,两者可相互资助、相互化生、相互促进,但不能相互制约、相互替代、相互包容。

中医学中的"精"是对人体内一切有形的禀受于父母且与生俱来的生命物质和后天获得的对人体有用的精华物质的概称,是构成人体脏腑组织器官和维持人体生命活动的最基本物质,是人体生命的源泉,亦是人体其他生命物质的化生本原。根据来源的不同,人体之"精"主要包括2个方面:一方面是禀受于父母、与生俱来的"先天之精",具有遗传特性,在"形""身"之前便已产生,是人体生长发育和繁衍后代的物质基础,如《素问·金匮真言论篇》所言:"夫精者,身之本也。"《灵枢·决气》云:"两神相搏,合而成形,常先身生,是谓精。"《灵枢·经脉》曰:"人始生,先成精,精成而脑髓生,骨为干,脉为营,筋为刚,肉为墙,皮肤坚而毛发长。"《灵枢·本神》云:"生之来谓之精。"另一方面则是由后天脾胃所化生的"后天之精",可灌注于脏腑从而充养先天之精,如《素问·经脉别论篇》云:"食气入胃,散精于肝,淫气于筋。食气入胃,浊气归心,淫精于脉。脉气流经,经气归于肺,肺朝百脉,输精于皮毛。毛脉合精,行气于府。府精神明,留于四脏……饮入于胃,游溢精气,上输于脾;脾气散精,上归于肺;通调水道,下输膀胱。水精四布,五经并行……"。总之,一身之精可分为先天之精和后天之精,先天之精主司和调控脾胃的运化、腐熟之能,从而将饮食水谷转化为后天之精;而后天之精则能充实和滋养先天之精,使二者合化为生殖之精,从而构成胚胎以繁衍生命;禀受于父母的先天之精,在胚胎发育形成脏腑官窍之初,就已经寓于其中,故人出生之后,各脏腑官窍之中已经藏有先天之精,再在后天之精的不断充养和培育下,灌注于脏腑官窍从而构成了五脏六腑之精。

中医学中的"气"是对人体内一切无形可见、活力很强且不断运动的极细微物质及各脏腑组织器官功能活动的概称,既是人体的重要组成部分,又是机体生命活动的动力之源;既具有物质性与实体性特征,又具有功能性与属性特征,是物质与功能、实体与属性的统一。就其来源而言,气源于精,由精所化,是比精更为精细的物质,正如《素问·阴阳应象大论篇》所言:"味伤形,气伤精;精化为气,气伤于味"。就其构成而言,先天之精所化之气为先天之气,后天之精所化之气为后天之气,两者再与肺吸入的自然界之清气共同构成了人体的一身之气。就其功能而言,气是维持生命活动的基本物质,有活力,不断运动,能激发和推动脏腑的功能活动,调控人体的生命进程,是人体生命活动得以维系的根本所在,故气的运动停止意味着生命的终结。

由上述对中医学中"精""气"概念的阐释可知,就阴阳属性而言,精属阴,为有形,偏于物质态,以封藏而不妄泄为贵;气属阳,为无形,偏于功能态,以畅行而不紊乱为要。就精与气的来源而论,精在气先,气由精化,精是气的化生本原。就精与气的相互关系而言,精与气可互生互化,精化为气,即有形化为无形,物质化为能量或更为细微的动态物质,以发挥脏腑组织器官的功能;气能生精,即无形化为有形,包括无形之气凝聚为有形之精和气的运动不息促使精的化生,故精与气的互生互化本质上就是人体物质与能量的代谢过程,人体的生命活动正是在精与气的相互转化过程中才得以延续。概括精与气的关系,正如《素问·阴阳应象大论篇》所说:"阴在内,阳之守也;阳在外,阴之使也",即人体的脏腑组织器官皆由"精"所构成,而脏腑组织器官生理功能的发挥及人体生命活动的维持却必须通过"气"来实现,精与气互根互用、不可分割,有精无气则精无生机,有气无精则气无根基。

2.中医学关于"肾精""肾气"的阐释

中医学中"肾精""肾气"2个概念是通过对"精""气"2个概念的延伸和发展而获得的,故2组概念之间存在着明显的顺承关系。

(1)肾精:即肾中所藏之精,有广义与狭义之分。广义肾精是指人体内一身之精(包括先天之精和后天之精)分布于肾的部分,即肾中所藏的先天之精和后天之精的总称。先天肾精禀受于父母,与生俱来,是构成胚胎的原始物质和生命产生的本原,是肾精的主体成分;后天肾精受之于五脏六腑,由水谷之精所化,对先天肾精起充养作用,二者相互资助,相辅相成,不能截然分开,在肾中密切的结合为广义肾精。狭义肾精特指肾中所藏的生殖之精,是对肾中具有生殖繁衍功能的精微物质的概称,由禀受于父母的部分先天肾精和源于水谷精微的部分后天肾精合化而成。

由以上对广义肾精及狭义肾精概念的阐释可知,广义肾精中的先天肾精和后天肾精与狭义肾精——生殖之精之间存在着环环相扣的密切联系。其一,广义肾精包含了狭义肾精,当机体发育到一定阶段,生殖功能成熟时,广义肾精中的部分先天肾精在后天肾精的不断培育和充养下可化为狭义肾精（即生殖之精）以施泄，从而主司个体的生殖与繁衍。其二，当父母的生殖之精相互融合后，便会转化为子代的先天之精，进而构成胚胎，最终形成新的生命个体，在其出生之后，先天之精不断推动和资助着脾胃运化水谷以化生后天之精，而后天之精又反过来不断地培育和充养着先天之精，二者相辅相成，共同构成了新生个体的一身之精。其三，新生个体的先天之精在胚胎形成之日起已经布散到各脏腑中，构成了各脏腑的先天之精；在出生后，随着新生个体脾胃运化功能的健全，其后天之精得以不断充裕，输布到各脏腑中构成了各脏腑的后天之精，最终各脏腑的先天之精与后天之精相互融合构成了五脏六腑之精，其分布到肾中的先天之精、后天之精则被称为广义肾精。总之，由于广义肾精比狭义肾精更能概括肾精的实质，故在并列讨论肾精、肾气时，其中的肾精皆应指广义肾精，且在新生个体出生之前肾精只包括先天之精，出生之后则既包括先天之精又包括后天之精，当其发育成熟之后则又涵盖了生殖之精。因此，伴随着个体的形成、生长、发育和成熟，肾精的内涵与外延也在发生着相应的变化。

肾精在人体中的主导地位无可替代，其生理功能主要包括以下 6 个方面：其一，肾精乃生命之源，是构成胚胎发育的原始物质，具有遗传特征，决定了人身的禀赋特点，是产生体质差异的物质基础。其二，肾精可调节各脏腑之精，供其活动之需，是机体生命活动的物质基础。其三，肾精生髓以滋充脑窍，润养筋骨及牙齿。其四，肾精化生元气及肾气以促进机体的生长、发育、成熟和生殖，激发和调控全身脏腑形体官窍的生理功能活动，抗御外邪。其五，肾精化生生殖之精，以维系种族的生殖繁衍。其六，肾精化生血液，以灌充血脉。

（2）肾气：乃一身之气分布于肾中的部分，主要由肾精所化，先天肾精所化之气为先天肾气，后天肾精所化为后天肾气。先天肾气、后天肾气和肾纳入的自然界之清气三者共同构成肾气，主司着机体的生长、发育和生殖，是肾之生理功能活动的物质基础和维持生命活动的本原与动力，故肾气实为肾中所藏的先天之气、后天之气和自然界之清气及其生理功能的概称，其中的先天肾气构成了肾气的主体成分。因此，肾气实质上是物质和功能的综合体，且更为偏重其功能性的体现，但不能由此而否定其物质特性。

肾气为最重要的脏腑之气，人体的生、长、壮、老、已的生命过程取决于肾气由弱到强、由盛转亏的生理变化过程。具体而言，肾气的生理作用主要表现以下几个方面。

其一，藏精。肾藏精是指肾气对肾精的闭藏，即肾气的闭藏作用在肾精方面的具体体现。肾精为生命之源,宜藏而不宜泻,宜盈而不宜亏,得五脏六腑之精而藏之才能盈满充实,而这一过程必须依赖肾气的闭藏作用和激发作用的协同配合才能实现。

其二,主水。肾主水,是指肾气具有主司和调节全身水液代谢的功能,如《素问·逆调论篇》云:"肾者水脏,主津液"。人体内水液的代谢是一个非常复杂的生理过程,涉及多个脏腑,如《素问·经脉别论篇》所说:"饮入于胃,游溢精气,上输于脾;脾气散精,上归于肺;通调水道,下输膀胱。水精四布,五经并行。"由此可见,水液代谢是在胃的腐熟、脾的运化、肺的宣降、小肠的泌清别浊、三焦的气化以及膀胱的开合等脏腑功能的紧密配合下完成的;而肾气可以通过激发和推动以上各脏腑的功能活动,进而主司和调节机体水液代谢的各个环节。因此,肾主水的功能,实际上是肾藏精功能的延伸,也是肾气闭藏运动特点的具体体现。

其三,纳气。肾主纳气是指肾气具有摄纳肺所吸入的自然界清气,保持吸气的深度的作用。人体的呼吸功能由肺所主、赖肾以成,其基本过程的实现主要依赖肺气的宣发和肃降,但吸入的清气,由肺下达于肾,必须经肾气的摄纳潜藏,才能维持一定的深度,从而保证机体换气的顺利完成,故清·林佩琴在《类证治裁·喘症》中强调:"肺为气之主,肾为气之根"。因此,肾主纳气功能,实际上是肾气对肺所吸入的自然界清气的闭藏,是肾气的闭藏作用在呼吸运动中的具体体现,且纳归于肾的自然界之清气最终成为肾气的组成部分。

其四,主司生长、发育和生殖。肾气能促进人体的生长、发育及生殖功能的成熟与维持,其盛衰决定着机体生、长、壮、老、已的生命流程,如《素问·上古天真论篇》曰:"女子七岁,肾气盛,齿更发长;二七而天癸至,任脉通,太冲脉盛,月事以时下,故有子;……七七,任脉虚,太冲脉衰少,天癸竭,地道不通,故形坏无子也。丈夫八岁,肾气实,发长齿更;二八,肾气盛,天癸至,精气溢泻,阴阳和,故能有子;……八八,天癸竭,精少,肾脏衰,形体皆极,则齿发去。"具体而言,人出生后随着肾气的不断充盈,机体开始生长、发育;当发育至成熟阶段时,在肾气的激发和推动下,部分肾精开始转化为生殖之精,机体开始具备生殖能力;其后,肾气不断充裕,从而维持机体生殖功能的旺盛;中年以后,肾气逐渐衰少,生殖功能开始减退;至老年期,肾气持续衰减,机体的生殖功能则完全丧失。

其五,激发和推动脏腑的功能活动。肾气可促进机体发育成熟,并激发和推动各脏腑的功能活动,故肾气的不断充盛是激发和维持脏腑生理功能的根本前提,正如赵献可在《医贯·玄元肤论》所说:"肾无此,则无以作强,而伎巧不出矣;膀胱无此,则三焦之气不化,而水道不行矣;脾胃无此,则不能蒸腐水谷,而五味不出矣;肝胆无此,则将军无决断,而谋虑不出矣;大小肠无此,则变化不行,而二便闭矣;心无此,则神明昏,而万事不能应矣。"

其六,主宰卫气以抗御外邪。卫气出于下焦,养于中焦,宣于上焦,即卫气由下焦肾气发出,赖中焦脾胃所化生的后天之气以长养,最后通过肺的宣发、肃降功能敷布于全身肌表,从而发挥其抗御外邪之能,故《灵枢·营卫生会》有"卫出于下焦"之说。

(3)肾精与肾气:肾精有形以藏泄有度为贵,而肾气无形以畅行有序为要,肾精与肾气的关系可以看作是人体内精气关系的具体化。肾精化生肾气,肾精足则肾气充;肾气闭藏肾精,肾气实则肾精盈,二者相互依存、相互维系、不可分割,类似阴阳的互根互藏互用关系。即一方面,肾精要依靠肾气的闭藏和激发作用实现贮存和施泄;另一方面,肾气功能的发挥又必须以肾精为物质基础。需要强调的是,不是所有的肾精皆化为肾气,而是大部分肾精化为肾气,小部分肾精化为生殖之精;不是所有的肾气皆源于肾精,而是大部分肾气源于肾精,小部分肾气源于肺吸入的自然界之清气。

(二)肾阴与肾阳解析

阴阳是对宇宙中既相互关联又相互对立的事物、现象及其属性的概括,是一个相对的概念。在中国古代哲学中,阴阳的概念主要用来揭示宇宙万物发生、发展和变化的缘由和规律,并与气的概念相结合,逐渐形成"气分阴阳"的观念。这种观念作为一种思维方法被移植到中医学中,与其中的精气学说和脏象学说相互融合,最终形成了中医学的"气分阴阳"理论。据此可将人体内的五脏六腑之气,根据运动趋向和所起作用的不同分为阴气与阳气,阴气主凉润、宁静、抑制、凝结与肃降;阳气主温煦、推动、兴奋、宣散与升发,阴阳二气互根互用、对立制约,共同维持着机体内环境的和谐有序、平衡稳定。正如《素问·调经论篇》所说:"阴阳匀平,以充其形,九候若一,命曰平人。"《素问·生气通天论篇》亦云:"阴平阳秘,精神乃治。"

肾气受于先天,藏之于肾,一气贯阴阳,寓肾阴和肾阳,故肾阴指肾气中具有凉润、滋养作用的部分;肾阳指肾气中具有温煦、激发作用的部分,二者协调共济,既互根互用又对立制约,共同维系着肾气的冲和畅达,进而推动和调控着脏腑的各种生理功能。正如张珍玉教授对"肾气"概念研究时所言:"肾气,就是由物质的肾所产生的活动,它这种活动包括阴气和阳气两方面。一般地讲,阴代表物质,阳代表功能,为什么阴和阳都加一'气'字呢?这里的气是意味着阴阳本身各自具有的活力,而肾气则是肾的阴活力与阳活力的总称。"

肾阴、肾阳都以肾气为物质基础,是肾气中 2 种不同属性的部分,其中肾阴为一身阴气之源;肾阳为一身阳气之根,两者的对立统一不仅维系了肾脏的阴阳平衡,而且对整个机体的阴阳协调也有重要的调节作用,如张景岳在《景岳全书・传忠录》中所说:"五脏之阴气非此不能滋,五脏之阳气非此不能发。"肾阴与肾阳的协调均衡是保持肾气冲和的前提,二者互相交错而得其和,则肾气行其生生不息之运。因此,可以认为肾气是肾阴肾阳两方面平衡协调的总体,肾气冲和是肾阴与肾阳在正常水平上对立制约、协调均衡的结果。

(三)肾精、肾气、肾阴、肾阳关系的阐释

肾精与肾气是 2 个对等的概念,肾精是人体内一身之精分布于肾的部分,是肾中所藏的先天之精和后天之精的总称,是构成胚胎的原始物质和生命产生的本原;肾气乃一身之气分布于肾的部分,是肾中所藏的先、后天之气和自然界之清气及其生理功能的概称,是肾之生理功能活动的物质基础和维持生命活动的本原与动力。肾精与肾气互生互化、相互为用,类似阴阳的互根互藏互用关系,但不能相互制约,不可相互包容,二者既密切联系,又相互区别,不可将 2 个概念等同。从来源上讲,肾精化生肾气,是指大部分肾精而言,而非全部,有一部分则化为生殖之精;肾气源于肾精,是指大部分肾气而言,亦非全部,小部分肾气源于肺吸入的自然界之清气。从功能上讲,肾精是构成胚胎的原始物质和生命产生的本原,偏重于强调肾精物质方面的特性;肾气是激发和维持机体生命活动的本原与动力,偏重于强调肾气功能方面的特性。

肾阴与肾阳也是 2 个对等的概念,都以肾气为物质基础,是肾气中 2 种不同属性的部分。肾阴是肾气中具有凉润、滋养作用的部分,属阴,偏于滋润,可滋养脏腑形体官窍,制约阳热偏亢;肾阳是肾气中具有温煦、激发作用的部分,属阳,偏于温煦,可激发、推动脏腑形体官窍的生理功能,制约阴寒偏盛。二者是肾气中两类相互对立、相互依存、相互制约的功能活动的体现,不仅维系了肾脏的阴阳平衡,而且对整个机体的阴阳协调也有重要的调节作用,进而推动和调控着脏腑的各种生理功能。从来源上讲,肾阴与肾阳皆源于肾气,但阴阳属性不同。从功能上讲,肾阴与肾阳相辅相成,反映的是肾气的功能。肾阴与肾阳协调平衡是肾气冲和的关键所在,任何一方的偏盛或偏衰及双方的等量亏损都会导致肾气功能的失常。

由上可知,肾精与肾气、肾阴与肾阳是不同层面上的概念。四者的逻辑关系为,肾精化生肾气,肾气封藏肾精,有精无气则精无生机,有气无精则气无根基;肾气分化为肾阴与肾阳,肾阴肾阳平衡协调维系肾气冲和,四者环环相扣,缺一不可,共同构成了中医学肾脏功能的全部内容。

二、肾气与元气、原气、生气、肾间动气、真气

在中医学中,与"肾气"相近的概念有"元气""原气""生气""肾间动气""真气",故要理清"肾气"的真正内涵,就必须首先明晰"元气""原气""生气""肾间动气""真气"5个概念的真正内涵及与"肾气"的关系。

对于"元"的含义,《说文解字》谓:"元,始也。"《春秋繁露·王道》曰:"元者,始也,言本正也;道,王道也。王者,人之始也。"总结来看,"元"之义有二:一是指开端、起始,与"原"同,与"终"相对;二是指根本、根源、万物之本,与"末"相对。"原"《说文解字》谓:"原,水泉本也。""原"的本义与"源"同,指水有源、木有本,可以引申为开始、起源、源泉。"生"《说文解字》谓:"生,进也。"故"生"之本义为出现、动而不息。"动"《说文解字》谓:"动,作也。""动"本义为行动、发作,跟"静"相对。

通过对"元""原""生""动"含义的阐释可知,"元"与"原"有相通之处,皆有开端、起始之义,被引入到中医学中后,便形成了"元气""原气"2个概念的最原始含义;而"生"与"动"的本义相近,皆有动而不息之义,被引入到中医学中后形成了"生气""动气"2个概念的初始含义。《黄帝八十一难经》首先提出了"元气"与"原气"的概念,并又称为"生气""肾间动气",如《黄帝八十一难经·六十六难》云:"齐下肾间动气者,人之生命也,十二经之根本也,故名曰原。三焦者,原气之别使也,主通行三气,经历于五脏六腑。"并在《黄帝八十一难经·八难》中指出:"所谓生气之原者,谓十二经之根本也,谓肾间动气也。此五脏六腑之本,十二经脉之根,呼吸之门,三焦之原"。故"元气""原气""生气""肾间动气",其实一义也,只是因强调的重点不同而致名称各异,如"元气"与"原气"强调的起始、开端、源泉、根源之义;"生气"强调的是生生不息之义,即生机;"肾间动气"偏重于强调运行不息之义,但四者皆可统称为"元气"。

对于"真"的含义,引申为本性、本原、自然。《黄帝内经》首先提出"真气"的概念,如《素问·上古天真论篇》曰:"恬惔虚无,真气从之,精神内守,病安从来。"《灵枢·刺节真邪》云:"真气者,所受于天,与谷气并而充身也。"文中"真气"指人体内的天真本原之气,禀受于先天,与后天谷气相合而分布全身,推动人体的生长发育,并能抵抗病邪侵袭,故认为《黄帝内经》所论之"真气"与《黄帝八十一难经》所论之"元气""原气"等概念可以等同。

综上所述,元气、原气、生气、肾间动气与真气5个概念的内涵是相通的,是

可以等同的,皆可指元气(原气)。

元气是指发源于肾或命门,由禀受于父母的先天之精所化生的,无形而运动不息的极细微物质。关于元气的基本内涵可以归纳为以下几点:其一,元气由肾中所藏先天之精所化生,获得后天之精的资助而壮大,并遵循生命规律的变化而壮盛与衰亡,如《黄帝八十一难经·三十六难》所说:"其左者为肾,右者为命门。命门者,诸神精之所舍,原气之所系也。男子以藏精,女子以系胞。"李杲在《脾胃论·脾胃虚则九窍不通论》中言:"真气又名元气,乃先身生之精气也,非胃气不能滋之。"其二,元气通过三焦自下而上分布全身,从而激发和调控人体各脏腑的功能活动,故称其为生命活动的原动力,如分布到肾则纳气归原,助肺完成宣发、肃降之能;分布到脾胃则激发其运化、腐熟之能,助脾胃化生水谷精微;分布到肝胆则助其疏泄之能,司气机升降之机;分布到心则助其运行气血,灌注血脉;分布到膀胱则助其蒸腾气化;分布到小肠则助其泌清别浊;分布到大肠则助其传导变化;分布到三焦则助其布散水液,故认为元气的有无关系到人体生命的存亡,是维系人体生命的根本,如《黄帝八十一难经·十四难》说:"脉有根本,人有元气,故知不死。"其三,元气是人体正气的主要成分,通过三焦布散于外,可化为卫气,抗御邪气侵袭,卫护机体,如《黄帝八十一难经·八难》中云:"所谓生气之原者,谓十二经之根本也,谓肾间动气也。……一名守邪之神。"唐容川在《血证论·脏腑病机论》中亦云:"肾者水脏,水中含阳,化生元气,根结丹田,内主呼吸,达于膀胱,运行于外则为卫气。"其四,元气主司人体生殖系统的发育,激发和维持机体的生殖功能,使机体出现第二性征,从而实现种族的繁衍,故李东垣在《脾胃论·阴阳升降论》中说:"水谷之精气也,气海也,七神也,元气也,父也"。

通过对肾气与元气、原气、生气、肾间动气、真气概念及内涵的阐释不难发现,原气、生气、肾间动气、真气四者皆可以元气代之,元气与肾气皆源于肾精,元气由肾中先天之精所化,而肾气由肾中先天之精和后天之精所化,故元气指肾中先天之气,而肾气为先天肾气、后天肾气和肾纳入的自然界之清气的概称。肾气中包含了元气的概念,肾气中的先天之气通过三焦布散至全身便形成了元气,故元气与肾气2个概念并不能完全等同。元气的功能是先天肾气的功能在全身脏腑组织中的具体体现,肾气中的先天部分藏于肾时称为先天肾气,由三焦而布散时则称为元气,元气必须得到肾气的资助才能生生不息,反之则生化乏源,正如张景岳在《景岳全书·必集·杂证谟·声喑》中所说:"然人以肾为根蒂,元气之所由生也,故由精化气,由气化神,使肾气一亏,则元阳寝弱。"

三、肾阴虚、肾阳虚、肾阴阳两虚、肾精不足、肾气亏虚

通过上文的系统阐释,我们对肾精、肾气、肾阴、肾阳的内涵与外延及四者之间的相互关系有了一个比较系统、全面、明晰的认识,以此为基础,将进一步对肾阴虚、肾阳虚、肾阴阳两虚、肾精不足、肾气亏虚的实质及相互关系进行详细阐释。

(一)肾阴虚与肾阳虚实质探讨

肾阴、肾阳分别代表肾气中 2 种不同属性的部分,其中肾阴为一身阴气之源,肾阳为一身阳气之根,两者互根互用、对立制约,共同维系了肾脏乃至整个机体的阴阳平衡。因此,肾阴虚是指肾气中属阴的部分不足,阳气相对亢盛,从而导致阴阳失衡的病理状态;肾阳虚是指肾气中属阳的部分不足,阴气相对亢盛,从而导致阴阳失衡的病理状态。

1.肾阴虚

肾阴虚亦可称肾阴气虚,是指肾中阴气不足,凉润、宁静、滋养等作用减退,阴不制阳,失于对肾中阳气的制约,从而导致阳气相对偏盛,功能虚性亢奋,产热相对增多的病理状态。临床主要表现为头晕耳鸣,眩晕目涩,失眠多梦,五心烦热,午后颧红,潮热盗汗,口燥咽干,形体消瘦,腰膝酸软,足跟疼痛,男子遗精早泄、阳强易举,女子崩漏或闭经不孕,溲黄便干,舌红苔少,脉细数等。

通过对肾阴虚概念及其临床表现的阐述可知,肾阴虚的基本内涵可以归纳为以下 2 点:其一,肾阴虚中的"阴"指阴气,故肾阴虚指肾中阴气亏虚,与肾中精血津液亏虚不能等同;其二,肾阴虚包含了物质方面的不足和功能方面的减退 2 个基本要素,物质方面主要指肾中阴气不足,功能方面主要指凉润、宁静、滋养等阴性作用的减退及由此所致的对阳气制约作用的下降。

2.肾阳虚

肾阳虚亦可称肾阳气虚,是指肾中阳气不足,温煦、激发、推动等作用减退,阳不制阴,失于对肾中阴气的制约,从而导致阴气相对偏盛,功能减退,产热不足的病理状态。临床主要表现为头晕目眩,耳鸣耳聋,精神不振,形寒肢冷,面色㿠白,腰膝酸冷,性欲减退,男子阳痿,精冷不育,女子带下清冷,宫寒不孕,小便清长、遗尿或尿少浮肿以腰以下为甚,大便久泻不止或五更泄泻,舌质淡胖边有齿痕,苔白,脉沉迟等。

通过对肾阳虚概念及其临床表现的阐述可知,肾阳虚的基本内涵可以归纳为以下 2 点:其一,肾阳虚中的"阳"指阳气,故肾阳虚指肾中阳气亏虚;其二,肾

阳虚包含了物质方面的不足和功能方面的减退2个基本要素,物质方面主要指肾中阳气不足,功能方面主要指温煦、激发、推动等阳性作用的减退及由此所致的对阴气制约作用的下降。

(二)肾阴阳两虚实质探讨

肾阴与肾阳依存互根,平衡有度,共同维系着肾气的冲和畅达,推动和调控着脏腑的各种生理功能。根据阴阳互根互用的道理,肾阴虚日久则无以化阳,此为阴损及阳,可出现以肾阴虚为主的肾阴阳两虚;肾阳虚日久则无以生阴,此为阳损及阴,可出现以肾阳虚为主的肾阴阳两虚;当低于正常水平的肾阴肾阳再次达到一种低水平的相对平衡时,可出现一种特殊类型的阴阳两虚,临床上既无热象也无寒象,多以少气、乏力、倦怠为主症。因此,肾阴阳两虚是指肾气中属阴和属阳的两部分都不足的病机和证候,包括了以肾阴虚为主的阴阳两虚、以肾阳虚为主的阴阳两虚和肾阴阳低水平平衡的阴阳两虚3种类型。

(三)肾精不足与肾气亏虚实质探讨

1.肾精不足

肾精是人体内一身之精分布于肾的部分,是肾中所藏的先天之精和后天之精的总称,是构成胚胎的原始物质和生命产生的本原。因此,肾精不足是指先、后天之肾精亏虚及其繁衍、濡养功能低下的病理状态,一般分为先天之精虚和后天水谷之精不足。临床主要表现为小儿生长发育迟缓,智力及动作迟钝,骨骼痿弱,成人早衰,精神萎顿,头脑空痛,头晕目眩,耳鸣,健忘,女子不孕,男子精少不育或滑精过多,脉弦细或细弱等。

通过对肾精不足概念及其临床表现的阐述可知,肾精不足的基本内涵可以归纳为以下几点:其一,肾精不足可致机体禀赋薄弱,影响人体的生长发育;其二,肾精不足可致五脏六腑之精枯竭,脏腑功能衰惫;其三,肾精不足,精不化气,可致肾气生化乏源,对脏腑形体官窍的生理功能活动的激发和调控作用下降;其四,肾精不足可致生殖之精匮乏,生殖功能减退;其五,肾精不足,精不生血,可致血脉失充。

2.肾气亏虚

中医学认为,肾气中肾阴与肾阳2个方面的互根互用、平衡协调,是维系肾气冲和畅达的关键,两者这种生理状态上的相对平衡是常态的平衡,高于这种常态平衡的阴阳俱盛,或低于常态平衡的阴阳俱虚,虽然也都具备阴阳平衡的特性,但却已破坏了阴平阳秘的正常生理状态,成为太过与不及的病理反应。譬如吕广在《难经集注·脏腑配像》中所说:"阴阳俱盛,或俱虚,或更盛,或更虚,皆为病也。"低于常态平衡的阴阳俱虚即是狭义的肾气亏虚,亦为肾阴阳两虚中的一个特殊类型。但必须指出,在肾气亏虚病变发展的过程中,受个体体质的影响,肾气亏虚可以向偏于阴虚或偏于阳虚的趋势转化,并出现偏热或偏寒的症状,但这种转化均是在肾阴肾阳低水平平衡基础上的变化,不同于单纯的肾阴虚或肾阳虚。

四、肾气失衡病机理论的实质

通过对肾气失衡概念及其临床表现的阐述可知,肾气失衡的基本内涵可以归纳为以下几点:其一,实质就是肾阴肾阳双方同等量的亏损,即阴阳双方低水平的相对平衡,同时涵盖了元气亏虚的内涵;其二,肾气亏虚基础上出现的偏于阴虚或偏于阳虚的病理状态有别于单纯的肾阴虚或肾阳虚;其三,肾气失衡可致肾气的封藏和激发作用失调,从而导致肾精的藏泻失司;其四,肾气失衡,蒸腾气化失司,可致水液代谢失常,津液失布,痰浊内生;其五,肾气失衡,失于摄纳潜藏,则可致肾不纳气;其六,肾气失衡可致机体生殖功能减退;其七,肾气失衡可致脏腑气化功能失司,生理功能减退;其八,肾气失衡,卫气生化无根,可致机体抗御外邪的能力下降。

第四章
老年高血压病肾气失衡病机理论阐释

一、肾气失衡与老年高血压病的关系阐释

通过对老年高血压病主要临床表现及疾病演变情况的分析发现,其病位在血脉,主于心,根于肾,关乎肝、胆、脾、胃;其基本病机为本虚标实,其中肾气失衡(肾气亏虚)为本,是原发病机;风、火、痰、瘀为标,为继发病机,二者相互影响,直接作用于血脉,导致机体气血津液运行失调,供求失衡,气血逆乱,从而形成以眩晕、头痛、血压增高为主要表现的老年高血压病。总结来看,肾气失衡与老年高血压病的密切联系主要体现在以下几个方面。

(一)发病年龄

老年高血压病的发病均处于人体的衰老期,而肾气亏虚既是老年人衰老的必然过程及结果,也是造成人体进一步衰老的根本因素。众所周知,生、长、壮、老、已构成了人体生命活动的客观过程,集中体现了生命发展的自然规律,而肾气的盛衰变化在这一生命过程中起着主导作用,正如《素问·上古天真论篇》所说:"女子七岁,肾气盛,齿更发长;……七七,任脉虚,太冲脉衰少,天癸竭,地道不通,故形坏而无子也。丈夫八岁,肾气实,发长齿更;……八八,天癸竭,精少,肾脏衰,形体皆极,则齿发去。"由此可见,人体的生命过程是随着肾气逐渐充盛而成长、壮大,继而随着肾气的衰弱而逐渐衰老,从而提示肾气直接主导着人体的生、长、壮、老,其盛衰关系着人体的寿、夭、否、泰,如虞抟在《医学正传·医学或问》中提到:"元气之所司,性命之所系焉。是故肾元盛则寿延,肾元衰则寿夭,此一定之理也。"人体随着年龄的增长进入老年期,肾脏先枯,肾气由盛渐衰,累及诸脏,随之而出现五脏俱损、气血津液虚耗、阴阳失调之征象,故朱丹溪在《格致余论·养老论》中指出:"人生至六十、七十以后,精血俱耗"。此外,肾气亏虚不仅是造成衰老的根本因素,而且也是老年人罹患疾病的重要基础,正如窦材在《扁鹊心书·住世之法》中所说:"夫人之真元乃一身之主宰,真气壮则人强,真气

虚则人病,真气脱则人死。"当然,人体因衰老而致病是一个长期渐进的过程,也是一个整体的变化过程,绝不是由单一脏器的虚损所致,而是一个由多脏器虚损共同作用的结果;其中,多脏虚损以肾气亏虚为重点,故此认为肾气失衡不仅是加速衰老变化的重要机制,而且是老年人群所特有的共同的病理生理基础,与老年高血压病的发生存在着密切的内在联系。

(二)发病机制

结合现代医学研究可知,人体的气血循行于血脉,必然对脉道产生冲击力,便形成了血压,故血压的正常与否反映的是人体气血运行的状态。中医学认为,人体气血的正常循行有赖于五脏六腑生理功能的正常发挥,诚如张景岳所言:"血者,水谷之精也,源源而来,而实生化于脾,总统于心,藏受于肝……施泄于肾,而灌溉一身。"

心连血脉,血脉中运行气血,心、气血、血脉三者共同构成了气血循行的完整体系,在这个系统中,心为之主,心气推动、统摄和调节着气血在血脉中流行不止,循环往复,如环无端,以完成濡养周身的生理功能,正如黄元御在《四圣心源·天人解·形体结聚》中所说:"脉络者,心火之所生也,心气盛则脉络疏通而条达"。心主血脉,以心气为功能保证,以宗气为动力源泉,以血脉为通行道路,其中的心气与宗气皆为元气所组成,而元气乃肾中先天之气,赖肾气以充养,故肾气为气血循行的动力源泉;此外,肾气封藏肾精,肾精可入冲脉上注于心,合化而为血,以充血脉。气血的循行除了主于心、根于肾之外,还与肝胆、脾胃的气化功能密切相关。如肝胆升降相因,共为气机升降之枢、水火之枢,对人体的气血循行进行着辅助调控作用,唐容川在《血证论·脏腑病机论》中云:"肝属木,木气冲和条达,不致遏郁,则血脉得畅。"首先,肝胆升降相因,共主疏泄,时刻调控着血量的分布,使血脉中的循环血量始终保持在适度的水平,同时通过肝之宣发畅达、胆之疏通下达推动着气血循行,从而保持了人体气血的正常运行;其次,肝胆共为水火之枢,时刻调控着水火的敷布,一方面可使相火内入血脉,为气血循行提供源源不竭的动力,另一方面可使水津渗入血脉,荣泽脉道,使气血循行流利畅达。脾与胃,一湿一燥,一升一降,一运一纳,相反相成,共为气血生化之源,气机升降之枢,故对气血的循行存在直接或间接的影响,主要体现在以下3个方面:其一,脾胃燥湿互济,使脉道流利通畅,既无湿聚成痰、阻滞脉道之患,又无津亏不润、脉道滞涩之弊,保证了气血运行的畅达;其二,脾胃升降相因,推动气血升降聚散,首尾相贯,如环无端,如此则气血冲和、升降有序;其三,脾胃纳运结合,升清降浊,化生气血,充盈血脉,保证了循环血量的充盛,凡此种种,相互配合,共同维持着人体气血的正常循行。

由上可知,人体气血的正常循行主于心,根于肾,关乎肝胆与脾胃;由于肾为先天之本,肾气是脏腑之气的源泉,是激发和维持脏腑生理功能的根本前提。因此,肾气充盛是维持人体气血正常循行的关键所在;反之,肾气失衡(肾气亏虚)则是引起气血运行失常的根本原因,气血运行失常则逆乱而致眩,最终导致了老年高血压病的形成,正如朱丹溪在《金匮钩玄·六郁》中强调:"气血中和,万病不生,一有怫郁,诸病生焉"。

当人体进入老年期后,肾气由盛渐衰,终致肾气亏虚,形成肾阴肾阳双方等量亏损的病理状态,即阴阳双方低水平的相对平衡,成为促发老年高血压病发生、发展的关键所在。

从局部来看,肾气亏虚可致元气下陷,上气不足,清阳不升,气血运行失常,不能上充脑窍而致眩;肾气亏虚,失于摄纳潜藏,则可致肾不能纳气归原,使诸气逆奔而上,气血冲击脑窍而致眩;肾气亏虚可致肾精的藏泻失司,肾精亏耗,不能生髓,髓海不足,或精不化血,血脉失充,气血供求失衡,清窍失养而致眩;肾气亏虚,蒸腾气化失司,可致水液代谢失常,津液失布,痰浊内生,壅聚于血脉,阻滞气血运行,成痰瘀互阻之势,使清阳之气窒塞不伸,清窍失养而为眩。

从全身来看,肾气失衡(肾气亏虚)不能激发和推动脏腑的功能活动,从而诱发心、肝、脾等脏器的功能失调,导致风、火、痰、瘀等兼变证的出现,成为老年高血压病发展演变的始动因素。

其一,心肾同病。一方面,肾气亏虚,元气亦亏,可致心气生化乏源,无力推动气血运行,必停留而为瘀,不能上注头目而致眩;另一方面,如周之干在《慎斋遗书·阴阳脏腑》中所说:"心肾相交,全凭升降。而心气之降,由于肾气之升;肾气之升,又因心气之降。"故认为肾气亏虚可致心肾不交,肾气不升则心气不降,气血逆冲而致眩。

其二,肝肾同病。肾气亏虚可致肝胆气化功能失常,包括肝胆升降失常、枢机失司2个方面。一方面,肝胆升降失常,疏泄失常,枢机不利,导致肝气郁滞、升降失常,横逆之气上窜,引发肝气上逆,血随气升,气血逆乱而致眩,或日久肝郁化火生风,致肝火上炎,风火相煽,进而鼓动气血升腾,有升无降,气血并逆而致眩;另一方面,肝胆枢机失司,水火敷布失常,可致肝阴或肝血不足,则水不能涵木、阴不能涵阳而生风,肝胆对相火的调控失司,从而导致寄附于肝胆中的相火随风而动,而成风火相煽之患,进而鼓动气血逆冲清窍而致眩。

其三,脾肾同病。肾气亏虚可致脾胃虚弱,引起脾胃气化失调,包括脾胃燥湿失济、升降失司和纳运失调3个方面。一方面,脾胃燥湿失济,若病从湿化则聚湿成痰,痰浊水湿流窜入脉,可致血中脂膏增加,痰瘀互结,从而阻塞血脉,使气血循行受阻,不能上荣脑窍而致眩;若病从燥化则脉道失润,气血运行滞涩不畅,不能上荣脑窍而致眩。另一方面,脾胃升降失司,清阳不升,浊阴不降,横格中州,上下格拒,致水火逆行,气血逆乱而致眩。再一方面,脾胃纳运失调,水谷不能化生气血,反成水湿而下流于肾,使肾中低水平的阴阳平衡被破坏,相火不能居其位而上越,成阴火上冲之势,迫血妄行,气血逆乱而致眩。

综上所述,老年高血压病的病位在血脉,主于心,根于肾,关乎肝胆与脾胃;其基本病机为本虚标实,肾气失衡(肾气亏虚)为本,风、火、痰、瘀为标。其中,肾气亏虚是老年高血压病病理机制中的基本环节和特点,是老年高血压病的原发病机,而其他的病机转变或病理因素都是在肾气亏虚的基础上出现的,属于继发病机。此外,需要注意的是肾气亏虚实质就是肾阴肾阳两方面同等量的亏损,即阴阳双方低水平的相对平衡,但这种平衡是消极的、病态的、相对的,是极不稳定的,受治疗措施和个体体质的影响,平衡可能会被打破,从而向偏于阴虚或偏于阳虚的趋势转化,并出现偏热或偏寒的症状,但这种转化均是在肾阴肾阳低水平平衡基础上的变化,不同于单纯的肾阴虚或肾阳虚,而应归属于肾阴阳两虚的范畴。

(三)临床表现

老年高血压病患者多见有肾气失衡(肾气亏虚)的症状。如头晕、耳鸣、健忘、神疲懒言、肢体倦怠、腰膝酸软、不耐寒热、尿后余沥或失禁、舌淡苔白、脉沉迟等。肾开窍于耳,脑为髓海,肾气亏虚可致肾精的藏泻失司,精少则髓亏,故见头晕、耳鸣、健忘;肾气是维持人体生命活动的本原与动力,肾气亏虚则五脏六腑之气皆虚,故见神疲懒言、肢体倦怠;肾主骨,腰为肾之府,肾气亏虚则腰膝失养,故见腰膝酸软;肾气寓肾阴和肾阳,肾气亏虚则肾阴阳等量亏损,导致对阴阳平衡的调控能力减弱,故见不耐寒热;肾为封藏之本,肾气有固摄下元之功,肾气亏虚失于固摄则膀胱失约,故见尿后余沥不尽;肾气可推动和调控脏腑的各种生理功能,肾气亏虚则全身功能活动减弱,故见舌淡苔白、脉沉迟。可知,这些表现均反映了患者肾气亏虚的客观本质,从而认为肾气失衡(肾气亏虚)是老年高血压病的重要发病基础。

通过对老年高血压病的发病年龄、发病机制及临床表现的深入剖析可知,肾气失衡(肾气亏虚)与老年高血压病的发生及发展存在着密切的内在联系。肾气亏虚不仅是加速衰老变化的重要机制,而且是老年人群罹患高血压病所特有的共同的病理基础,成为促发老年高血压病发生、发展的关键所在。因此,肾气亏虚证是老年高血压病的基本证型,能充分体现老年高血压病的病机核心。

二、补益肾气法治疗老年高血压病肾气亏虚证的思路探讨

诚如上文所述,老年高血压病的中医学基本病机为本虚标实,肾气失衡(肾气亏虚)为本,风、火、痰、瘀为标,前者为原发病机,后者为继发病机。因此,谨遵《黄帝内经》"治病必求于本"之旨,老年高血压病的论治,不能只着眼于降低血压这一局部现象上,其着重点应放在补益肾气、燮理阴阳上,进而调整机体阴阳的平衡,恢复人体气血的正常循行,即《素问·至真要大论篇》所谓"谨守病机,各司其属……疏其血气,令其调达,而致和平",以期从根本上解除老年高血压病发生发展的内在原因,从而实现机体自稳调节功能的正常化。

由于肾气亏虚的实质是肾阴肾阳的等量亏损,即阴阳双方低水平的相对平衡,故补益肾气必须以促进阴阳双方的共同提高,使其恢复到生理状态的平衡为前提,而不能有所偏颇,正如《素问·至真要大论篇》所云:"谨察阴阳所在而调之,以平为期"。根据阴阳互根互用的理论,"孤阴不生,独阳不长",恢复阴阳的正常平衡必须阴中求阳,阳中求阴,由此则"阳得阴助而生化无穷,阴得阳升而泉源不竭",只有如此,肾阴肾阳才能恢复到生理状态的平衡;此外,对于在肾气亏虚证的基础上出现的偏重于阳虚或阴虚的患者,亦须本着"治水治火,皆从肾气"的原则,充分考虑肾阴肾阳双方亏损的共同特点,重点促使阴阳双方的共同提高,以防止造成阴阳偏颇而变证丛生。

由此可知,补益肾气、燮理阴阳是治疗老年高血压病肾气亏虚证的根本大法。通过补益肾气,一方面可以使肾中阴阳二气恢复到生理状态的平衡,进而使肾气冲和调达、功能旺盛;另一方面可以使元气充足,气血循行有力,血脉充盈,弛张有度,从而消除老年高血压病的发病基础。此外,补益肾气不仅可以纠正本虚,消除原发病机,截断扭转病机的发展和演变,使风、火、痰、瘀无以内生,而且可以激发和推动心、肝、胆、脾、胃等脏腑的生理功能,促使风、火、痰、瘀等病理因素的消散,进而使气血循行复常。

三、益肾降压方方药剖析

在补益肾气、燮理阴阳治法的指导下,结合山东中医药大学终身教授周次清(已故)的经验方——八物降压汤,团队拟定益肾降压方用以治疗老年高血压病肾气亏虚证患者,临床疗效显著,为了方便用药、提高患者的依从性,遂采用颗粒剂形式,其药物组成为槲寄生、女贞子、淫羊藿为君药;黄芪、黄精为臣药;泽泻、

酸枣仁(炒)为佐药;怀牛膝为使药。

(一)药物功效溯源

1.槲寄生

槲寄生为桑寄生科植物槲寄生的干燥带叶茎枝,明代以前的本草著作多称其为桑上寄生,其味苦、甘,性平,归肝、肾经,功能平补肾气,强筋壮骨,养血安胎。《神农本草经》将其列为上品,书中记载:"桑上寄生,味苦平。主腰痛;小儿背强;安胎;充肌肤,坚发齿,长须眉。其实,明目,轻身通神。一名寄屑,一名寓木,一名宛童。"《本草求真》认为本药"专入肝、肾,……性平而和,不寒不热,号为补肾补血要剂"。《本草分经》认为其能"坚肾和血"。《本草崇原》则言其"夺天地造化之神功",而使"精气内足"。《本经逢原》指出:"寄生得桑之余气而生,性专祛风、逐湿、通调血脉。"

2.女贞子

女贞子为木樨科植物女贞的成熟果实,其味甘、苦而性凉,归肝、肾经,功能补肾滋阴,乌须明目。《神农本草经》载:"主补中,安五脏,养精神,除百疾。"《本草备要》谓:"益肝肾,安五脏,强腰膝,明耳目,乌须发,补风虚,除百病。"《本草纲目》云:"强腰膝,起阴气",有"益肾之功"。《本草汇言》谓其能"入肾养阴,生精益髓,屡服辄效"。

3.淫羊藿

淫羊藿又名仙灵脾,为小檗科植物淫羊藿和箭叶淫羊藿或柔毛淫羊藿等的全草,气味辛、甘,性温,归肝、肾经,功能温补肾助阳,益精助气,祛风除湿。《神农本草经》:"主阴痿绝伤;茎中痛,利小便,益气力;强志。"《分类草药性》谓其能"补肾而壮元阳"。《本草正义》云:"淫羊藿,禀性辛温,专壮肾阳。"《医学入门》亦认为此药可"补肾虚助阳"。《本草纲目》载:"淫羊藿,性温不寒,能益精气……真阳不足者宜之。"《本草备要》亦谓其能"补命门,益精气"。

4.黄芪

黄芪为豆科植物蒙古黄芪或膜荚黄芪的根,其味甘,性微温,入肺、脾经,功能补气行血,益卫固表,利水消肿,托毒生肌,又补元气,壮后天以资先天。《神农本草经》言其"主痈疽久败疮,排脓止痛……补虚小儿百病"。《本草汇言》:"补肺健脾,实卫敛汗,驱风运毒之药也。"《珍珠囊》谓:"黄芪甘温纯阳,其用有三:补诸虚不足,一也;益元气,二也;壮脾胃,三也"。《本草备要》载其"补中,益元气,温三焦,壮脾胃"。《本经逢原》言其"能补五脏诸虚""性虽温补,而能通调血脉,流行经络,可无拟于壅滞也"。《医学衷中参西录》赞其"补气之功最优,故推为补药之长,而名之曰耆也"。此外,《汤液本草》载:"黄芪……又补肾脏元气,为里药。是上中下内外三焦之药。"认为黄芪可直接补肾气之不足。

5.黄精

黄精为百合科多年生本草植物黄精、滇黄精或多花黄精的根茎,其味甘性平,归肺、脾、肾经,功能滋肾润肺,补脾益气,益精养血。《本草纲目》载:"补各种气虚,止寒热,填精髓。"《本经逢原》云:"黄精为补中宫之胜品,宽中益气,使五脏调和,肌肉充盛,骨髓坚强,皆是补阴之功。"《本草正义》云其"味甘而厚腻,颇类熟地,……补血补阴而养脾胃是其专长"。

6.泽泻

泽泻为泽泻科植物泽泻的干燥块茎,其味甘、淡,性寒,归肾、膀胱经,寒能除热,淡能渗湿,功善利水渗湿,泄热。《神农本草经》载:"消水,养五脏,益气力,肥健。"《名医别录》谓:"补虚损、五劳,除五脏痞满,起阴气,止泻精、消渴、淋沥,逐膀胱三焦停水。"《本草纲目》云:"泽泻,养五脏,益气力,肥健,消水。"可知,泽泻有泻肾邪、通肾气、养五脏、益气力、起阴气、补虚损之功。

7.酸枣仁

酸枣仁为鼠李科植物酸枣的干燥成熟种子,其味甘、酸,性平,归心、肝、胆经,功善养心益肝,安神,敛汗;亦有和胃健脾及补肾之功,使肾气充而五脏和。《名医别录》谓其"主治心烦不得眠,……虚汗,烦渴,补中,益肝气,坚筋骨,助阴气"。《本草汇言》曰:"酸枣仁,均补五藏,如心气不足,惊悸怔仲,……自汗盗汗;肺气不足,气短神怯,干咳无痰;肝气不足,筋骨拳挛,爪甲枯折;肾气不足,遗精梦泄,小便淋沥;脾气不足,寒热结聚,肌肉羸瘦;胆气不足,振悸恐畏,虚烦不眠等证,是皆五脏偏失之病,得酸枣仁之酸甘而温,安平血气,敛而能运者也。"

8.怀牛膝

怀牛膝为苋科植物牛膝(怀牛膝)的根,其味甘、苦、酸,性平,归肝、肾经,功能活血通经,补肝肾,强筋骨,利水通淋,引火(血)下行。《神农本草经》载其:"逐血气"。《名医别录》言其专"填骨髓,除脑中痛及腰脊痛,……益精,利阴气"。《本草正义》谓:"牛膝,疏利降泄,所主皆气血壅滞之病"。《药品化义》言:"牛膝,味甘能补,带涩能敛,兼苦直下,用之入肾。盖肾主闭藏,涩精敛血,引诸药下行。"《医学衷中参西录》云:"(牛膝)原为补益之品,而善引气血下注,是以用药欲其下行者,恒以之为引经。故善治肾虚腰疼腿疼,或膝疼不能曲伸,或腿痿不能任地,兼治女子月闭血枯,催生下胎。又善治淋疼,通利小便,此皆其力善下行之效也"。

(二)配伍意义

方中槲寄生苦甘性平,平补肾气;女贞子苦甘性凉,补肾滋阴;淫羊藿辛甘性温,补肾助阳,三药相伍,意在阴中求阳,阳中求阴,使肾气得以化生,肾中阴阳共长,共为君药。黄芪味甘性温,既益肺脾之气以养后天,又大补元气以壮先天,且能使气旺以促血行,祛瘀而不伤正,有通补兼施之妙用;黄精味甘性平,入脾肺肾三经,有补中益气、养阴益精、滋肾润肺之功,二药相伍,一方面可直通先天以补肾气,增强君药补益肾气之功,另一方面又能资后天以壮先天,使肾气生化有源,共为臣药。泽泻气寒味甘而淡,功能淡渗利湿,具有通导肾气之意,以通为补,可彰肾之蒸化,与补肾之品合用,以防滋腻碍气、变生痰涎;酸枣仁甘酸性平,功善益阴安神、养心柔肝,可佐助君药、臣药补益肾气,兼顾他脏,防肾之变,使肾气充而五脏和,以上两味皆为佐药。怀牛膝甘苦酸平,入肝、肾二经,走而能补,既能补肝肾、强筋骨,又能活血通经,而且还可以引诸药直达肾所,兼作使药,可谓一举三得,寓意精妙。

以上诸药相伍,君、臣、佐、使俱全,配伍严谨,职责分明,相辅相成,共奏补益肾气、燮理阴阳、调理气血之功,如此可使肾中阴阳恢复到生理状态的平衡,肾虚得以纠正,肾气恢复常态,气血循行有序。

(三)组方特色

纵观全方,药仅八味,但组方紧扣病机、灵活圆通、思路清晰,其组方特色主要体现在以下 7 个方面。

1.阴阳相济

肾气亏虚为肾阴肾阳的等量亏损,其实质为阴阳双方低水平的相对平衡,故补益肾气必须以促进阴阳双方的共同提高,使其恢复到生理状态的平衡为前提,而不能有所偏颇。方中女贞子苦甘性凉,补肾滋阴;淫羊藿辛甘性温,补肾助阳,二者相伍,阴中求阳,阳中求阴,阴阳互济,意蕴微微生长少火以生肾气,甚合《黄帝内经》"谨察阴阳所在而调之,以平为期"之旨。此外,两药相伍,苦辛并用,寒热平调,可调气机升降,使肾气充而不滞。

2.精气互生

肾精足则肾气充,肾气实则肾精盈,二者相互依存、相互维系,故补益肾气时,多兼顾肾精,少佐益精之品,正如张景岳在《景岳全书·传忠录》中所倡:"善治精者,能使精中生气;善治气者,能使气中生精"。上方在诸多的补益肾气药中,佐以黄精滋肾益精,可使精气互生。

3.脾肾并补

肾为先天之本,脾胃后天之本;肾气由肾中先、后天之气和自然界之清气构成,先天之气源于先天之精,而后天之气则源于脾胃化生的水谷之精,且后天之气对先天之气发挥着充养作用。因此,补益肾气时,多脾肾并补,先、后天兼顾,如方中黄芪、黄精相伍,一方面可直通先天以补肾气,另一方面又能资后天以壮先天。

4.气血兼治

血为气之母,气为血之帅,气血共同运行于血脉,循环往复,如环无端,以完成濡养周身的生理功能,二者不可分离。因此,补气时多宜兼用养血活血之品,如上方在众多补气之品中加黄精益气养血,怀牛膝活血通经,实有气血兼治之妙用。

5.标本兼顾

上方针对老年高血压病的基本病机,突出肾气亏虚的本虚特点,以治病求本为原则,遣方用药重在补益肾气,以促进阴阳双方的共同提高,使肾气冲和调达,气血循行有序,血脉充盈,弛张有度,从而消除老年高血压病的发病基础。此外,在补益肾气的基础上,以泽泻渗湿利水,怀牛膝活血通经、引火下行,兼治其标,寓标本兼顾之意。

6.补泻同施

《素问·通评虚实论篇》说:"邪气盛则实,精气夺则虚。"正治之法为实则泻之,虚则补之,但是单纯补益不利祛邪,单纯祛邪易于伤正,故治疗时多采取补泻同施的方法。如上方在诸多补肾益精药中,加泽泻一味,取其淡渗利湿、通导肾气之意,寓补于通,补泻同施,既可彰肾之蒸化,又防补益之品滋腻碍气、变生痰涎。

7.兼顾他脏

由于肾为先天之本,肾气亏虚常累及他脏,引发其他脏腑的功能失调,故上方用药在注重补肾的同时,亦兼顾心、肝、脾三脏,如补肾药选用具有滋补肝肾的槲寄生、女贞子、淫羊藿、怀牛膝以补肝益肾荣筋;选用入脾经的黄芪补气行血;选用入心、肝的酸枣仁以养心阴益肝,诸药合用,共同起到补肾为主,兼顾他脏之用。

综上所述,益肾降压方实为针对老年高血压病肾气亏虚证的病机核心而设。其所选诸药,性味平和,药味虽少,但君、臣、佐、使俱全,集中体现了阴阳相济、精气互生、脾肾并补、气血兼治、标本兼顾、补泻同施、兼顾他脏的组方特色,共奏补益肾气、燮理阴阳之功,使肾气实、阴阳平、气血活、血脉通,如此则事半功倍,甚得制方之妙,诚如张景岳云:"施治之要,必须精一不杂,斯为至善。"

(四)现代药理研究

1.槲寄生

现代药理研究表明,槲寄生的主要有效成分为黄酮类化合物和一些高分子化合物,另外还有一些其他植物成分,如生物碱、三萜、有机酸、苯丙素、木脂素、少量甾醇及氨基酸等;其药理作用主要有降血压、抗心律失常、舒张冠脉血管、增加冠脉血流量、增强心脏收缩力、抑制血小板聚集和血栓素 A2 释放、抗血栓形成、改善微循环及抗衰老等。动物实验证实,浓缩煎液对醋酸脱氧皮质酮炎性高血压大鼠的降压作用显著($P < 0.05$),对参与高血压发病机制的中枢脑腓肽系统的异常改变有双向调节作用。此外,槲寄生还能扩张冠状血管,增加冠脉流量,减慢心率。槲寄生总苷对血小板聚集有明显的抑制作用;它能显著升高血小板内环磷酸腺苷/环磷酸鸟苷比值,还能抑制血小板血栓素 A2 样物质的生物合成。还有研究表明,槲寄生提取液能明显降低老年大鼠脑组织丙二醛含量、脑和肝组织脂褐质含量,明显提高老年大鼠血清过氧化氢酶和谷胱甘肽过氧化物酶活性,使老年大鼠下丘脑超氧化物歧化酶活性增加,表明槲寄生具有抗衰老作用,其机制可能与改善自由基代谢有关。

2.女贞子

药理实验研究表明,女贞子主要含有齐墩果酸、乙酰齐墩果酸、熊果酸、甘露醇、葡萄糖、棕榈酸、硬脂酸、油酸、亚油酸等成分,其药理作用主要有降血脂、降血糖、增强免疫、调节血管内皮舒缩因子、调节性激素水平及抗衰老等。实验证明,齐墩果酸对正常大鼠血脂无明显作用,但对实验性高脂血症大鼠和兔有明显的降血脂作用,能明显降低胆固醇、肝脏脂质过氧化物水平,降低动脉壁胆固醇含量及粥样硬化斑块发生率,减少脂质在兔主要脏器的沉积,升高高脂血症前列环素/血栓素 A2 比值。女贞子煎剂对由肾上腺或葡萄糖引起的小鼠血糖升高有明显的对抗作用,可明显降低四氧嘧啶糖尿病大、小鼠的血糖水平,且对正常大鼠的血糖无明显影响。研究发现,齐墩果酸具有促进淋巴细胞增殖和巨噬细胞的吞噬,迟发性超敏反应的功能,并与白细胞介素-2(interleukin-2,IL-2)具有协同作用,且对小鼠的免疫作用与其自身的免疫状态有关,对免疫抑制状态小鼠的细胞免疫有增强作用,而对正常小鼠的特异性细胞免疫无明显影响。女贞子能增加主动脉内皮舒张因子 NO 及其蛋白和基因的表达,同时降低收缩因子内皮素及其蛋白和基因的表达;虽然在应用女贞子后,没有明显的降低自发性高血压大鼠的血压,但有下降的趋势,且能调节其主动脉血管内皮舒缩因子。有研究还发现女贞子的有机提取物中含有睾酮及雌二醇样激素物质(命名为激素样双相调节物质),经睾酮和雌二醇放射免疫测定,女贞子的有机提取物中含睾酮 482.31 pg/g,雌二醇 139.02 pg/g,证明女贞子中既有雄激素样也有雌激素样的物质存在,即同一药物具有激素样双相调节作用。此外,女贞子能明显降低高龄鼠脑、肝丙二醛含量,提高超氧化物歧化酶活性,具有一定的抗衰老作用。

3.淫羊藿

药理实验研究表明,淫羊藿的化学成分主要有黄酮类化合物,还含有木脂素、生物碱和挥发油等。其药理作用主要有降血压、增加冠状动脉流量、抑制血栓形成、调节性激素水平及抗衰老等。实验发现,淫羊藿苷对去甲肾上腺素所致平滑肌收缩有抑制作用,其机制不是通过竞争性地阻断 α 受体,而是通过阻断去甲肾上腺素所致胞外 Ca^{2+} 内流实现的从而扩张血管,降低血压。淫羊藿总黄酮不仅可改善心脏血流动力学,降低心肌耗氧量,还可增加冠脉流量,改善心肌供血,从而提高心脏的工作效率。淫羊藿水煎剂能明显降低健康人二磷酸腺苷诱导的血小板聚集率,降低全血黏度,可促进部分受试者血小板解聚,降低健康人全血黏度,加快血液循环,抑制血栓形成。淫羊藿煎剂具有性激素样作用,可以使雌性小鼠子宫增重,雌二醇含量升高,雄性小鼠血清睾酮含量升高。淫羊藿不仅能明显提高糖皮质激素所致阳虚动物垂体-性腺系统睾酮、雌二醇的含量,也对恢复该轴的功能具有促进作用。淫羊藿各提取部位可不同程度地提高组织和血清中超氧化物歧化酶的活力,降低丙二醛的含量和 NO 的含量,并降低一氧化氮合酶活力及单胺氧化酶活力($P<0.01,P<0.05$)。

4.黄芪

药理实验研究表明,黄芪主要含有黄酮类似物、黄芪皂苷、氨基酸类、多糖、微量元素及其他成分;其药理作用主要有调节血压、抗血小板聚集、保护缺血缺氧心肌、增强免疫及抗衰老等。黄芪对血压具有双向调节作用,可能是通过 NO-sGC-cGMP 介导的信号转换通道,调节血管平滑肌细胞的功能,从而调整血压、血流及控制动脉硬化。黄芪对血压的影响不仅是扩张血管所致,而且与中枢神经肽、肾素血浆醛固酮系统、激肽释放酶-缓激肽均有关系。黄芪对血小板聚集的抑制作用可能涉及其抑制血小板钙蛋白活性,导致血小板磷酸二酯酶活化减少,血小板内的环磷酸腺苷/环磷酸鸟苷比值升高。黄芪能减轻由于缺血引起的心肌细胞、心肌组织和红细胞内钙积聚,并能保护红细胞钙泵功能,从而减轻缺血心肌细胞内钙超载;还能增强心肌组织超氧化物歧化酶的能力,减少氧自由基损伤,减轻由于缺血缺氧造成的心肌超微结构改变,达到保护心肌的作用。黄芪多糖能明显促进 B 细胞的增殖分化,改善免疫功能低下与正常的血清抗体水平。黄芪水煎液可改善 D-半乳糖所致衰老大鼠脑组织中超氧化物歧化酶、谷胱甘肽过氧化物酶活性,降低脑组织中丙二醛、NO、乙酰胆碱酯酶含量,具有抗氧化作用,提示具有抗衰老作用。

5.黄精

药理实验研究表明,黄精主要含有黄精多糖、甾体皂苷、生物碱、蒽醌类化合物、强心苷、木质素、维生素和多种氨基酸等化合物,其中黄精多糖是黄精化学组分中的一种重要组成部分;其药理作用主要有强心、降血糖、降血脂、增强免疫及抗衰老等。黄精的甲醇提取物对大鼠心房肌的强心作用。黄精多糖可显著降低实验性糖尿病鼠血糖和血清糖化血红蛋白浓度,并明显升高实验动物血浆胰岛素及 C 肽水平。研究表明,一定剂量黄精多糖具有降低高脂血症实验动物的血脂作用和抑制动脉内膜泡沫细胞形成的药效。黄精多糖不但能增强小鼠体液免疫功能,还可增强小鼠细胞免疫的功能。还有研究发现,黄精可以减少衰老小鼠脑组织中丙二醛的产生,从而减少脑中氧自由基的产生,增强清除氧自由基的能力,提高机体抗氧化的功能,抑制机体、组织、细胞的过氧化过程,并能明显提高脑细胞 Na^+-K^+-ATP 酶及 Ca^{2+}-ATP 酶的活性,防止细胞内 Ca^{2+} 超载从而起到抗衰老的作用。

6.泽泻

药理实验研究表明,泽泻主要含有泽泻萜醇 A、泽泻萜醇 B、泽泻萜醇 C、挥发油生物碱、天冬素、树脂等;其药理作用主要有降血压、降血脂、抗血小板聚集、抗凝及调节免疫等。研究表明,泽泻及其提取物有一定程度的降压作用,给犬或家兔静脉注射泽泻浸膏有轻度的降压作用,并持续 30 分钟左右,泽泻经甲醇、苯和丙酮提取的组分可使猫和兔的血压下降。泽泻提取物对兔实验性高胆固醇血症有明显降胆固醇作用,其机制可能与其干扰外源性胆固醇的吸收和内源性胆固醇代谢有关。另外,泽泻提取物有抗血小板聚集、抗血栓形成及增强纤溶酶活性等作用。泽泻的多种活性成分具有增强网状内皮系统活性和抗补体活性,抑制脂多糖激活的巨噬细胞产生 NO 和抗过敏等免疫调节作用。

7.酸枣仁

药理实验研究表明,酸枣仁主要含有酸枣仁皂苷 A 及酸枣仁皂苷 B,并含三萜类化合物、黄酮类化合物、大量脂肪油、多种氨基酸、维生素 C、多糖及植物甾醇等成分;其药理作用主要有降血压、降血脂、抗心律失常、抗心肌缺血、镇静催眠及调节免疫等。不同剂量的酸枣仁总皂苷均对自发性高血压大鼠的血压有明显的降低作用，且降压作用在给药后 0.5 小时即有表现，给药后 7.5 小时药效消失。酸枣仁总皂苷腹腔注射能明显降低正常饲养大鼠的胆固醇和低密度脂蛋白，显著降低高脂饲养大鼠的甘油三酯，显著升高高密度脂蛋白，抑制动脉粥样硬化的形成和发展。酸枣仁皂苷 A 能够影响 L-型钙电流通道的激活态和失活态，抑制心肌细胞的 L-型钙电流，抑制程度随酸枣仁皂苷 A 浓度升高而增大，提示酸枣仁皂苷 A 是一种可靠的钙通道阻滞剂。酸枣仁总皂苷可显著缩小因大鼠急性心肌缺血所致的心肌梗死的面积，还可以减慢心率和明显改善心电图 S-T 段、T 波在急性心肌缺血期的抬高程度。临床及药理实验均证明，酸枣仁有显著的镇静和催眠作用以及抗惊厥作用；酸枣仁可降低多巴胺和 3,4-二羟基苯乙酸的含量，降低单胺类神经递质起到使中枢镇静的作用。研究还显示，酸枣仁多糖能明显增强小鼠的体液免疫和细胞免疫功能，对放射引起的白细胞降低有明显的保护作用，同时能显著增加单核巨噬细胞系统的吞噬功能，并能延长受辐射小鼠的存活时间。

8.怀牛膝

药理实验研究表明，怀牛膝主要含有三萜皂苷(经水解后成为齐墩果酸和糖)、蜕皮甾酮、牛膝甾酮、紫茎牛膝甾酮等甾体类成分和多糖类成分；此外，还含有精氨酸等 12 种氨基酸，生物碱类、香豆素类等化合物和铁、铜等微量元素。其药理作用主要有降血压、降血糖、抗凝、抗衰老及增强机体免疫力等。给麻醉犬、猫、兔静脉注射怀牛膝煎剂或醇提取物均有短暂降压作用，血压下降时伴有呼吸兴奋，无快速耐受现象，降压作用主要与组胺的释放相关。怀牛膝能降低正常小鼠的血糖，对肾上腺素或葡萄糖引起的血糖升高有明显对抗作用，对四氧嘧啶引起的糖尿病有预防和治疗作用。血液流变学及抗凝血试验发现怀牛膝具有降低大鼠全血黏度、血细胞比容、红细胞聚集指数的作用，并能延长大鼠凝血酶原时间和血浆复钙时间。怀牛膝粉拌食喂养 Wistar 雌性 9 月龄大鼠至 19 月龄，可明显提高大鼠全血超氧化物歧化酶活性，降低脂质过氧化物的形成，提示怀牛膝具有较好的抗衰老作用。此外，还有研究显示，怀牛膝可提高小鼠单核巨噬细胞的吞噬功能，明显增加小鼠血清溶血素水平和抗体形成细胞数量，对体液免疫和非特异性免疫有较明显增强作用。

以上研究均表明，益肾降压颗粒不仅符合老年高血压病的中医学基本病机特点，而且获得了现代药理学的理论支持；其能从多环节、多层次、多靶点对老年高血压病患者产生较好的药理学效应，是治疗老年高血压病肾气亏虚证的理想中药复方。

四、肾气失衡相关传统方剂

(一)秦汉时期

1.肾气丸

肾气丸又称崔氏八味丸、八味肾气丸,首载于《金匮要略》,主要用于治疗肾气亏虚引起的一系列疾病。《医宗说约·卷之五·溃疡主治法》记载:"梦泄遗精,头眩头痛,或痰喘气促,肾虚不能纳气也,兼用六味丸;如不应,是虚寒也,用八味丸"。肾气丸由干地黄、山茱萸、山药、牡丹皮、茯苓、泽泻、桂枝、附子共8味药物组成。从配伍比例上,干地黄、山茱萸、山药3味药物合计十六两,桂枝与附子各一两,为8:1之比例,纳少量桂枝、附子于大量滋阴药物之中。《医宗金鉴·删补名医方论》中记载:"此肾气丸纳桂附于滋阴剂中十倍之一,意不在补火,而在微微生火,即生肾气也,故不曰温肾,而名肾气"。干地黄、山茱萸、山药填补肾阴,加用少量附子、桂枝以温阳,意在"少火"蒸腾肾阴,源源不断化生肾气,以奏"少火生气"之功。茯苓、泽泻利水渗湿,牡丹皮活血行气,三味药寓补于通,以通导肾气。肾气丸运用"少火生气"法,源源不断化生肾气,肾气有所化生,则肾气亏虚引起的一系列症状自然消失。

2.近效术附汤

近效术附汤记载于《近效方》,但《近效方》已经亡失,最早可查于《金匮要略·中风历节病脉证并治第五》:"治风虚头重眩,苦极不知食味暖肌补中,益精气"。近效术附汤由白术、附子、甘草、生姜、大枣组成。《医门法律·卷三·中风门》记载:"此方治肾气空虚之人,外风入肾,恰似乌洞之中,阴风惨惨,昼夜不息。风挟肾中浊阴之气,厥逆上攻,其头间重眩之苦,至极难耐。兼以胃气亦虚,不知食味。故方中全不用风门药,但用附子暖其水藏,白术、甘草暖其土藏。水土一暖,则浊阴之气,尽趋于下,而头苦重眩,及不知食味之证除矣。"肾气亏虚,外风乘虚入肾,协肾中浊阴之气上攻,故引起眩晕。该方用附子、生姜暖肾脏,白术、甘草、大枣暖脾脏,脾肾得到温煦,则身体中的阴寒之气尽除,眩晕等症状也就消除。

3.薯蓣丸

薯蓣丸出自《金匮要略》,治疗虚劳诸不足,风气百疾。《赤水玄珠·第十四卷·癥瘕门》记载:"薯蓣丸 肾气虚弱,风气百疾,头眩,惊悸,癥瘕。"用于治疗脾肾两虚,不耐风邪引起的眩晕。该方由薯蓣、当归、桂心、神曲(炒)、熟地黄、人参、川芎、芍药、白术、麦冬、杏仁、甘草、柴胡、桔梗、茯苓、鹿角胶、干姜、白蔹、防风、黄芩、大豆黄卷、大枣组成。该方重用薯蓣、大枣、甘草、神曲健脾益肾,以先后天同补;人参、白术、干姜、茯苓能够大补元气,健脾益气;当归、川芎、地黄、芍药、麦冬、鹿角胶、桂心大补肾中阴阳,益气补血;杏仁、柴胡、桔梗、防风、白蔹等解风气之邪,以治标。诸药合用以健脾益肾、先后天相互资生、标本兼顾。

(二)宋元时期

1.正元散

正元散出自宋代的《太平惠民和剂局方》,该方由红豆、干姜、人参、白术、茯苓、甘草、地黄、山药、川乌、肉桂等组成,以温脾胃,补元气。清·陈修园用正元散来治疗肾气亏虚之眩晕,《医学从众录·眩晕》中记载:"然欲荣其上,必灌其根,如正元散及六味丸、八味丸,皆峻补肾中水火之妙剂。"原方中使用川乌、肉桂、干姜、乌药等,取其少火生气、助阳化气之功;人参大补元气;茯苓淡渗利水、健脾益气;地黄、山药滋补肾阴。诸药合用,肾中阴阳双补,以化生肾气。正元散峻补肾中水火,使肾中阴阳的亏虚得到补充,肾虚得补则脑髓得到充养,眩晕症状自除。

2.六味丸

六味丸又名地黄丸,出自宋·钱乙的《小儿药证直诀》,用于治疗肾精亏虚、肝肾精血不足。《本草汇言·卷之四·草部》中记载:"六味丸:治形体虚弱,五脏齐损,肾气久虚,寝汗发热,无力多困,眩晕眼花,耳聋咽燥,腰腿痿软等证……"可以用于治疗肾气久虚引起的眩晕。该方由熟地黄、山茱萸、山药、牡丹皮、白茯苓、泽泻组成。熟地滋肾填精为君药;山茱萸滋补肝肾而涩精,山药补益脾肾而固精,二者共为臣药;茯苓健脾、淡渗利湿,且防山药敛邪,泽泻清泄肾着,且可清降肾中虚火,牡丹皮清泻肝火,且防酸涩敛邪,共为佐使药。各药合用,三补三泄,补中有泄,寓泄于补,来滋肾填精。肾中精气可以相互转化,补充肾精的不足即补充肾气的不足。

3.十全大补汤

十全大补汤出自宋代的《太平惠民和剂局方》,用于治疗气血两虚证。《杂病广要·身体类·眩运》记载:"房事恣情,致精元气耗,眩晕欲倒,以十全大补汤主之。"提出可以用于治疗精元气耗引起的眩晕。元气为肾气的先天部分,肾精亦是肾气的化生之源,该方治疗精元气耗的同时亦能补充肾气。该方由人参、白术、茯苓、熟地黄、当归、白芍、川芎、炙甘草、肉桂、黄芪组成,即四君子汤、四物汤加入了黄芪与肉桂。四君子汤以补气虚,四物汤以补血虚,黄芪补中益气、升阳举陷，肉桂补火助阳、引火归原，以补肾阳虚衰。诸药合用以气血同补，阴阳双补。气血得补，阴阳得调，则元气得以化生。

4.沉香磁石丸

沉香磁石丸出自宋·严用和编撰的《济生方》。《严氏济生方·眩晕门》中记载："治上盛下虚，头目眩晕，耳鸣耳聋。"沉香磁石丸由沉香、蔓荆子、青盐、甘菊花、巴戟天、胡芦巴、山药、川椒、磁石、山茱萸、阳起石、炮附子组成，用于治疗肾虚引起的眩晕。肾虚为肾中精气阴阳俱有虚损，该方补益肾中精气阴阳，亦能补益肾气。方中沉香温肾散寒、纳气平喘，磁石平肝潜阳、纳气平喘、聪耳明目，二者配伍，一寒一热，以下纳肾气；巴戟天、胡芦巴、山药、山茱萸、阳起石以补肾填精；炮附子、川椒以补火助阳；蔓荆子、青盐、甘菊花来疏风清热、清利头目，以防炮附子、川椒过于温热之性。诸药合用以补肾纳气、温肾助阳。

5.双补丸

双补丸出自宋·严用和编撰的《济生方》。《普济方·卷二百十七·诸虚门》记载："治精气不足，肾水涸燥，咽干多渴，耳鸣头晕，目视昏，面色黧黑，腰膝疼痛，脚膝酸弱，屡服药不得全者。"用于治疗肾精亏虚引起的眩晕耳鸣、腰膝酸软等证候。该方能填补肾精的亏虚，由于肾精能够化生肾气，该方亦补益肾气。该方由菟丝子（淘，酒蒸，擂）、五味子两味药物组成。方中菟丝子补益肝肾、固精缩尿，菟丝子虽阴阳同补但偏于补肾阳，五味子补肾宁心、益气生津偏于补肾阴。二药合用以滋肾填精、阴阳双补。

6.神仙养气丹

神仙养气丹出自宋·吴彦夔的《传信适用方》。《传信适用方·卷上·补益》记载该方："补虚养五脏，接气助真阳。治男子五劳七伤，肾气冷惫，精耗髓竭，耳鸣目眩，腰膝冷痛，小便频数，怔忡健忘，神思不乐。"用于治疗五脏虚损、肾中精气衰惫引起的眩晕。该方由代赭石、紫石英、禹余粮、赤石脂、天雄、炮附子、肉豆蔻、丁香、沉香、胡椒、补骨脂、乳香、没药、钟乳粉（一方去丁香、胡椒，入当归、血蝎，亦等分）组成。方中代赭石平肝潜阳、重镇降逆，紫石英镇心、安神、降逆气，禹余粮、赤石脂健脾益胃、涩肠止泻，天雄、炮附子补火助阳、散寒止痛，肉豆蔻温中行气、涩肠止泻，丁香温中降逆、补肾助阳，沉香行气止痛、纳气平喘，胡椒温中散寒，补骨脂纳气平喘、补肾壮阳、固精缩尿、温脾止泻，乳香、没药活血行气止痛，钟乳粉温肺助阳、平喘。诸药合用以补益五脏、补肾填精益气。

7.伏火二气丹

伏火二气丹出自宋代的《太平惠民和剂局方》。《普济方·卷二百二十五·诸虚门》记载:"主治真元虚损,精髓受伤,肾气不足,面黑耳焦,下虚上盛,头目晕眩。"该方由硫黄、黑锡、水银、丁香、干姜组成,用于治疗真元虚损、精髓耗伤、肾气亏虚引起的眩晕。方中硫黄补火助阳;黑锡补肾纳气平喘;水银入肾经,能坠痰镇逆;丁香能温肾壮阳;干姜温中散寒、回阳通脉。诸药合用以补真元之虚损、肾中精气之不足。

8.黑锡丹

黑锡丹出自宋代的《太平惠民和剂局方》,用于治疗命门火衰、阴火逆冲、肾不纳气、浊阴上泛。《校注妇人良方·卷四·妇人虚风头目眩晕方论第四》记载:"有早起眩晕,须臾自定者,元气虚也,正元饮下黑锡丹。"治疗元气亏虚引起的眩晕。该方由黑锡、硫黄、金铃子、胡芦巴、木香、附子、肉豆蔻、补骨脂、沉香、茴香、阳起石、肉桂组成。方中黑锡性甘味寒,质重下沉入肾,硫黄补火助阳,二者配伍使游离之阴火归位,纳气于肾;附子、肉桂、阳起石、补骨脂、胡芦巴温补肾阳,以助阳化气;茴香、沉香、肉豆蔻理气散寒;在加之金铃子补气益血。诸药合用以温肾潜阳、散寒降逆、化生肾气。

9.芍药黄芪汤

宋代王贶撰写的《全生指迷方·卷三·眩晕》中记载:"若但欲上视,目瞑不能开,开而眩,唾出若涕,恶风振寒,由肾气不足,动作劳损,风搏于肺,肾气不足,膀胱不荣于外,故使强上瞑视。因其劳而受风在肺,故唾出若涕而恶风,谓之劳风,芍药黄芪汤主之。"肾气不足,外受风邪,风邪上攻头面,引起目眩、眩晕等证候。该方由芍药、黄芪、川芎、炮乌头组成。方中芍药养血柔肝、和里缓急;黄芪健脾益气、升阳举陷;川芎活血通络、祛风止痛,以祛除外风之邪气;乌头大补阳气、回阳救逆、散寒止痛。诸药合用肝脾肾同补、虚实兼治。

10.小菟丝子丸

小菟丝子丸出自宋代的《太平惠民和剂局方》。《奇效良方·卷之二十一·诸虚门》中记载:"治肾气虚损,目眩耳鸣,四肢倦怠,夜梦遗精,常服补益心肾。"用于治疗肾气衰惫引起的眩晕,该方由菟丝子、石莲肉、白茯苓、山药组成。方中菟丝子补益肝肾、固精缩尿,山药益气养阴、补脾肺肾、固精缩尿,茯苓淡渗利湿、健脾宁心,石莲肉健脾开胃、清心安神、涩精止遗。诸药合用标本兼治、心脾肾同调,以补肾纳气、固精止遗。

11.大菟丝子丸

大菟丝子丸出自宋代的《太平圣惠方》,名为石龙芮丸,宋代《太平惠民和剂局方》收录后更名为"菟丝子丸",又因该书中记载有小菟丝子丸,后世一般将菟丝子丸名为"大菟丝子丸"。《证治准绳·类方第二册·咳嗽》记载:"治肾气虚损,五劳七伤,脚膝酸疼,面色黧黑,目眩耳鸣,心忡气短,时有盗汗,小便滑数。"治疗肾气虚损引起的一系列症状。该方由菟丝子、泽泻、鹿茸、石龙芮、肉桂、附子、石斛、熟地黄、白茯苓、牛膝、续断、山茱萸、肉苁蓉、防风、杜仲、补骨脂、荜澄茄、沉香、巴戟天、茴香、五味子、桑螵蛸、覆盆子、川芎组成。方中菟丝子、鹿茸、肉桂、附子等补肾壮阳,石龙芮、石斛、熟地黄、山茱萸等滋肾填精,相互配伍以阴阳并补、化生肾气;沉香下纳肾气;茴香、川芎、防风等行气祛风止痛以治标。诸药配伍,阴阳并补、化生肾气以治本,行气定眩以治标。

12.玄菟丹

玄菟丹出自《太平惠民和剂局方》。《济阳纲目·卷六十四·虚损》记述:"治肾气虚损,目眩耳鸣,四肢倦怠,遗精尿血,心腹胀满,脚膝痠痿,股内湿痒,小便滑数,水道涩痛,时有遗沥等证。"用于治疗肾气亏虚引起的诸证。该方由菟丝子、山药、莲肉、白茯苓、五味子组成。方中菟丝子补益肝肾、固精缩尿,山药健脾益胃、补肾涩精,莲肉健脾益肾、涩精,茯苓健脾利水。诸药合用以补脾益肾、固精缩尿。

13.黄芪丸

黄芪丸出自宋·的《太平惠民和剂局方》。《世医得效方·卷第八·大方脉杂医科》记载:"治丈夫肾脏风虚,上攻头面虚浮,耳内蝉声,头目昏眩,项背拘急,下注腰脚,脚膝生疮,行步艰难,脚下隐疼,不能踏地,筋脉拘挛,不得屈伸,四肢少力,百节酸疼,腰腿冷重,小便滑数。及瘫缓风痹,遍身顽麻。"用于治疗肾气亏虚,风邪趁虚而入,上攻头面引起的眩晕等证候。该方由黄芪、蒺藜、茴香、川楝子、川乌、赤小豆、地龙、乌药、防风组成。方中黄芪归脾、肺经,具有补气升阳,益卫固表的功效,既能资后天以补先天,又能益气固表以驱邪外出;蒺藜具有散风、明目、下气、行血的功效,以增强黄芪祛风外出之功;茴香、川楝子、川乌、乌药温肾散寒行气;赤小豆利水消肿;地龙清热息风通络;防风祛风解表。诸药合用以益气温阳、祛风通络、标本兼顾。

14.安肾丸

安肾丸出自宋·陈言撰写的《三因极——病证方论》。《赤水玄珠·第十六卷·眩晕门》记载安肾丸用于治疗"肾虚头眩,牙齿疼痛,腰痛"。安肾丸由补骨脂(炒)、胡芦巴(炒)、茴香(炒)、川楝子(炒)、续断(炒)、桃仁(炒)、杏仁(炒)、山茱萸、茯苓组成,该方在补肾的同时亦能补充肾气。方中补骨脂温肾壮阳、固精缩尿、纳气平喘,胡芦巴温肾助阳、散寒止痛,茴香温阳散寒、行气止痛,川楝子行气止痛、续断补肝肾、强筋骨,山茱萸滋肾填精,桃仁、杏仁行气活血祛瘀,茯苓健脾,以求后天滋养先天。诸药合用补肾以治本,行气止痛以治标。

15.芎辛汤

芎辛汤又称大芎辛汤,出自《三因极——病证方论》。《奇效良方·卷之二十五·眩晕门(附论)》记载:"治气虚痰饮肾虚诸厥,头痛及眩晕,举头似屋宇旋转,如在舟中,此乃风痰虚三证,宜服此药。"用于治疗肾气亏虚、风痰侵袭引起的眩晕。该方由生附子(去皮尖)、生乌头(去皮尖)、天南星(泡洗)、干姜(炮)、细辛、川芎、甘草组成。方中生附子、生乌头、干姜补火助阳、散寒止痛,以助阳化气,补充肾气的亏虚,天南星燥湿化痰、祛风止痉,细辛祛风止痛、通窍,川芎活血行气、祛风止痛,甘草调和诸药。诸药合用,补益肾气以治本,祛风化痰以治标。

16.固真丹

固真丹出自宋·杨士瀛编撰的《仁斋直指方论》,用于治疗诸虚百损、五劳七伤、水火不升下元虚惫。《保命歌括·卷之二十九·头痛头风头眩》记载:"治人色欲过度,肾虚眩运者。又补诸虚、下元亏损。"用于治疗肾虚眩晕。该方由干山药(炒)、人参、当归(酒浸)、黄芪(炒)、杜仲(酒拌炒,取末)、黄柏(炒)、白术、补骨脂(炒)、白茯苓、牡丹皮、山茱萸(取肉)、泽泻、五味子(炒)、熟地黄(焙)组成。该方在六味丸基础上加入人参、当归、黄芪、杜仲等组成。六味丸滋肾填精;加入黄芪、人参、白术大补元气、健脾益气,以使先后天相互资生,化生肾气;当归活血补血,使补而不滞;黄柏清泄肾中虚火;山茱萸增强六味丸滋肾填精的功效;补骨脂、杜仲性温,以温肾助阳,强健筋骨。诸药合用,大补肾中阴阳,化生肾气,补充元气。

17.石龙芮汤

石龙芮汤又名天雄散,出自宋·杨倓撰写的《杨氏家藏方》。《普济方·卷一百八十六·诸痹门》记载:"治肾脏气虚,外邪杂至,脚膝缓弱,腰脊不可转侧,日益疼痹,风邪上攻,目眩耳鸣,身体疼痛,行步艰难。"用于治疗肾气亏虚,风邪上攻引起的目眩耳鸣等症状。该方由石龙芮、独活、防风、五味子、细辛、杜仲、茯神、萆薢、丹参、羌活、牛膝、肉桂、当归、人参、麻黄、天雄、枳壳组成。方中石龙芮祛风除湿,补肾益气;独活、防风、细辛祛风除湿止痛;五味子、杜仲补肾填精;羌活、牛膝、萆薢祛风除湿,补益肝肾;茯神健脾利水,宁心;丹参、当归补血活血;肉桂、天雄补火助阳,祛风散寒;人参大补元气;枳壳理气宽中。全方合用以补益肾气以治本,祛风散寒以治标。

18.鹿茸丸

鹿茸丸出自《圣济总录·卷第五十二·肾脏虚损骨痿羸瘦》，文中记载："治肾脏伤惫，腰膝无力，形瘦骨痿，头目昏沉，时忽旋晕，项背疼痛，不得俯仰。"该方由鹿茸(去毛涂酥炙脆)、天雄(炮裂冷水浸去皮脐)、白附子(大者炮)、鹿髓(去膜别研如膏后入各一两)、海狗脊(一对薄切涂盐炙香)组成，用于治疗肾脏虚衰引起的头目昏眩、腰膝无力等。肾脏的亏虚必然引起肾气的不足，该方补益肾藏虚衰的同时，亦能补益肾气。该方运用鹿茸、鹿髓、海狗脊三味血肉有情之品，鹿茸、海狗脊温肾壮阳，填精益髓，鹿髓滋阴益精填髓，以大补肾中精气阴阳；天雄、炮白附子祛风散寒，益火助阳。诸药合用以大补肾中精气阴阳。

19.玉真丸

玉真丸出自宋·许叔微撰写的《普济本事方》。《叶氏录验方·中卷·痰饮咳嗽》记载："治肾气不足，气逆上行，头痛不可忍，谓之肾厥，其脉举之则弦，按之石坚。"用于治疗肾气不足，气逆上行引起的头痛、头晕。该方由硫黄、石膏(煅通赤，研)、半夏(汤洗七遍)、硝石(研)组成。《绛雪园古方选注·中卷·内科丸方》中阐释玉真丸的方解："硫黄、硝石升阳至顶，有迅雷风烈之势，石膏、半夏达阴降逆，有通玄入冥之神。治头痛不以轻清散邪，而用霸术劫夺其邪者，以浊阴上逆，乱其清阳，壅遏经隧，头痛如擘，刻欲昏愦，岂容缓治图功。然欲出补天手，迅扫浊阴，非深入圣域者不能。白沙之后，惟东璧能知之，乃曰硫黄与硝石同用，配合二气，调燮阴阳，有升降水火之功，治冷热缓急头痛，旨哉言乎!"硫黄、硝石升阳，石膏、半夏达阴重镇降逆，诸药合用以调理阴阳、升降水火。

20.清燥汤

清燥汤源自金·李东垣的《脾胃论》，具有滋阴润燥、健脾祛湿的功效。《内科摘要·卷下十一·各症方药》记载："清燥汤，治元气虚，湿热乘之，遍身酸软；或肺金受邪，绝寒水生化之源，肾无所养，小便赤少，大便不调，腿腰痿软；或口干作渴，体重麻木，头目眩晕，饮食少思；或自汗盗汗，肢体倦怠，胸满气促。"用于治疗元气亏虚湿热引起的眩晕。该方由黄芪、五味子、黄连、神曲、猪苓、柴胡、甘草、苍术、白术、麦冬、陈皮、生地黄、泽泻、白茯苓、人参、当归、升麻、黄柏组成。方中麦冬、生地黄、当归、五味子滋阴养血，生津润燥；人参、黄芪、茯苓、白术、苍术、神曲、炙甘草益气健脾；陈皮理气健脾燥湿，并防止滋阴益气之品壅滞气机，使之补而不滞；黄连、黄柏清热燥湿；猪苓、茯苓、泽泻淡渗利湿，导湿热之邪从小便而出；升麻、柴胡以升清气，与渗利之品相配伍，升清降浊。全方合用以滋阴润肺、健脾祛湿。肺阴得补、脾气得健以使金水相生，先后天相互资生，补益肾中元气的亏虚。

(三)明清时期

1.大补元煎

大补元煎出自明·张景岳撰写的《景岳全书》,用于治疗元气亏虚、气血两虚所导致的疾病。《景岳全书·卷之十一从集·杂证谟》中记载:"非风眩运,掉摇惑乱者,总由气虚于上而然。经曰:上气不足,脑为之不满,头为之苦倾,目为之苦眩。又曰:上虚则眩,此明训也。凡微觉此证,即当以五福饮之类培其中气;虚甚者,即宜用大补元煎,或十全大补汤之类治之。"大补元煎能大补气血、补虚培元,《景岳全书》中描写大补元煎用于治疗肾气虚不能上荣脑髓所导致的眩晕。大补元煎由人参、熟地黄、当归、枸杞子、山药、山茱萸、杜仲、甘草八味药组成。人参能大补元气、复脉固脱;熟地黄滋阴补血、益精填髓,使元气生化有源;当归能补血活血;枸杞子、山茱萸、杜仲能滋补肝肾;山药滋补脾肾,使先后天相互资生;甘草能补脾益气、调和诸药。诸药配伍共奏大补元气、补气养血之功。肾气得化则脑髓渐充、上气得补,眩晕的症状也就消失。

2.三益肾气丸

三益肾气丸出自明代的《万氏家抄济世良方》。《万氏家抄济世良方·眩运》中记载:"三益肾气丸,专治肾虚眩晕。"该方由淮熟地黄、淮生地黄、山药、山茱萸、白茯苓、赤茯苓、泽泻、枸杞子、牛膝、牡丹皮、天冬、麦冬、人参、五味子、桑寄生、甘菊花、虎胫骨、黄柏、知母、肉桂组成。该方由肾气丸去附子加入其他药物组成,在肾气丸补益肾气的基础上,加用天冬、麦冬增强其滋肾阴的功效,加用人参、五味子大补元气,加用桑寄生、虎胫骨增强补肝肾、强筋骨之效,加用黄柏、甘菊花、知母清虚热,除骨蒸。诸药合用以大补肾中精气,并能标本兼治,改善肾虚引起的眩晕、腰膝酸软、骨蒸劳热等症状。

3.五福饮

五福饮出自明·张景岳的《景岳全书》。《古今名医汇粹·卷三·杂证九门》记载:"非风掉眩惑乱者,总由气虚于上而然。经曰:上气不足,脑为之不满,头为之苦倾,目为之苦眩。又曰:上虚则眩。此明训也。微觉有此,当以五福饮之类,培其中气。虚甚大补元煎。否则,卒倒之渐,所由至也。"用于治疗肾气不足,气虚于上,髓海空虚引起的眩晕。五福饮由人参、熟地黄、当归、白术、炙甘草组成,用于治疗五脏气血亏虚。人参大补元气,复脉固脱、补脾益肺;熟地黄滋阴补血、益精填髓,能够滋补肝肾;当归补血活血,归肝、心、脾经;白术健脾益气;炙甘草调和诸药,补脾和胃。诸药合用以大补五脏之气血。肾气得到补充,便能益精填髓,改善眩晕的症状。

4.都气丸

都气丸出自明·秦景明撰写的《症因脉治》。《症因脉治·卷二·眩晕总论》中记载:"气虚眩晕之治……肾气不足,都气丸。"用于治疗肾气不足引起的眩晕。都气丸即六味丸加五味子,以补肾纳气、涩精止遗。方中熟地黄滋肾填精,山药健脾补肾,山茱萸养肝肾而涩精,三药合用肝、脾、肾三脏同补,牡丹皮泄相火之余,茯苓淡渗利湿,泽泻通调三焦,再加入五味子摄纳肾气、敛降肺气以纳气于肾。

5.益气补肾汤

益气补肾汤出自明·孙一奎所撰的《赤水玄珠》。《赤水玄珠·第十六卷·眩晕门》中记载:"淫欲过度,肾家不能纳气归元,使诸气逆奔而上,此眩晕出于气虚也。"淫欲过度,伤及肾气,肾不能纳气归元而出现眩晕,用于治疗肾气亏虚引起的眩晕。该方由人参、炙黄芪、白术、山药、山茱萸、白茯苓、炙甘草、大枣组成。方中人参、黄芪相配伍既能大补元气,又能健脾益气,脾肾同补,先后天相互资生;白术、茯苓相配伍以益气健脾,增强健脾;山药、山茱萸相配伍既能益肾填精又能涩精;炙甘草、大枣既调和诸药又健脾益气。诸药合用以达补益肾气、纳气归元之效。

6.同真饮子

同真引子出自明·龚廷贤的《济世全书》,用于治疗肾阴阳两虚,元气不足引起的诸症。《济世全书·震集卷四·补益》中记载:"大补元气不足,阴阳两虚,饮食少,五心热,自汗,日晡潮热,精气滑脱,行步无力,腰胯疼痛,泄泻,脉沉弱;嗽少痰多或干咳者,或气血精神不足,肢体倦怠,头目昏眩,食少,脉虚而数。"该方由炙黄芪、人参、炒白术、白茯苓、陈皮、当归、熟地黄、怀山药、山茱萸、泽泻、五味子、补骨脂、杜仲、黄柏、炙甘草组成。方中炙黄芪、人参、炒白术、白茯苓、炙甘草健脾益气、大补元气以后天资先天;熟地黄、怀山药、五味子、山茱萸滋肾填精;补骨脂、杜仲温肾助阳;当归补血活血,陈皮、泽泻行气,使补而不滞;黄柏清泄肾中虚火。诸药合用以大补元气,不易肾中阴阳,使肾气得以化生,元气得以充盛。

7.五仁斑龙胶

五仁斑龙胶出自明·龚廷贤撰著的《寿世保元》。《寿世保元·卷四·补益》记载:"专治真阳元精内乏,以致胃气弱,下焦虚惫,及梦泄自汗,头眩,四肢无力。此胶能生精养血,益智宁神,顺畅三焦,培填五脏,补肾精,美颜色,却病延年。乃虚损中之圣药也。"用于治疗元精虚损引起的眩晕等症状。五仁斑龙胶由鹿角、人参、天冬、麦冬、枸杞子、川牛膝组成。方中重用鹿角,鹿角为血肉有情之品,能大补肾阳、益精血;天冬、麦冬滋补肾阴;人参大补元气;枸杞子、川牛膝滋肾填精,引血下行。诸药合用以补肾益气,滋肾填精。精气互化则肾气、元气得以化生。

8.菟丝子汤

菟丝子汤出自清代梁廉夫写的《不知医必要》。《不知医必要·卷二·遗精列方》记述:"菟丝子汤,补治肾气虚损,目眩耳鸣,四肢倦怠,夜梦精遗。"提出可以治疗肾气亏虚引起的眩晕,该方由菟丝子、怀山药、石莲、白茯苓组成。方中菟丝子补益肝肾、固精缩尿,以标本兼治;怀山药健脾益肾补肺,以后天资先天、金水相生;石莲滋阴益气;茯苓健脾以资后天。诸药合用,脾肾双补,先后天相互资生,以化生肾气。

9.鹿茸肾气丸

鹿茸肾气丸出自清代徐灵胎的《医略六书》,是治疗肾虚眩晕之专方。《证治汇补·卷之四·上窍门》中记载:"鹿茸肾气丸治眩晕。属肾气衰弱,不能纳气归原。即六味丸加鹿茸、菟丝子、石斛、巴戟、龟板。"用于治疗肾虚不能纳气,眩晕脉虚者。熟地黄滋阴补肾,山茱萸补气涩精,鹿茸壮元阳以归肾,龟板壮肾水以滋阴,山药健脾滋阴补气,茯苓健脾利水渗湿,牡丹皮平相火,泽泻泄浊阴,菟丝子补肾填精,巴戟天补火温肾,石斛滋阴清热。诸药合用以补肾纳气,使真气归元。

10.香茸八味丸

香茸八味丸出自清·张璐撰写的《张氏医通》。《张氏医通·卷六·诸风门》记载:"淫欲过度。肾与督脉皆虚。不能纳气归源。使诸逆奔上而眩晕。六味丸加沉香、鹿茸。名香茸八味丸。"用于治疗肾与督脉皆虚,不能纳气归元引起的肾气亏虚型眩晕。该方由六味丸加入沉香和鹿茸组成,在六味丸滋肾填精的基础上,加入鹿茸大补肾阳,以阴阳并补,化生肾气;加入沉香以温肾纳气,以纳气归元。诸药合用以大补肾中阴阳及督脉。

11.滋肾息风汤

滋肾息风汤出自清·费伯雄撰写的《医醇賸义》,用于治疗肝肾不足,虚风内动引起的眩晕。《医醇賸义·卷一·中风》记载:"头目眩晕,中心悬悬,惊恐畏人,常欲蒙被而卧,滋肾息风汤主之。"该方由熟地黄、当归、枸杞子、菟丝子、甘菊花、巴戟天、豨莶草、天麻、独活、红枣、生姜组成。方中熟地黄、菟丝子、枸杞子、巴戟天、豨莶草均能补养肝肾;天麻、甘菊花、豨莶草能平熄内风;当归、熟地黄、枸杞子补血滋阴,滋肾填精。诸药合用,标本兼治,既能补益肝肾,填补精气不足,又能平息内风。

五、现代调节肾气失衡的方剂

(一)益肾降压方

益肾降压方是郭伟星教授在临床治疗老年高血压病肾气亏虚证总结的经验基础上,结合周次清先生的经验方——八物降压汤所创制的,该方的药物组成:槲寄生、女贞子、淫羊藿为君药;黄芪、黄精为臣药;泽泻、酸枣仁(炒)为佐药;怀牛膝为使药。本方以补肾益气,填精生髓为治疗原则。方中以槲寄生补益肝肾、强筋健骨为君药,其补力平缓,可有效避免老年高血压病患者虚不受补的情况发生,且槲寄生兼具养血功效,是谓"气为血之帅,血为气之母",气血可以相互转化,养血则兼可益气。女贞子补中安五脏,益阴养精神,淫羊藿温补肾气,益肾壮阳,二者为臣药。女贞子益肾阴,阴足则气充,气充则神旺精生,气平则百病皆除;淫羊藿益肾而壮阳,祛风除湿,荣筋强骨,与女贞子共用,阴阳双补,互根互用,化生肾气有道,共助君药槲寄生补肾益气之功。黄芪益气升阳、利水退肿,黄精益精填髓,黄精合黄芪补中益气,泽泻温肾利水,以通为补,酸枣仁养心安神,四者共为佐药。怀牛膝活血祛瘀、补益肝肾,兼可强筋健骨,同时可引药力下行入肾,为使药。孙仪萱临床研究结果显示:在服用马来酸左旋氨氯地平片的基础上联合服用益肾降压方对老年高血压病肾气亏虚证患者进行治疗,能够在保证降压疗效的同时有效改善患者中医证候、调节血脂水平,而且安全可靠。张磊通过研究发现:随着周龄的不断增大,自发性高血压大鼠伴随着血压的不断升高会出现相应的代谢趋势变化,老龄自发性高血压大鼠可能存在肾气亏虚的病理机制,而益肾降压方则通过补益肾气的方法实现对自发性高血压大鼠内源性代谢模式的调控,进而发挥降压效应。

(二)补肾和脉方

杨传华教授创制的补肾和脉方用于临床治疗老年高血压病肾气亏虚证取得良好的临床疗效。该方由生黄芪、黄精、桑寄生、淫羊藿、炒杜仲、女贞子、怀牛膝、泽泻、川芎、当归、地龙组成。方中桑寄生、淫羊藿和黄芪补肾益气填精,共为君药;黄精、女贞子、炒杜仲滋补肝肾,泽泻渗湿泄浊、疏导肾气,川芎行气活血共为臣药;当归补血活血,怀牛膝引血下行,地龙清热息风通络,共为佐药。诸药配伍共同起到补肾益气、活血通脉之效。经过现代实验研究表明加用补肾和脉方能进一步逆转高血压患者的向心性肥厚,减轻单纯收缩期高血压患者的左心室重量指数。亦有研究表明补肾和脉颗粒可有效控制血压,改善肾脏血流动力学指标,改善自发性高血压大鼠肾损害的程度;通过阻断血管紧张素受体1、转化生长因子-β 及 PI3K/AKT、RhoA/ROCK 通路表达来调节血压,并通过抑制 TGF-β/CTGF 通路的活化实现靶器官保护及减缓肾脏纤维化。

(三)补肾益心片

补肾益心片由淫羊藿和车前子组合而成,是按照温阳补肾、清肝利水的原则研制,用于治疗肾气亏虚型高血压等疾病。其中淫羊藿性辛、甘,温,归肝经、肾经,有补肾精、壮阳气,强壮筋骨,祛风除湿,可治疗肾阳虚的阳痿、不孕及尿频等病症,可缓解因肝肾不足导致的筋骨痹痛、风湿酸麻等症状。车前子性甘、寒,归于肾经、肝经和肺经,有利尿通淋、渗湿止泻、清肝明目、清肺化痰的功效,常可用于治疗热淋水肿、小便不利、暑湿泄泻、目赤肿痛、目暗昏花、痰热咳嗽等。淫羊藿阴阳双补,既可壮阳振颓,又能可补肾填精,刚柔相济,则阳气自复,阴精自生;车前子性寒,具有清肝、利水之力,淡渗利窍之功,且能泄肾浊、补肾阴而生精液。淫羊藿与车前子两味药材并用,性平,以平补肾中阴阳为切入点,阴阳并补则肾气得化,同时具有增益心血、清肝明目、除湿利尿等作用。现代研究显示,补肾益心片治疗肾气不足型高血压,可以有效、平稳降压,改善了高血压合并勃起功能障碍者的阴茎勃起功能,其降压的机制可能与调节肾素-血管紧张素-醛固酮系统的功能,降低醛固酮水平有关。动物实验研究表明,补肾益心片可以降低自发性高血压大鼠的血压,可以提高自发性高血压大鼠阴茎海绵体、腹主动脉 NO 水平及血浆血管紧张素的含量。

(四)益气固肾方

益气固肾方主要用于治疗肾气不固型高血压肾病引起的夜尿增多。益气固肾方由覆盆子、淫羊藿、沙苑子、益智仁、芡实、乌药、菟丝子、杜仲、续断、桑寄生、川芎、合欢皮组成。方中覆盆子固精缩尿,淫羊藿温补肾阳,助肾阳化生肾气,主治肾气虚不能固摄共为君药;臣药包括沙苑子温肾益气,固精缩尿,益智仁、芡实暖肾固精缩尿兼补脾,益智仁与覆盆子辛甘化阳,辅助君药加强益气固精之功;佐以乌药除膀胱肾间冷气,合益智仁取缩泉丸之意,菟丝子阴阳双补,杜仲、续断、桑寄生补肝肾、强筋骨,佐治腰痛,川芎活血行气,合欢皮解郁安神,调畅情志。全方从温肾阳、固精微、扶脾土、行气血、调情志等多个角度助肾气恢复,共奏温阳益气、固精缩尿之功,固精而无凝涩之弊。临床试验研究证明,益气固肾方联合西药基础治疗较金水宝联合西药基础治疗更能够改善患者的中医证候积分,且能够改善早期肾损害实验室指标(尿清蛋白排泄率、尿 β_2-微球蛋白、尿 N-乙酰-β-葡萄糖苷酶)及肾小球滤过率,改善患者的夜尿情况。

(五)补肾定眩汤

冯晓敬教授根据古代医学文献及其多年临床经验总结出补肾定眩汤这一中药方剂并应用于临床上,该方用于治疗高血压肾气亏虚、痰瘀阻络证。该方由黄芪、淫羊藿、仙茅、杜仲、泽泻、茯苓、牛膝、地龙、川芎组成。黄芪微温味甘,其功用可以补充肾脏元气,改善本病中患者的肾气虚衰,故为君药。淫羊藿入肾经,不仅具有补肾益阳之功,还具有祛湿之用;仙茅归肾经,由于其性味的特点,其不仅可以温肾壮阳,还可祛寒除湿;牛膝性平,具有滋养肾阴、通利小便、引火下行之功效,这三味药共为臣药。杜仲性温,入肾经,具有补益肝肾、强筋健骨之功,补先天之精气,生肾中之阳气,以阴中求阳、阳中求阴,使阴阳之间达到平衡,才能化生肾气;茯苓、泽泻均具有通利小便、除湿的功用,同时还可以泄热,以此制约温燥药物化热伤津;地龙具有活血通络的功用,这样就可以使疾病中的瘀血得化,四药合用不仅可以益肾,还可化痰活血,共为佐药。川芎性温味辛,不仅具有活血化瘀、通络的功用,还可以作为引经药使用,故为佐使药。诸药合用以补益肾气、化痰祛瘀。临床研究显示补肾定眩汤合用西药在改善临床症状和降压疗效方面明显优于单纯使用西药。并且补肾定眩汤能降低患者血脂、尿微量清蛋白、β_2-微球蛋白水平。

(六)补肾活血方

补肾活血方是杨传华教授基于临床经验基础上,基于补肾和脉方进行加减得来的,用于治疗肾气亏虚日久伴有血瘀的高血压伴有射血分数保留型心力衰竭的患者。补肾活血方以黄芪、黄精、丹参、桑寄生、淫羊藿、盐杜仲、当归、川芎、地龙、砂仁、女贞子、怀牛膝、泽泻共 13 味中药组成。方中以黄芪、黄精、丹参共为君药,黄芪为补气圣药,补气以升阳举陷,黄精补气益肾,丹参主入血分,性善通行,为治疗血瘀证的要药,三药合用,既可补肾益气,又可活血化瘀,从而使肾气得复,血脉自通。桑寄生、淫羊藿、杜仲、女贞子、怀牛膝共为臣药,桑寄生、杜仲长于补肝肾,淫羊藿补肾阳、强筋骨,女贞子味甘性凉,功善滋补肝肾,又兼清虚热,牛膝补肝肾、逐瘀通经。当归、川芎、地龙、砂仁、泽泻为佐使药,当归补血活血,川芎行气活血,地龙活血化瘀、通经活络,砂仁化湿行气,使气生而不滞,泽泻渗湿泄浊。诸药合用,气血同治,阴阳平补,补泻兼顾,使肾气和,血脉通,共奏补肾益气活血之功效。临床试验显示补肾活血方联合西药能有效降低高血压合并射血分数保留型心力衰竭患者的血压水平,改善患者的临床症状,降低NT-proBNP水平,提高 6 分钟步行距离。

(七)补肾降压方

补肾降压方由生黄芪、熟地黄、山药、茯苓、牡丹皮、泽泻、天麻、钩藤、川芎、丹参、葛根、补骨脂组成,用于治疗肾气亏虚型高血压病。该方生黄芪益气行气;山药补肾固摄,防微精渗漏;补骨脂有补肝肾、强筋骨之功效;泽泻、牡丹皮具有清肝泻虚火、利水化湿之功效;熟地黄可滋肾益阴,补血益精填髓;丹参活血补血以化血行之瘀滞;天麻、钩藤可平肝熄风,祛风止痛。以上联合使用,具有滋补肝肾、祛风泄火、标本同治、活血养血的功效。临床试验研究显示补肾降压方能够缓解肾气亏虚型高血压病患者的临床症状,加用补肾降压方能够提高降压有效率并明显减少患者 24 小时尿微量清蛋白。

(八)加味补肾化痰活血方

加味补肾化痰活血方是在蒙定水教授经验方补肾化痰活血方基础上加减所得,该方由熟地黄、生地黄、山茱萸、山药、泽泻、牡丹皮、茯苓、党参、麦冬、五味子、龟板、生龙骨、生牡蛎、生麦芽、丹参、葛根、巴戟天、肉苁蓉、菟丝子、黄芪组成。该方肺肾同补以"金水相生",用于治疗高血压病肾精不足、痰瘀阻络证。该方以六味地黄丸为主药,来补肾填精、资水涵木;在此基础上加用菟丝子增强补肾填精的功效;巴戟天、肉苁蓉温补肾阳,并能温化痰浊水饮,助气化使痰消血行;肾水不足,使肝阳亢逆于上,故加用龟板、生龙骨、生牡蛎来滋阴潜阳;加用生麦芽以调达肝气;丹参、葛根助牡丹皮活血行气;加用党参、麦冬、五味子、黄芪补肺之品,以使金水相生。诸药配伍以阴阳调和、补肾填精、化痰活血。临床试验显示:在西药治疗基础上加用补肾化痰活血方不仅能更好地改善患者的临床症状,提高降压有效率;而且能降低颈动脉内膜中层厚度,减少高血压患者尿微量清蛋白和 β_2-微球蛋白渗出。

(九)补肾活血冲剂

补肾活血冲剂由何首乌、天冬、赤芍、丹参、地龙、桑寄生、山茱萸、生地黄、川芎、红花组成。该方用于治疗老年高血压病肾虚血瘀证患者。方中何首乌、桑寄生、山茱萸、生地黄、天冬重在补益肾之精气以治本;红花、赤芍、丹参、川芎、地龙活血化瘀以通瘀滞之络脉。临床研究将服用补肾活血冲剂与服用牛黄降压丸进行对比,发现服用补肾活血冲剂能明显增加患者的治疗有效率,并且能够明显改善左心室舒张期内径、左心室后壁厚度、室间隔厚度、左心室重量指数等左心室肥厚参数指标。

（十）平肾通络降压颗粒

平肾通络降压颗粒是结合全国名老中医周次清教授及郭伟星教授多年临床经验总结而成的，该方用于治疗原发性高血压早期肾损害肾气亏虚、淤血阻络证。该方由桑寄生、女贞子、淫羊藿、黄芪、黄精、泽泻、炒酸枣仁、怀牛膝、丹参、当归、水蛭组成。方中君药桑寄生平补肾气，女贞子补肾滋阴，淫羊藿补肾助阳，三药合用阴中求阳，阳中求阴；臣药黄芪补气升阳，黄精补肾益精，协助君药滋补肾气，并臣以丹参、当归活血化瘀，，四药合用，既能补益肾气又能活血化瘀；佐药泽泻泄肾气，酸枣仁养阴安神，水蛭破血逐瘀；使药怀牛膝补肾填精，强壮筋骨兼引药下行，入肝、肾二经。诸药合用以补益肾气、调理阴阳、活血化瘀。临床试验通过研究平肾通络降压颗粒与缬沙坦胶囊治疗原发性高血压早期肾损害患者疗效发现二者降压有效率及降低尿微量清蛋白、血清胱抑素 C、视黄醇结合蛋白及 β_2-微球蛋白效果无明显差异。且平肾通络降压颗粒更能改善患者的中医症状。

（十一）降压保肾合剂

降压保肾合剂由杜仲、山药、桑螵蛸、黄芪、当归、钩藤组成，用于治疗老年高血压病早期肾损害肾气亏虚、气血不足证患者。该方以杜仲为君药，杜仲味甘、微辛，性温，归肝、肾经，功效补肝肾，强筋骨，安胎，可以补益肝肾，使精血互充互养，能补益肾气，壮腰脊，强筋骨。山药、桑螵蛸、黄芪、当归共为臣药，山药可益气养阴，补脾肺肾，固精止带，桑螵蛸可补肾助阳，固精缩尿，二者相互配伍可阴阳双补以奏补益肾精气之功效。黄芪、当归二者合用可在补养气血的同时共奏调气行血之功效。钩藤为佐使药，能够清肝平热，熄风定惊。全方补中有泻，滋补而不留瘀，寓补于泻，补泻相得，相辅相成。实验显示，降压保肾合剂可促进自发性高血压大鼠血压的降低，作用平缓、持久，显著降低尿 N-乙酰-β-葡萄糖苷酶、尿蛋白和降低血浆内皮素，升高血清 NO 的含量，能够改善症状、保护肾脏功能、改善血流动力学改变、脂质代谢。

（十二）滋水降压方

滋水降压方是刘雪娜教授经临床研究及结合多年临床经验所创制的，用于治疗肾精亏虚型高血压病患者。滋水降压方由熟地黄、女贞子、旱莲草、山茱萸、茯苓、山药、牡丹皮、泽泻、怀牛膝、杜仲、桑寄生、天麻、葛根组成。该方在六味地黄丸和二至丸的基础上加入怀牛膝、杜仲、桑寄生、葛根和天麻组成。该方熟地黄为君药，归属肾经，能够滋阴益精填髓。臣以山茱萸，味酸性涩，归属肾经，酸涩收敛，有固肾涩精、滋阴补肾之功；山药味甘，性温、平，具有补脾生津、益肾固精的功效，两味药共用，加强君药滋补肾精之功效。佐以泽泻能够利湿、泄热、化浊,防止熟地黄滋阴补肾太过于滋腻;牡丹皮清热凉血,退虚热,制约山茱萸过于温补固涩;茯苓健脾祛湿,加强山药健脾之功而促进脾胃运化。佐以女贞子味甘苦性凉,走肾入经,滋肾阴,强腰膝;墨旱莲性寒,味咸,可益肾阴,滋阴补肾。佐以天麻,为专治眩晕、头痛之主要用药。怀牛膝"走而能补,下行入肾",补肾精,强腰膝,为治肾精亏虚、腰膝酸软之重要药味。桑寄生性平,具补肾、强腰膝、健筋骨之功。杜仲味甘,性温,主治腰膝酸软,益肾精,强健筋骨,为补益肾精之上品。使以葛根为药引,轻清升散,引诸药入头面诸窍,养阴生津,舒经活络。诸药合用以滋肾填精。精气可以互化,肾精亏虚,肾气亦会亏虚,补充肾精的同时,亦能补充肾气。临床研究显示:西药治疗基础上加用滋水降压方能够更有效改善患者临床症状,降低患者的血压和尿清蛋白/肌酐比。

(十三)萸杞益肾定眩汤

萸杞益肾定眩汤用于治疗肾精不足引起的高血压。该方由山茱萸、枸杞子、何首乌、黄芪、天麻、川芎、葛根、鸡血藤、钩藤、泽泻、半夏、党参组成。方中山茱萸、枸杞子、何首乌补益肝肾,川芎、葛根活血行气,黄芪补中益气,天麻平肝熄风,该方以补肾为主,同时兼顾熄风、化痰、祛瘀,诸药合用以达标本兼顾、扶正祛邪之功。现代临床研究显示:萸杞益肾定眩汤联合内科常规治疗,可以降低 D-二聚体、血管性血友病因子、凝血酶原激活物抑制剂-1、纤维蛋白原水平,改善椎基底动脉供血,增加脑血流量,对高血压眩晕患者血栓前状态有显著改善作用,可减轻眩晕程度。

(十四)固本降压流膏

固本降压流膏用于治疗肾精亏虚、阴阳失调型高血压病患者。固本降压流膏由淫羊藿、黄柏、当归等药物组成,方中淫羊藿味甘性温,补肾温阳,益精助气;黄柏坚阴固肾,泻相火而滋肾水;当归补血活血,行气止痛,通利脉道。诸药合用,能使肾精足,阴阳和,脑髓得养,瘀血祛,脉道通畅。现代临床研究表明:固本降压流膏在有效控制血压的同时,能够降低血清中Ⅲ型、Ⅳ型胶原前肽含量,达到逆转左心室肥厚的目的。

(十五)桑参降压胶囊

桑参降压胶囊是由山东中医药大学附属医院研制的中药三类新药康衡降压颗粒加味而成,用于治疗肾气亏虚、血瘀阻络引起的高血压病。该方由桑寄生、杜仲、淫羊藿、女贞子、泽泻、怀牛膝、野葛根、水蛭、丹参等组成。方中桑寄生甘补苦泄,药性平和,补而不滞,主入肝、肾经,既善益肝肾、平补肾气而治肾虚,又能养血和血而止血瘀;杜仲既补肾阳,又益肝阴,为平补肝肾之要药。二药相配,共为君药,调补阴阳,以治其本。淫羊藿补肾阳以助肾气,性温而不燥,善补而不峻,助阳而不伤阴,是一味补肾佳品;女贞子功擅补益肝肾阴血,滋肾阴以阴中求阳;丹参功擅活血化瘀,能祛瘀生新,为治瘀血阻滞之要药;野葛根长于升发阳明之清气而生津止渴,滋润筋脉,又能活血祛瘀,扩张血管,改善血行;水蛭性滑利而趋下,功能逐瘀又利水,具有入血分而不伤气分、破瘀血而不伤新血的特点,能治上部之瘀血。以上诸药阴阳双补,活血祛瘀,既助君药滋补肾中精气,又能活血通脉,祛瘀生新,用为臣药。与君药相配,有平补阴阳而无助火伤阴、消滞化瘀而无伤正碍邪之效。临床研究发现,桑参降压胶囊能较好地降低血压,改善临床症状,调节血管活性物质,改善胰岛素抵抗,改善血脂的紊乱,降低血液黏稠度,降低左心室重量指数,从而对高血压病左心室肥厚具有改善作用。动物实验发现,桑参降压胶囊能降低自发性高血压大鼠的血压、心率及左心室重/体重,具有抗黏、抗凝作用,并且对心肌细胞的肥大具有抑制作用。

(十六)补肾化瘀祛痰方

补肾化瘀祛痰方是包培荣教授临床常用于治疗高血压病左心室肥厚的方剂,包培荣教授认为高血压病左心室肥厚是以肾气亏虚为本,痰瘀阻络为标。该方由桑寄生、杜仲、菟丝子、制首乌、牛膝、丹参、水蛭、蜈蚣、清半夏、远志组成。方中以桑寄生、杜仲、菟丝子、制首乌为君,桑寄生味苦性平,归肝、肾经,有补肝肾、强筋骨、祛风湿、养血安胎的功效,杜仲味甘微辛,性温,补肝肾、强筋骨,二药合用补益肝肾以固本;菟丝子味辛、甘,性平,归肾、肝、脾经,为平补阴阳之品,以补肾阳、益肾精;制首乌味苦、甘、涩,性微温,归肝、肾经,能够补肝肾、益精血。诸药共为君药,补益肾气以治本。丹参、水蛭、蜈蚣、清半夏、远志为臣,丹参味苦,性微寒,归心、心包、肝经,能活血祛瘀、凉血消痈、养血安神,水蛭味咸、苦,性平,入肝经,能破血逐瘀通经,二药合用以祛除体内瘀血;蜈蚣辛、温,有毒,归肝经,能熄风镇痉,攻毒散结,通络止痛;清半夏性温味辛,能燥湿化痰,降逆止呕,远志苦、辛、温,能祛痰化浊,通导肾气上达于心,二药合用以化痰。诸药共为臣药,以化痰祛瘀以治标。牛膝为佐使药,味苦、酸,性平,归肝、肾经,能够补益肝肾,活血通脉,引血下行。诸药合用,标本兼顾。临床研究显示:在西药常规治疗基础上加用补肾化瘀祛痰方,能够明显降低彩色多普勒超声心动图左心室后壁厚度、室间隔厚度、左心室重量指数,补肾化瘀祛痰方能明显改善高血压左心室肥厚患者的临床症状,提高临床疗效,显著降低血压水平,改善血脂代谢紊乱,降低血液黏稠度,最终达到逆转高血压左心室肥厚进展、改善预后的目的。

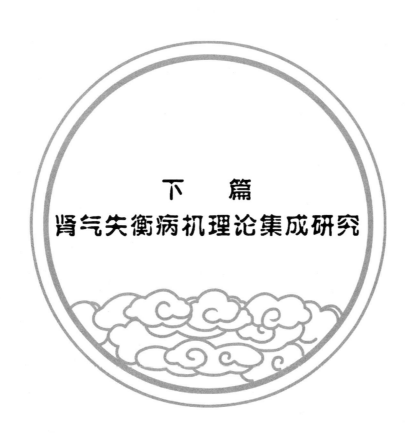

下　篇
肾气失衡病机理论集成研究

第五章
老年高血压病肾气亏虚证诊断标准研究

　　老年高血压病是老年人最常见的心血管病之一,因其患病率高、控制率低、并发症多、严重影响老年人的生存质量而日益受到关注。随着我国老龄化进程的加速,积极有效防治老年高血压病具有十分重要的意义。

　　郭伟星教授根据多年临床研究认为,老年高血压病具有独特的发病基础和证候分布规律,肾气亏虚是老年高血压病病理机制中的基本环节和特点,肾气亏虚证是老年高血压病的临床常见证候类型。因此,郭伟星教授带领团队以临床准确辨证为目标、中医理论为指导、文献研究为支撑、专家经验为参考、人群调查为依托、四诊信息为依据,借鉴量表学、临床流行病学、统计学、循证医学的研究思路与方法,建立老年高血压病肾气亏虚证规范化诊断和分级标准。采用宏观与微观相结合的方法,运用流式细胞仪、电化学发光免疫法、放射免疫分析法和酶联免疫吸附法等现代检测手段,围绕"老年高血压病肾气亏虚"这一关键病机,开展了老年高血压病肾气亏虚、肾气失衡病机理论的发生学研究、老年高血压病肾气亏虚证的生物学基础研究,探讨性激素水平紊乱、性激素受体表达异常及其调控机制失衡在老年高血压病发病中的重要作用,寻找老年高血压病肾气亏虚证与"性激素失衡"之间的相关性,揭示老年高血压病可能存在的特有的发病机制。采用网络生物学的思路及方法,分别采用基因组学、蛋白质组学及代谢组学技术分离筛选血浆生物标记物,构建老年高血压病肾气亏虚证代谢网络模型,分析老年高血压病肾气亏虚证的代谢特征和变化方向,从更深层次理解中医证候的网络代谢本质。探索益肾降压方干预该病证的效用靶点及作用机制的研究、老年高血压病病证结合宏微观多维度疗效评价方法的建立与检验等,最终形成经典理论创新、证候内涵剖析、作用机制探索、疗效评价方法构建等多角度、多层面系列研究,为临床探索老年高血压病新的治则、治法提供科学依据。

　　为建立老年高血压病肾气亏虚证的宏观量化诊断标准,探索中医证候诊断规范化研究的思路与方法,应首先进行老年高血压病中医证候分布规律的现代文献对照研究和临床回顾性研究。在文献调研、临床流行病学调查、专家咨询的基础上,建立老年高血压病肾气亏虚证宏观诊断量表,并从信度、效度、反应度等方面对量表进行考评。以该量表为测量工具,在流行病学调查基础上,经过指标赋权,建立老年高血压病肾气亏虚证的宏观量化诊断模型和标准。最后对该标准进行临床诊断性试验。

一、文献综述

(一)老年高血压病中医证候研究概况

老年高血压病是老年人的常见病、多发病,其患病率随着我国老龄化进程的加速呈逐年攀升态势,防控形势异常严峻。实践证明,中医药治疗老年高血压病具有潜在的优势和稳定的疗效。中医药疗效的根基在于辨证论治,而辨证论治的对象和核心是证候。近年来,老年高血压病证候研究逐渐受到关注,论文数量日益增多,在辨证分型、证候演变、证候分布规律及微观辨证等方面取得了一些进展。

1.辨证分型

近年来全国各地在老年高血压病的辨证分型方面做了大量工作,但迄今尚未取得一致意见。1993 年,卫生部《中药(新药)临床研究指导原则(试行)》把高血压病分为肝火亢盛、阴虚阳亢、阴阳两虚、痰湿壅盛 4 个中医证型,对高血压病的中医药研究起到了一定的规范作用,但是《指导原则》的分型标准并未能满足老年高血压病的临床科研需要,在笔者检索的 29 篇老年高血压病辨证分型研究文献中,无一完全遵照此分型标准,不同学者根据各自对该病病因病机的认识和临床实践体会提出了不同的观点,使辨证分型呈现多样化。

张崇泉教授认为老年高血压病病机以本虚标实、阴虚阳亢、夹风火痰瘀为要点,根据病证结合原则,按老年高血压病病程不同阶段病机变化出现的阴阳偏盛偏衰、虚实夹杂不同证候,大致可归纳成肝火亢盛、阴虚阳亢、肝阳化风、痰湿肝风、气阴两虚及瘀血阻络 6 种常见证型。

郎建民提出老年高血压病的发生以五脏不足为主,其中以肾、肝、心、脾四脏为基本,其中肾虚者为多,且气虚阳虚为最多,阴阳两虚及气阴两虚次之,而单纯阴虚最少。因此,老年高血压病忌盲目辨证为肝肾阴虚及肝阳上亢,主张分中气不足、肝肾阴虚、命门火衰、肝阳上亢、心脾两盛、痰湿中阻、气滞血瘀 7 种证型进行辨证论治。

刘秋江通过对老年高血压病患者的分析和运用复方芪麻胶囊有效治疗该类患者的临床观察,也认为高血压病患者中并非尽是阴虚阳亢者,而气虚或阳虚者并不少见,气虚型可能是老年高血压病的主要辨证类型。

李晓辉主张老年高血压病从肾论治,将 134 例该病患者分为肾精不足、髓海失养证,肾阴亏虚、肝阳上亢证,肾气亏虚、血瘀痰阻证和肾阳亏虚、络脉拘急证 4 个证型,辨治总有效率达 86.6%。

陈新宇则主张该病从肝论治,认为肝气虚证是老年单纯收缩期高血压病的一种重要的临床证型。冯丽等认为在老年高血压病发展过程中,皆可产生不同程度的瘀血,瘀血阻络型是该病的一个重要证型。

2.证候演变规律

多数观点认为老年高血压病病变在肝,根源在肾。一般早期偏于阳亢,中期多见阴虚阳亢,后期又多为阴阳两虚或以阴虚为主,并兼夹有风、痰、瘀等证。本病若失于调治,可演变为气血逆乱之中风,也可因肝脾肾虚、心脉痹阻、气血瘀滞,挟痰浊阻塞胸阳,发为胸痹、心悸、心衰。

郑汉军对其证候演变规律持不同看法。他认为该病早期以阴虚阳亢多见,中期以气虚痰瘀为主,后期在阴阳两虚的基础上出现风、痰、瘀等证。

程志清强调瘀血内阻贯穿本病始终,无论是肝气郁滞,或痰湿内盛、痰火壅滞,或肝肾亏损、阴阳失调,均可病及血脉,瘀滞不行,作为本病的夹杂证存在。

3.证候分布规律

章赛月等对 1 064 例老年高血压病患者的中医辨证分型调查结果显示,证型构成为阴虚阳亢 29.51%、阴阳两虚 21.05%、肝火亢盛 19.17%、痰湿壅盛 17.67%、瘀血内阻 12.59%。且随着年龄及病程增长,肝火亢盛证呈下降趋势,而阴阳两虚证呈上升趋势($P < 0.01$)。

叶艺玲等对 1 786 例老年高血压病患者做了相似调查,同样分为上述 5 个证型,结果显示肝火亢盛 21.28%、阴虚阳亢 27.83%、痰湿壅盛 17.81%、阴阳两虚 16.35%、瘀血内阻 16.74%,可见阴阳两虚型和瘀血内阻型构成比与前者相比差别较大。后者还发现,瘀血内阻型随年龄增长和病程延长呈上升趋势。

笔者汇总了近 10 年老年高血压病辨证论治研究文献共 29 篇,共纳入病例 3631 例,经频数统计,常见中医证候类型按构成比由大到小依次为阴虚阳亢证 28.1%、阴阳两虚证 28.0%、痰湿壅盛证 17.4%、瘀血阻络证 12.0%、肝火亢盛证 6.7%、痰瘀互结证 1.7%、肝肾阴虚证 1.5%、肝阳上亢证 1.3%。

4.证候微观研究

(1)辨证分型与动态血压的关系:王晓凤等研究发现肝火亢盛在 24 小时平均收缩压、舒张压及收缩压变异与脉压变异均表现出与阴虚阳亢、痰湿壅盛、阴阳两虚 3 组的明显差异,其收缩压更高,舒张压更低,脉压更大,而收缩压变异度也比其他 3 组更大($P < 0.05$)。

邹襄谷等的一项临床研究表明,阴阳两虚型夜间平均收缩压、夜间平均舒张压高于阴虚阳亢型($P < 0.01$),而在平均收缩压夜间下降率、平均舒张压夜间下降率方面却低于阴虚阳亢型($P < 0.01$),提示血压参数可作为两型辨证的基础,平均收缩压夜间下降率有助于判别阴虚阳亢型与阴阳两虚型。

(2)证候与动脉弹性的关系:唐靖一等研究表明,动脉弹性指数 C1 值正常对照组与痰湿壅盛组比较无显著性差异($P > 0.05$),而痰湿壅盛组与肝肾阴虚组、阴阳两虚组比较有显著性差异($P < 0.05$);C2 值正常对照组与痰湿壅盛组、肝肾阴虚组与阴阳两虚组比较都有显著性差异($P > 0.05$),痰湿壅盛组、肝肾阴虚组与阴阳两虚组比较也有显著性差异($P < 0.05$)。进行脉压与动脉弹性的简单相关分析,结果表明痰湿壅盛组脉压与动脉弹性相关性并不显著,而阴阳两虚组脉压与动脉弹性指数呈显著负相关,说明老年高血压病患者大动脉和小动脉弹性均有明显减退,不同证型老年高血压病患者动脉弹性存在显著性差异。

(3)证候与动脉厚度的关系:何皓颋等观察了 120 例老年收缩期高血压患者的颈动脉内膜中层厚度最大值,结果较正常对照组明显升高($P < 0.01$)。不同中医证型比较发现,痰湿壅盛型的颈动脉内膜中层厚度最大值明显高于肝火亢盛型、阴虚阳亢型和阴阳两虚型($P < 0.01$),提示中医痰证在老年收缩期高血压患者动脉硬化发病中有内在的病理基础,为老年收缩期高血压病患者从痰论治提供了客观依据。

(4)证候与脑血流动力学指标的关系。邹襄谷等对老年高血压病中医辨证分型与经颅多普勒检测的关系研究结果显示:①老年高血压被降压药控制趋于正常,但脑动脉血流未完全恢复正常;②阴虚阳亢型以血流增快为主兼有血流减慢,而阴阳两虚型则以血流减慢为主。

(5)证候与血微循环的关系:金国健等将 156 例老年高血压病患者分为肝火亢盛组、痰湿壅盛组和阴虚阳亢组,结果 3 组细胞间黏附分子、单核细胞趋化因子-1 水平高表达,全血黏稠度依次为正常对照组<肝火亢盛组<痰湿壅盛组<阴虚阳亢组,建议血液流变异常可作为高血压早期血液微循环障碍时的检测指标。

(6)证候与性激素的关系:马民进行了老年男性高血压病与中医肾虚血瘀证的相关性研究,结果男性高血压病患者血浆雌二醇、雌二醇/睾酮比值趋于上升,睾酮值则下降不明显,说明老年男性患者主导性激素与非主导性激素水平失衡,提示肾虚证的存在,而内皮素、内皮素/NO比值的升高则提示血瘀证的存在,揭示了中老年高血压病以肾虚为本、血瘀为标的本质。

5.问题与展望

综上所述,目前老年高血压病中医证候研究取得了一些可喜的成果,但同时也存在若干问题。突出表现在缺乏统一的老年高血压病辨证分型标准和证候诊断"金标准"。由于辨证诊断标准不明确、不统一,无法保证相关研究中纳入对象的齐同可比性,导致研究结论可信度和可重复性不高,可比性差,难以进行荟萃分析,严重制约了研究成果的相互交流和推广,阻碍了该病证的进一步深入研究。

老年高血压病微观辨证研究方兴未艾,它是宏观辨证的深化和补充,许多学者在这方面做了有益的尝试。但是正如专家所言,微观指标与证候之间的对应是非线性的关系。目前尚未找到具有相对排他的某一或某些理化指标可以作为某一证候的判断标准。另外,证候诊断标准不统一的问题同样困扰着微观辨证研究的深入开展。证候微观研究是以宏观辨证是否"准确"为前提的。在合适的证候标准的基础上开展的证候相关研究,才具有更大的真实性和价值。

老年高血压病的病证结合研究应首先从证候规范化、标准化入手。在总结既往研究成果的基础上,开拓新思路,引进新方法,应用先进的科学技术手段和严密的数理统计分析方法,开展多学科、多层次、多途径的综合性研究,以期尽快建立符合临床规律的统一、客观、可行的老年高血压病证候分型和宏观诊断标准,这是目前老年高血压病证候研究的重中之重。

(二)中医证候诊断标准规范化研究进展

证候规范化研究是中医现代化、科学化和标准化研究的热点领域,而建立证候量化诊断标准是其中最核心的内容。自20世纪80年代始,不断有学者提出构建规范的中医证候诊断标准的研究思路及方法,特别是近十年来,现代科学技术的发展、多学科的交叉及渗透,为该领域研究注入了新的活力,通过实践研究,取得了诸多成果。本处就近年证候诊断标准规范化研究的理论及实践成果进行综述,以期为该课题研究探寻切入点和提供借鉴。

1.研究思路与观点

(1)从病证结合入手:初期的证候诊断标准规范化研究多以单纯中医证候

为切入点,忽略不同西医病种对研究可能带来的偏倚。随着研究的不断深入,许多学者意识到问题的存在。如姚魁武等从病证结合的角度运用 Logistic 回归分析探讨了与血瘀证相关的各个症状体征在冠心病、高血压病、脑梗死 3 种疾病中表现的差异。结果提示同一证型在不同疾病中表现不完全相同,症状体征对于该证的诊断贡献度也不相等。吴秀艳等主张病证结合证候规范化研究。病证结合是指在现代医学确定的疾病下开展证候研究。西医疾病的特异性可以为证候研究做出较明确的限定,可提高证候诊断的准确性,减少随意性。刘旺华等认为在同一个比较明晰的病因、病理环境中有利于进一步研究证的状态,还有利于将现代医学实验室检测指标纳入诊断范畴。吴秀艳等建议首先应开展某一西医常见疾病下证候分类及诊断标准的研究,逐步进行更多西医常见疾病的证候研究,由点到面,最终逐步建立客观、规范、公认、可行的证候分型及诊断标准。

(2)首先建立证候宏观诊断标准:赖世隆指出证候宏观诊断标准的建立是证候研究中一项最具基础性的工作,不论是中医药的疗效评价、证候临床研究,还是证候微观研究,都是以宏观辨证是否"准确"为前提的。在合适的宏观证候标准的基础上开展的证候相关研究,才具有更大的真实性和价值。在证候传统的宏观标准都未确定的前提下,任何现代的微观的指标对证候研究来说都是无源之水。

(3)创立以证素为核心的辨证新体系:证素即证的要素,指辨证所要辨别的脾、肾、肝、胃、表等位置和气虚、血瘀、痰、寒等性质。朱文锋教授认为,辨证过程是确定其病位和病性等病理本质——证素,并作出证名诊断的思维认识过程。主张在揭示辨证原理与规律的基础上,采用现代量化诊断的方法和技术,将证候与证素之间的诊断关系进行计量刻画,制定出具有特色的全病域中医辨证量表,构建以证素为核心的辨证新体系。建立科学的证素辨证标准,是辨证统一体系推广应用的基础。

(4)以单证为研究单元:传统的中医证候诊断规范化研究多以证型为研究单元,而赵晖等提出了以单证为研究单元的新思路。目前对单证还没有一个成熟的定义。一般认为单证是介于证素和证型之间的研究单元,是病位证素与病性证素的有机组合形式。将单证作为研究单元即先按照组合规律将病性与相应的病位组合成单证,然后秉承证素辨证体系"降维升阶"的思想建立证候诊断标准。一方面将证型拆分成单证,比原来的证型少,达到了降维升阶的效果;另一方面先将病性与病位进行组合,避免了证素组合的不确定性。

（5）"辨证元"计量诊断：江启煜在现有的中医辨证计量诊断方法基础上，阐述了一种新型的"辨证元"计量诊断思路。辨证元是由若干辨证因子组成的，能够代表某证型诊断性质的最小辨证单元。辨证因子即证候，包括症状、体征或舌脉等。诊断性质是指证型的病位、病性等属性。"辨证元"计量诊断法由证素辨证体系发展而成，它将辨证元素在一定条件下组合成最小的运算单元，既能体现中医辨证的整体观，又能对辨证元素进行客观的量化。

（6）以量表规范中医辨证：朱文锋主张使用量表来研究、规范中医的辨证，对症状与证素进行量化处理，可克服辨证的模糊性、不确定性和主观性。人机结合，从定性到定量，从而综合集成为人工智能诊断系统，为中医药临床研究、诊疗评价提供了新的思路和方法，并勾画了建立全病域中医辨证量表的研究思路。姜小帆等认为生存质量量表在内容上与中医辨证诊断所需信息基本吻合，借鉴生存质量量表的编制原则，研制具有中医特色的证候量化诊断量表，从而进一步建立证候量化诊断标准，无论在理论方面还是在实际操作方面均具有可行性。郭铭隆认为把量表的科研方法引入到中医学研究当中是中医科学化的重要举措。在中医学量表设计中，只有对中医临床常见症状、证候名称进行规范，对症状量化、证候分类及诊断标准等进行规范化处理，才能促进中医学量表研究工作的科学发展。

2.方法学实践

中医证候研究的关键是方法学的合理应用。现代科学技术的发展、多学科的交叉与渗透、计算机的应用为证候规范化研究提供了强有力的技术支持平台。近十年来不少学者以临床科研设计、衡量、评价（design,measurement and evaluation in clinical research,DME）及循证医学为指导，进行临床大样本的数据收集，然后采用数理方法进行数据分析，从而建立证候的定性和定量诊断标准。总结目前运用于证候诊断标准研究的技术方法，主要有以下几种。

（1）多元统计分析：多元分析是定量分析事物间复杂相互关系的一种数理统计方法，对于中医证的诊断与鉴别诊断，寻找灵敏度高、特异性强的中医实验数据，探讨中医药治疗方法和疗效评价等都具有一定应用价值。它是实现中医脉证定量化、规范化、标准化的重要手段。①回归分析：主要有多元逐步回归、Logistic回归等。常被用于筛选对证候诊断及鉴别诊断影响较大的指标。王阶等对临床预试验血瘀证症状体征及客观指标共 40 个因素进行了多元逐步回归分析。当 $F=6$ 时选出的 18 个因素对血瘀证诊断贡献度最大，并得出回归方程。将数量化资料代入回归方程进行检验，总符合率为 94.24％。王忆勤等运用临床流行病学方法对慢性胃炎患者进行临床流行病学调查,在聚类分析和主成分分析对证候群筛选的基础上,分别建立了慢性胃炎脾胃湿热证和脾胃湿阻证的Logistic回归方程,从而确立了证候诊断标准。姚魁武等对多中心、大样本血瘀证临床资料进行 Logistic 回归分析,结果从中筛选出性别、职业、齿龈色黑、肌肤甲错、眼周色黑、面色黑等14个确定为血瘀证的危险因素。对 2 004 例患者依据回归方程进行回代分析,总预测正确率为 92.9%。②判别分析:是根据多种因素对事物的影响,判别样本所属类别的一种多元分析方法。常用的有 Fisher 判别分析、Bayes 判别分析、逐步判别分析等。朱莹杰等采用中医症状积分法进行脾虚证等级分组,运用多类判别分析法建立进展期胃癌脾虚证等级判别函数,对289 份病例进行回代判别,总回代符合率达到 92.0%。最大似然判别分析法在近年的建立证候诊断标准的研究中应用颇多。它的基本步骤是确定诸症候在不同证的条件概率,然后将概率转换成指数,编制量化诊断表,再以指数和的大小作为判别标准,即根据指数和最大者作出证的判断。刘四军等通过文献出现的频率确定研究指标,在流行病学调查的基础上,应用条件概率换算方法建立症状体征赋分表,应用最大似然判别法确定火热证诊断阈值为 63;建立了火热证的诊断计分表。白晓菊等在对 423 例阿片依赖戒断者调查的基础上,进行了阿片类戒断综合征计量诊断研究,采用最大似然法判别分析模型,建立阿片类戒断综合征中医辨证计量诊断的指数表,继而运用 DME 方法,对毒瘀内阻寒热错杂证、毒瘀热阻证和毒瘀寒阻证进行了诊断效能的评价。董佳晨等亦应用最大似然法建立了慢性前列腺炎气滞血瘀证计量诊断赋分表,并确定了量化诊断阈值。经回顾性和前瞻性检验证明其具有较好的判别效果和一定的临床实用性。③隐变量分析:也称为"结构模型"分析,是近几十年内应用统计领域中发展最为迅速的一个分支,以考察变量间的直接作用外,还可以同时考察变量间的间接作用。它可以寻找变量间内在的结构关系,可以去验证某种结构关系是否合理并指出如何加以修改。陈启光等以西医的病为依托,以传统辨证结果为依据,对脑梗死等 8 个病种的现场调查资料采用结构方程模型方法研究。结果在区分各病种的证候、寻求各证候相应的主要指标,以及病和证候结合研究临床辨证等方面都得到较满意的结果。吴崇胜用隐变量分析建立了抑郁症的肝郁证、脾气虚证、心血虚证、痰证、火证 5 个单证的诊断标准。

(2)数据挖掘:是揭示存在于数据里的模式及数据间的关系的学科,它通过对大量观测到的数据库的处理,从大型的、复杂的、信息丰富的、随机的实际应用的数据中,提取出隐含在其中的、人们事先不知道的、有用的信息和知识。中医证候数据挖掘是近年来数据挖掘用于中医药领域研究的一个热点。王波等利用聚类挖掘、关联挖掘等数据挖掘技术研究从病例中提取特征,寻找规律性信息,形成用数字描述和表达的中医症状信息,构建了面向中医辨证规范的交互式数据挖掘框架,为中医辨证的规范化研究提供了一个平台。李建生等提出了用于中医证候诊断的径向基神经网络,利用聚类分析确定径向基神经网络隐层的参数,运用最小二乘法确定径向基神经网络输出层的参数,为中医证候诊断标准的研究提供了可行性方法。并采用人工神经网络及模糊系统,构建了基于动态 Kohonen 网络的自适应模糊推理系统模型。通过 Fisher-iris 数据检验模型可靠性。然后用该模型对 1 134 份 2 型糖尿病患者的临床调查资料进行数据挖掘,获取 24 个模糊规则及相应的模糊子集及参数。结合上述中医证候模型转换规则及中医现有的证候诊断标准,最后确定了气阴两虚证、肾阴亏虚证、血瘀证、肺燥津伤证等 6 个常见证候的诊断标准。边沁等的研究亦表明,神经网络用于证候规范化研究具有方法上的可行性。

(3)基于熵的复杂系统分划方法:是信息熵在非线性相关模式识别领域的具体应用,它依据数据内在关联进行自主聚类,不对数据作刚性分割,可以无监督地处理多变量、多层次复杂数据,对于提取中医证候要素相关症状并分析症状之间复杂的非线性关系具有重要应用价值。对于证候数据,首先应用熵分划方法计算症状间关联度,获得大量有关联关系的症状集合群,提取出具有中医理论意义的症状集合即基本证候;通过分析基本证候中各个症状与所在症状集合的关联度,获得症状对于所在症状集合(证候)的贡献度,从而实现中医证候相关症状提取及症状贡献度运算。河北以岭医院研究所用基于熵的复杂系统分划方法做了系列的实践研究,分别建立了冠心病心绞痛及急性心肌梗死、短暂性脑缺血发作、"脉络——血管系统病"脑络瘀阻证候、血管内皮功能障碍肾阴虚证、络气虚滞证等中医证候的量化诊断标准。这些研究在很大程度上丰富了中医证候计量研究的内容,使其在方法学应用上得到不断完善。

3.问题与展望

中医证候诊断规范化研究涉及中医理论与实践的众多学科,是一项艰巨复杂的工作,虽然经数十年的探索,取得了一定成绩,但也还存在诸多问题。孙贵香等总结了 4 个方面:①由于方法学运用不一,产生的结果亦大相径庭,难以形成统一的标准;②症状的权值不明确,主观性强;③相关学科的方法在运用上存在不足;④具体方法未能紧密结合中医临床实际的需要。焦宏官等认为专家经验的总结不够、相关学科的方法在运用上存在不足及标准的临床验证存在循环论证的缺陷,是当前证候研究存在的主要问题。

李建生针对目前中医证候标准研究的现状与存在问题,提出了建立证候标准的思路与方法,即文献研究是证候研究的基础,临床调研是构建证候标准研究的重要环节,专家问卷调查提高证候标准的指导性,症状/体征量化是证候标准建立的关键,计算智能方法的介入将为证候诊断研究提供技术平台。梁茂新认为在依托西医疾病的前提下,中医辨证规范应着重解决两方面的问题:一是病证所属症状、体征的规范,其中包括症状术语的规范、症状间逻辑关系规范、症状体征分级规范、症状体征测量方法规范;二是疾病所属各证的规范,具体完成疾病所属各证基本构成规范,疾病所属各证构成比确定,疾病所属各证的症状构成规范,疾病所属中医各证临床诊断规范,疾病所属中医各证基本演变规律的确认,西医疾病分期、分类、分型等与所属中医各证对应关系的确认等规范方法应兼顾逻辑分析、数理统计和数据挖掘等。

综上所述,中医证候诊断规范化的研究工作不论从基本思路、方法,还是从具体研究、实施及应用方面,都存在一定的问题与分歧。今后该领域的研究应继续以中医理论为指导,以临床实践为基础,开展多学科、多层次、多途径的综合性研究,以期尽快建立规范的中医证候诊断标准体系。

二、老年高血压病中医证候分布规律研究

(一)老年高血压病中医证候分布规律的文献对照研究

近年来,我国高血压患病人数逐年上升。流行病学调查结果证实,高血压患病率与年龄呈正比。目前我国 60 岁以上老年高血压病患者数目庞大,是防治的重点难点。作为高血压病的一个重要亚型,老年高血压病有其自身独特的发病基础、病理机制和辨治规律。本研究借鉴循证医学和流行病学的研究思路与方法,以近 10 年高血压病包括老年高血压病相关中医文献为研究对象,以中医证型为切入点,探索老年高血压病的证候分布规律,以期为该病证候诊断规范化研究提供客观依据。

1.资料与标准

(1)资料来源:中国生物医学文献光盘数据库和中国期刊全文数据库1999－2008 年高血压病(包括老年高血压病)证候相关研究文献。

(2)纳入标准:有关中医或中西医结合治疗高血压病涉及辨证分型(至少为2 型)的各种临床研究文献,包括专家经验、病例报告、病例分析、病例对照试验、中医辨证分型和微观指标相关性的研究等。文献须有明确的中医证候类型、样

本量、各分型例数、纳入对象的年龄范围等记载。

（3）排除标准：①综述、理论探讨、个案报道和专方专药治疗高血压病的文献；②继发性高血压的研究文献；③有证名而无具体病例数者或证型表述不清者；④一稿多投或同一研究从不同角度发表的多篇文章，只取其中资料最完整的1篇列入，其余予以删除。

2.研究方法

（1）文献检索方法：以中国期刊全文数据库为主库，检索年限为1999—2008年，检索词为"高血压""老年高血压""中医""证"。以中国生物医学文献数据库为辅库，补充检索1999—2008年中国期刊全文数据库中没有全文收录但在中国生物医学文献光盘数据库中有题录收录的文献。

（2）证候名称规范方法：对文献中意义相近而名称不同的证型，依照《国家标准中医临床术语诊疗标准》及《中药新药临床研究指导原则》，结合专业知识进行统一规范。如肝火炽盛、肝火旺盛、肝火上炎归为肝火亢盛；肝阳偏亢、肝阳亢盛归为肝阳上亢；肝气郁结、肝气郁滞归为肝郁气滞；痰浊内蕴、痰湿阻滞、痰浊内阻、痰湿内盛、痰浊壅盛、痰浊上扰、痰浊闭阻归为痰湿壅盛；痰瘀阻络归为痰瘀互结；脾虚痰扰归为脾虚痰湿等。

（3）统计分析方法：用 Microsoft Access 2003 建立数据库，由 2 名本专业硕士研究生分别独立进行数据录入，核实修改至两数据库完全一致。用 SPSS 15.0 统计软件进行证候类型频数计算和检验。

3.研究结果

（1）文献检索结果：从上述数据库中共检索出 3 156 篇相关文献供选择分析。通过全文阅读，参照纳入标准和排除标准，最终有 264 篇目标文献入选，其中包括老年高血压病相关文献 19 篇，未检索到患者年龄均在 60 岁以下的相关文献。

（2）高血压病常见中医证型分布：264 篇高血压病相关文献共纳入病例20 236 例，患者年龄跨度 19～87 岁，证候类型共计 53 个，按上述证候名称规范方法归纳为 31 个，频率在 1% 以上的证候类型共有 8 个，按构成比由大到小排列依次为阴虚阳亢证、肝火亢盛证、肾气亏虚证、痰湿壅盛证、肝肾阴虚证、肝阳上亢证、瘀血阻络证和痰瘀互结证，累计频率为 95.8%，提示以上 8 个证型在高血压病患者中较为常见（表5-1）。

表 5-1 20 236 例高血压病患者中医证型频数分布

证候名称	频数	构成比/%	累积构成比/%
阴虚阳亢证	4 990	24.7	24.7
肾气亏虚证	4 106	20.3	44.9
痰湿壅盛证	2998	14.8	59.8
瘀血阻络证	2 866	14.2	73.9
肝火亢盛证	1 618	8.0	81.9
痰瘀互结证	1 329	6.6	88.5
肝肾阴虚证	937	4.6	93.1
肝阳上亢证	552	2.7	95.8
其他	840	4.2	100.0
合计	20 236	100.0	

（3）老年高血压病常见中医证型分布：19 篇老年高血压病文献共纳入病例
3 631 例，患者年龄均在 60 岁以上，中医证型可归纳为 17 个，频率在 1% 以上的
证候按构成比由大到小排列依次为阴虚阳亢证、肾气亏虚证、痰湿壅盛证、瘀血
阻络证、肝火亢盛证、痰瘀互结证、肝肾阴虚证、肝阳上亢证，累计频率为 96.9%
（表 5-2）。虽然常见证候类型与多年龄组高血压病相同，但构成比显著不同。

表 5-2 3 631 例老年高血压病患者中医证型频数分布

证候名称	频数	构成比/%	累积构成比/%
阴虚阳亢证	1 022	28.1	28.1
肾气亏虚证	1 015	28.0	26.1
痰湿壅盛证	633	17.4	73.5
瘀血阻络证	437	12.0	85.6
肝火亢盛证	245	6.7	92.3
痰瘀互结证	63	1.7	94.1
肝肾阴虚证	54	1.5	95.5
肝阳上亢证	48	1.3	96.9
其他	114	3.1	100.0
合计	3 631	100.0	

（4）老年高血压病与多年龄段高血压病常见中医证型的构成比比较：经 χ^2
检验，差异均有统计学意义（表 5-3）。该结果提示老年高血压病常见中医证型在
人群中的分布有其自身的规律和特点。

表 5-3　2 组常见中医证型 χ^2 检验结果

证候名称	Pearson χ^2 值	P 值
阴虚阳亢证	19.870	0.000
肾气亏虚证	429.993	0.000
痰湿壅盛证	16.359	0.000
瘀血阻络证	311.137	0.000
肝火亢盛证	378.797	0.000
痰瘀互结证	12.086	0.001
肝肾阴虚证	200.177	0.000
肝阳上亢证	155.815	0.000

4.讨论

近年来,高血压病证候研究方兴未艾,而从文献资料来看,绝大多数都是涉及多年龄段的综合分析,老年高血压病证候研究资料相对匮乏。本研究结果初步提示,高血压病证型分布与患者年龄有关。总体而言,高血压病中医证候在人群中的分布以虚证和虚实夹杂证多见,亦可见实证,病位主要涉及肝、肾。而对于 60 岁以上的老年患病人群,证候分布趋势和特点更加鲜明,虚证和虚实夹杂证占绝对优势,特别是肾气亏虚证的构成比较对照组显著提高,而以肝火亢盛证为代表的实证构成比明显降低。这充分反映了老年高血压病以正虚为主尤以肾虚为本的基本特征。

肾藏精,主生长发育与生殖,肾精化生肾气,肾气的盛衰在人体生、长、壮、老、已的生命过程中起重要作用。从年龄上分析,老年人处于人体的衰老期,而肾气亏虚是衰老的根本原因,故老年高血压病的发病或病理过程与肾气亏虚有着密切的内在联系。从临床表现分析,老年高血压病患者多见头晕耳鸣、腰膝酸软、小便不利或频多、记忆力减退、神疲乏力等症状,这些均体现了该病肾气亏虚的基本病机特点。

肾气由肾阳蒸化肾阴而产生,既包含肾阴,又包含肾阳,是肾阴肾阳两方面平衡协调的总体,故老年高血压病患者的肾气亏虚,包括肾阴肾阳两方面的亏损。由于肾气亏虚、阴阳平衡失调,常影响到心、肝、脾等多个脏腑,也可由虚致实,生痰生瘀,从而发生一系列的病理变化,出现诸多虚实夹杂证候,这也是老年高血压病病情复杂、血压不易控制、多合并并发症的根本原因。综上,肾气亏虚是老年高血压病理机制中基本的环节和特点,老年高血压病的发生、发展与转化,均是以肾阴肾阳双方的亏损为其病理基础,故补益肾气、燮理阴阳是老年高血压病的治本大法。

通过本次文献对照研究,初步得出了上述观点。但由于一方面老年高血压病文献来源较少,同时缺少中青年高血压病文献资料作为对照,另一方面每篇文献的辨证分型难免带有作者的主观判断因素,这些都可能对结果产生一定影响,故上述结论尚待临床流行病学调查分析验证。文献研究是证候规范化研究工作的基础,本研究结果为下一步进行老年高血压病证候规范化研究提供了初步依据。

(二)老年高血压病证候分布规律的临床回顾性研究

老年高血压病是老年人常见的心血管病之一,因患病率高、控制率低、并发症多,严重影响老年人的生存质量,近年来备受关注。中医药辨治老年高血压病的研究日益增多。目前老年高血压病中医证候研究多参照 2002 年卫生部《中药新药临床研究指导原则》中关于高血压病的辨证分型模式,即分阴虚阳亢、阴阳两虚、肝火亢盛及痰湿壅盛 4 个证型。这种分型是否合理? 能否客观反映老年高血压病的临床证候分布规律? 老年高血压病与中青年高血压病在证候分布上是否有所区别? 本研究以近 10 年老年高血压病临床病历资料为调查对象,以中医证候为切入点,运用流行病学的研究思路和方法,试图揭示老年高血压病的证候分布规律,为该病证候诊断规范化研究提供客观依据。

1.资料与标准

(1)病历来源:为保证调研质量、减少偏倚,课题组在省内选取了 3 家三级甲等医院作为调研基地,分别是山东中医药大学第一附属医院、山东中医药大学第二附属医院及泰安市中医院。

(2)纳入标准:①住院患者年龄在 60 岁以上;②西医第一诊断为高血压病;③中医辨证论治且治疗有效者。

(2)排除标准:①患者年龄不足 60 岁的住院病历;②高血压病不是第一诊断者;③未服用中药或无疗效描述,无法判断辨证是否正确者;④有心、脑、肾严重器质性病变者。

2.研究方法

(1)病历检索:在上述 3 家医院相关病房及病案室手工检索符合上述选择标准的 1999-2008 年的住院病历资料,扫描形成图像信息库。

(2)规范录入用语:对信息库中的症状、体征、舌脉及证型名称参照"中华人民共和国国家标准——中医临床术语诊疗标准:证候部分"、《常见症状中医鉴别诊疗学》,并结合专业知识对其进行统一规范化整理。

（3）证候数据库的建立：以 Java 5.0 为开发平台，在 Microsoft Access 2003 数据库管理系统环境中，编制病历证候信息录入软件。软件自动将变量赋值为 0、1 形式的二项分类资料。

（4）质量控制：调研及录入人员均为本专业硕士研究生，明确研究目的，经培训后上岗。数据录入采用双人双机同时录入的方式，修改至完全一致。

（5）统计分析：用 SPSS 15.0 统计软件进行频数计算和统计分析。

3.研究结果

（1）老年高血压病临床证候分布规律：本研究共纳入符合选择标准的病历资料 2 029 份。中医证候名称经规范化整理后共计 12 个。临床病历中多数为 2 项或多项复合证型（52.6%），即有一个或多个兼夹证，这也客观反映了本病病机的复杂和证候的动态演变。考虑到主证和兼夹证地位不同，主证往往更能揭示病机的基本环节和主要矛盾，而兼夹证对研究证候的动态演变规律有重要价值，故本研究分别统计主证的频数分布和兼夹证候的频数分布（表 5-4、表 5-5）。

表 5-4　老年高血压病主证频数分布

中医证型	频数	频率/%
肝肾阴虚	812	40.0
肾气亏虚	575	28.4
肝阳上亢	197	9.7
痰湿壅盛	151	7.4
瘀血阻络	133	6.6
痰瘀互结	116	5.7
肝火亢盛	23	1.1
其他	22	1.1
合计	2 029	100.0

表 5-5　老年高血压病兼夹证候频数分布

中医证型	频数	构成比/%	频率/%
肝阳上亢	538	50.4	26.5
痰湿壅盛	195	18.3	9.6
瘀血阻络	147	13.8	7.2
痰瘀互结	111	10.4	5.5
肾阴亏虚	76	7.1	3.7
合计	1 067	100.0	52.6

　　(2)老年高血压病肾气亏虚证分布规律：表5-4显示,老年高血压病的临床主要证候(前3位)是肝肾阴虚证、肾气亏虚证和肝阳上亢证。其中阴虚阳亢与高血压病的密切关系多年来一直被学术界推崇,相关研究甚多,故不再赘述。而相比之下,肾气亏虚与高血压病特别是老年高血压病的关系似乎还没有引起太多关注,把肾气亏虚证列入老年高血压病基本证候的文献较少。为客观揭示肾气亏虚证在老年高血压病中的临床证候演变规律,本研究对575份肾气亏虚证病历做了进一步分析,分别统计了单证及常见兼夹证候的频数(表5-6)。

表5-6　老年高血压病肾气亏虚证频数分布

肾气亏虚证	频数	频率/%
单证	90	15.7
兼痰湿壅盛	154	26.8
兼瘀血阻络	122	21.2
兼痰瘀互结	119	20.7
兼肾阴亏虚	76	13.2
兼肝阳上亢	14	2.4
合计	575	100.0

4.讨论

　　多年来,肝肾阴虚、肝阳上亢与高血压病关系密切的观点已深入人心,以致临床上辨治高血压病多从阴虚阳亢入手。但若简单把两者画等号,难免以偏概全,走入治疗误区,影响实际疗效。

　　上述研究结果显示老年高血压病临床证候以虚证为主(68.4%),但并非肝肾阴虚一统天下。肾气亏虚证的出现频率亦即构成比为28.4%,提示肾气亏虚证是老年高血压病临床最常见的中医证候类型之一。

　　老年高血压病病位在肝、肾,且以肾虚为本。从年龄上分析,老年人处于人生的衰老期,而肾气亏虚是衰老的根本因素,故老年高血压病的发病或病理过程与肾气亏虚有着密切的内在联系。该证可能是老年高血压病与中青年高血压病在证候分布规律上的最大区别。对肾气亏虚证的进一步分解显示,老年高血压病临床病历中该证大多以复合证候的形式出现(84.3%),体现了本病虚实夹杂、本虚标实的证候特点。

　　痰湿壅盛证、瘀血阻络证及痰瘀互结证作为主证出现频率较低,但作为兼夹证候出现频率很高,表3显示痰和瘀是肾气亏虚证最主要的兼夹证候(68.7%)。

肾为水脏,主水液代谢,肾气亏虚,水聚成痰,痰蒙清窍,所谓"无痰不作眩"。高血压病病程漫长,"久病入络","久病及血",本病后期多兼瘀血阻络。近来临床多从络病理论论治老年高血压每获良效即是佐证。应当强调痰、瘀等标实兼夹之证大多是在本虚肾亏的基础之上产生的,即因虚致实。若能早期正确辨识和诊治本虚证候,可以阻止标实证的产生,改善预后。所以从补益肾气、调理阴阳角度辨识老年高血压病,不失为治本之法。

高血压病中医多归属"眩晕""头痛"范畴。笔者检索了历版《中医内科学》教材,均没有把肾气亏虚证列为高血压病的基本证型。多年来高血压病临床研究一直沿用的《中药新药临床研究指导原则》辨证分型标准似乎并不能正确反映老年高血压病的客观证候分布规律。肝火亢盛证作为高血压病的常见证候类型在老年高血压病临床病历中出现频率却很低,标准中没有的肾气亏虚证则是老年高血压病的常见临床证型之一,提示老年高血压病作为高血压病的一个重要临床亚型,具有不同于中青年高血压病的独特的证候分布规律。若完全依照一般高血压病的辨证思路,或盖以阴虚阳亢统之,辨治效果难免差强人意。当前老年高血压病辨证分型标准阙如的现状,严重制约了该病证理论和临床研究的进一步深入开展。本次临床病历回顾性流行病学调查为客观揭示老年高血压病证候分布规律及进行老年高血压病证候诊断规范化研究提供了参考依据。

三、老年高血压病肾气亏虚证量化诊断研究

量化诊断是近三十年来发展起来的一门边缘学科,它以统计学概率论等为理论,使其成为诊断和鉴别诊断的重要依据,并可用以判断病情的发展趋势,评价治疗效果,作出预后诊断。传统的中医证候诊断标准均为定性标准,表现为症状体征的简单罗列。这种标准因模糊性大、主观性强,不同医师依据同一标准仍然可能做出不同的证候诊断,使其临床及科研应用价值受到严重影响。如何建立统一的规范的证候诊断"金标准"是摆在每一个中医人面前的亟待解决的课题。建立证候量化诊断标准,是实现中医辨证规范化、标准化的必由之路。如何量化中医四诊指标,方法是关键。目前,国际上公认的以科学测评软指标见长的各种医学量表为我们提供了标准化、规范化的研究工具。在中医理论指导下,借鉴量表学的科学方法,编制有中医特色的证候诊断量表,建立公认的量化指标和证候诊断数学模型,是实现辨证规范化、客观化的一条可行的研究思路。本研究以中医治疗优势病种老年高血压病中的常见中医证候肾气亏虚证为切入点,探索中医证候规范量化诊断的适宜方法与模式。

(一)老年高血压病肾气亏虚证诊断量表的研制

证候诊断量表的研制是建立老年高血压病肾气亏虚证量化诊断标准的一项重要基础性工作。本研究借鉴生存质量量表的研究思路、原则与技巧,拟编制符合中医基本理论和临床实际的证候诊断量表,为肾气亏虚证量化诊断提供标准化尺度。

1.设立研究工作组

本研究参照世界上通用量表如 SF-36、WHO-100、SCL-90 等的研制原则,采用结构化的决策方法即通过议题小组和核心小组的交互工作方式来制定量表。核心小组主要由课题组成员 7 人构成,其主要任务为拟定研究主题、选择专家、编制专家咨询表、对指标的讨论筛选及数据统计分析等(表 5-7)。议题小组邀请心血管临床一线医师、护士、老年高血压病患者及家属共同参与,共 16 人,主要参与条目的提出及筛选。

表 5-7　核心小组基本情况表(n＝7)

基本情况	人数	构成比/%
职称		
主任医师/教授	3	42.8
副主任医师/副教授	2	28.6
主治医师/讲师	2	28.6
专业		
心血管	4	57.1
中医诊断学	1	14.3
临床流行病学	1	14.3
医学统计学	1	14.3
学历		
博士	5	71.4
硕士	2	28.6

2.拟定量表框架

(1)量表名称:老年高血压病肾气亏虚证诊断量表。英文名:The diagnostic scale of kidney qi deficiency of elderly hypertension。

(2)量表形式:量表以问答的方式呈现。考虑到该量表的调查对象为老年患者,统一采用自评方式可操作性较差,故量表形式拟为他评,即由调查者根据条目逐一提问,根据患者的回答选择最恰当的答案。规范提问方式、内容及角度,条目陈述尽量通俗易懂,避免使用专业术语。

(3)量表测量对象:60岁以上符合研究纳入标准的高血压病患者。

(4)量表研制目的及用途:筛选、提炼和量化对老年高血压病肾气亏虚证最有诊断价值的症状、体征和舌脉等四诊指标,为正确辨识老年高血压病肾气亏虚证、建立该证候量化诊断标准及客观评定其证候疗效提供标准化尺度。

(5)量表维度:朱文锋教授认为,证型是由证素相互组合而构成的,中医辨证量表要以辨别证素为主要目标。所谓"证素",就是通过对症状、体征等病理信息的辨识而确定的病位和病性,是构成证名和辨证的基本要素。肾气亏虚证的病位证素是肾,病性证素是气虚,每一个证素就是一个最基本的辨证单元,故据此拟定该量表分肾虚和气虚2个维度。这里的肾虚指的是肾本脏虚损,非广义的肾虚。考虑到以舌脉为代表的体征条目与问诊症状条目的分级量化和统计学处理方法均不同,只能单列1个维度,命名为舌脉维度。最终确定老年高血压病肾气亏虚证诊断量表由肾虚、气虚和舌脉3个维度构成。

(6)量表条目量化原则:症状条目采用心理学量表广泛采用的Likert五点评分法,用1~5分别代表:1——根本没有;2——有,较轻;3——有,一般;4——比较严重;5——很严重。对难以量化的体征舌脉条目采用二值化处理,即分"无""有"2个等级,为了和症状条目的计分相呼应,使后续的量表条目赋权和积分处理更加合理,分别计1分和3分。

3.拟定研究技术路线

拟定研究技术路线,见图5-1。

4.建立备选条目池

建立备选条目池是根据量表主题全面收集资料的过程。因辨证思维的基本原则是以症为据,从症辨证,症状(广义)是中医诊治疾病过程中始终考察的主要对象和判断依据,所以证候宏观诊断量表的条目池应由运用四诊收集到的症状、体征、舌脉等信息所组成。为了尽可能全面采集老年高血压病肾气亏虚证的辨证要素,本研究按照循证医学的研究理念和临床流行病学的研究方法,进行了较为系统的古今文献整理和大样本的临床回顾性调查。由于单纯依据文献记载、专家经验或部分临床资料确定量表候选条目很难保证能全面涵盖证候在临床上的实际表现,因而将文献(包括教材和专著)分析、专家经验与临床观察相结合进行综合分析,无疑为我们建立证候量表备选条目池提供了一种更加科学而全面的方法。

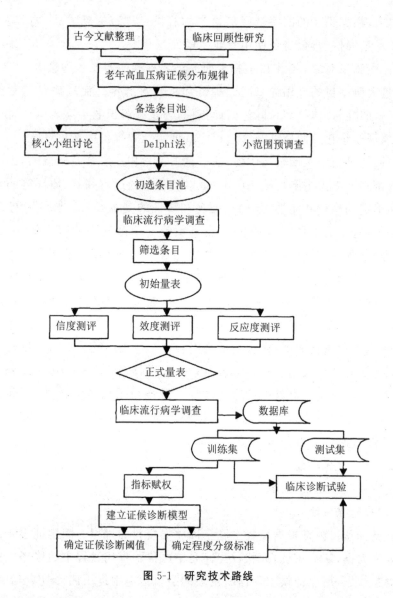

图 5-1　研究技术路线

（1）古今文献整理：采用手工检索、光盘检索与网络检索相结合的方法，系统查阅宋元明清及近现代名医论著、医案，以及国内外公开发行的医学专著、教材、期刊论文、学术团体与国家和行业制定的有关诊断标准，抽提其中涉及"眩晕""头痛"或高血压病肾气（亏）虚等内容的四诊资料，建立高血压病肾气亏虚证四诊信息库。

医案是反映医家客观实践和临床辨证经验的珍贵资料，其中包含大量症状和体征的真实描述。本研究利用大型超星电子图书馆和高校图书馆检索历代名医医案类书籍,共搜集到有关"眩晕""头痛""高血压"和"肾气(亏)虚"的医案共313篇。经规范化整理后,建立了历代医案结构数据库,从中抽提出相关四诊词条141个。

国内外公开发行的医学专著和行业标准中均未见高血压病肾气亏虚证的病证结合诊断标准。历版高等中医院校教材《中医诊断学》中亦未见肾气(亏)虚证的诊断标准。专著中肾气虚证的诊断标准有如下几个版本。

《中医虚证辨证参考标准》中肾气虚证诊断标准。①气虚证:神疲乏力;少气或懒言;自汗;舌胖或有齿痕;脉虚无力(弱、软、濡等)。具备3项。②肾虚证:腰脊疫痛(外伤性除外);胫酸疫软或足跟痛;耳鸣或耳聋;发脱或齿摇;尿后有余沥或失禁;性功能减退、不育、不孕。具备3项(本证常与气虚、阴虚或阳虚证同存)。

《中药新药临床研究指导原则》中肾气虚证诊断标准:腰膝酸软、足跟痛、眩晕耳鸣、动则气短、遗精遗尿、小便清长。

《中医证候规范》中肾气虚证诊断标准。①主症:腰脊胫膝疫软,或疫痛喜按喜揉,听力减退,或耳鸣如蝉,性功能减退,神疲乏力。②主舌:舌质淡红,舌苔白润。③主脉:脉虚弱,两尺重按无力。④或见症:头晕目眩,少气懒言,面色淡白或㿠白,目眶痛,多眠睡,健忘,体弱易感病邪,筋骨痿软,骶疫痛,下肢痿软或疫痛无力,足跟痛,阳痿,小便不利,或小便清长。月经先后无定期,量少舌淡质清,闭经,遇劳诸症明显或加剧。⑤或见舌:舌淡白胖嫩,舌淡红胖嫩,苔薄白润滑。⑥或见脉:脉细、脉细弱、脉沉细、脉弱、脉微弱。⑦典型表现:腰脊胫膝疫软,或疫痛喜按喜揉,听力减退,神疲乏力,头晕目眩,少气懒言,活动时诸症加剧,性功能减退,男了阳痿,女了月经不调,闭经,舌淡白,苔白润,脉虚弱,两尺重按无力。⑧诊断标准:a.符合典型表现者;b.主症4个,并见主舌、主脉者;c.主症3个,或见症2个,并见本证任何1种舌象和脉象者;d.主症2个,或见症3个,并见主舌、主脉者;e.主症2个,或见症4个以上,并见本证任何舌象和脉象者。

《中医证候辨治规范》中肾气虚证诊断标准:①眩晕耳鸣,腰膝疫软,气短自汗,倦怠无力,舌淡苔白,脉细弱;②眩晕耳鸣,腰膝疫软,倦怠无力,面色㿠白,小便频数,舌淡苔白,脉细弱;③眩晕耳鸣,腰膝疫软,倦怠无力,遗精早泄,舌淡苔白,脉细弱;④眩晕耳鸣,腰膝疫软,倦怠无力,气逆作喘,舌淡苔白,脉细弱。具备上列条件中1项者即可。

(2)临床回顾性调查。①病例来源:为保证调研质量、减少偏倚,课题组在省内选取了3家三级甲等医院作为调研基地,分别是山东中医药大学第一附属医院、山东中医药大学第二附属医院及泰安市中医医院。手工检索符合下列选择标准的 1999—2008 年的住院病历资料。②纳入标准：a.住院患者年龄在60岁以上；b.西医第一诊断为高血压病；c.中医第一辨证类型为肾气亏虚证；d.中医以补益肾气、调理阴阳为治则且治疗有效者。③排除标准：a.患者年龄不足 60 岁的住院病例；b.高血压病不是第一诊断者；c.肾气亏虚证不是第一中医证型诊断者；d.未服用中药或无疗效描述，无法判断辨证是否正确者；e.有心、脑、肾严重器质性病变者。④调查结果：共纳入符合选择标准的老年高血压病肾气亏虚证临床有效病历资料 575 份。抽提其中的四诊信息，建立数据库，中医症状、体征和舌脉条目共有 79 个，出现频率＞1％的四诊条目见表 5-8。

表 5-8　老年高血压病肾气亏虚证临床四诊条目频数分布

四诊条目	频数	频率/%	四诊条目	频数	频率/%
头晕	513	89.2	脉细数	73	12.7
腰膝酸软	441	76.7	健忘	68	11.8
耳鸣	403	70.1	眼花	61	10.6
脉细	403	70.1	肢体麻木	48	8.3
苔白	342	59.5	胸闷	48	8.3
头痛	305	53.0	头重	42	7.3
心悸	305	53.0	小便不利	41	7.1
夜尿频多	281	48.9	面部虚浮	37	6.4
少气	279	48.5	便溏	37	6.4
脉弱	256	44.5	头胀	36	6.3
食少	242	42.1	自汗	36	6.3
失眠	232	40.3	脉结代	34	5.9
舌淡红	232	40.3	舌嫩红	33	5.7
舌质黯	212	36.9	耳聋	30	5.2
脉弦	207	36.0	劳累后加重	26	4.5
恶心	177	30.8	脉虚	25	4.3
多梦	158	27.5	腹胀	25	4.3
脉沉	147	25.6	口淡	18	3.1
倦怠乏力	146	25.4	小便清长	14	2.4
舌有瘀斑瘀点	142	24.7	目涩	14	2.4
苔薄	134	23.3	舌润	12	2.1
舌淡	134	23.3	苔腻	12	2.1

续表

四诊条目	频数	频率/%	四诊条目	频数	频率/%
神疲	132	22.9	心烦	12	2.1
舌体胖大	115	20.0	苔黄	12	2.1
脉涩	97	16.9	多寐	11	1.9
面色无华	89	15.5	口干	11	1.9
筋惕肉瞤	85	14.8	苔厚	10	1.7
少苔	82	14.3	脉迟缓	9	1.6
舌淡嫩	73	12.7	项强	6	1.0

（3）条目规范化整理：由于患者病情表现的多样性、复杂性以及历代中医资料阐述本身的一些特点，中医学对症状的描述呈现多元化，不少为模糊性语言，症状描述中一词多义、多词一义、词义交叉和相互涵盖等问题比较普遍。所以，在制定辨证量表时，首先应对四诊词条逐一进行规范化整理。课题组参照《中国中医药学主题词表》《中医临床诊疗术语·证候部分》《中医症状鉴别诊断学》等对数据库中的四诊条目进行了归并、拆分、修改或删除等规范化整理。例如，"耳聋"归为"听力减退"；"记忆力下降"归为"健忘"；"精神不振"归为"神疲"；"少寐""寐差""寐少"归为"失眠"；"腰膝酸软"拆分成"腰酸""膝软"；"性功能减退"与"阳痿""早泄"语义重复，予以删除。整理后，最终形成了包含 59 个四诊条目的备选条目池。

5.条目初筛和量表初建

量表制作过程的最关键环节是量表的条目筛选，哪些条目对诊断史重要，哪些条目可以忽略对量表的应用价值有着至关重要的意义。所以研究哪些条目纳入量表最恰当是其中的主要工作。本研究采用主观筛选法与客观筛选法相结合的方法对备选条目池中的条目进行有效筛选。

（1）核心小组初筛：按照量表编制策略，首先由核心小组对备选条目池中的四诊词条进行逐条讨论。根据专业知识，删除"食少""便溏"等主要反映中焦脾气亏虚的症状，以及对老年人没有辨证意义的"不孕""不育""月经失调"等条目，保留 50 个条目（包括 34 个症状和 16 个体征舌脉条目）进入下一轮的专家咨询。

（2）专家问卷调查：可以为证候诊断量表的建立提供有利指导。课题组在文献研究的前期工作基础上，参照德尔菲（Delphi）法，编制了包含 50 个四诊条目的"老年高血压病肾气亏虚证诊断量表入选条目专家咨询表"，在北京、上海、济南三地选择三级甲等医院从事中医、中西医结合临床工作的副主任医师以上专家 30 名(专家组成情况见表 5-9),采用面呈和函寄结合的方式,由专家依据其知识结构和临床经验判断入选条目的重要性程度及需补充的条目。本研究共发出专家调查表 30 份,收回 30 份,表格回收率 100%,说明专家的积极程度较高。汇总专家咨询表,主要辨证依据的条目(主症)计 3 分,次要辨证依据的条目(次症)计 2 分,非辨证依据的条目计 1 分。建立数据集,计算每一个条目得分的等级和、满分比、算术均数及标准差。前三者代表专家意见的集中程度,数值越大说明专家对该指标的纳入意见越集中;标准差说明专家对某一个指标重要性的波动程度,越小说明专家协调程度越高。根据统计结果,经核心小组讨论决定,删除重要性评分均数<1.20 同时标准差<0.4 的目眶痛、脉滑、脉弦、舌苔黄、舌苔厚、舌苔薄、舌质黯、舌质红、舌质淡红等 9 个条目,保留 41 个条目进行小范围预测试(表 5-10)。

表 5-9　Delphi 咨询专家组成情况表

来源	人数	职称组成	
		副主任医师	主任医师
北京	10	6	4
上海	10	5	5
济南	10	3	7

表 5-10　量表入选条目专家评分统计结果

条目	等级和	满分比	均数	标准差
头晕	84	0.8	2.8	0.407
脉弱	81	0.8	2.7	0.651
脉细	81	0.8	2.7	0.651
脉沉	81	0.8	2.7	0.651
腰酸	81	0.8	2.7	0.651
膝软	78	0.7	2.6	0.675
乏力	78	0.6	2.6	0.498
神疲	78	0.6	2.6	0.498
耳鸣	75	0.5	2.5	0.509
夜尿频多	72	0.5	2.4	0.675
舌质淡白	72	0.5	2.4	0.675
健忘	69	0.4	2.3	0.651

续表

条目	等级和	满分比	均数	标准差
听力减退	69	0.3	2.3	0.466
诸症遇劳加重	69	0.5	2.3	0.794
视物昏花	66	0.4	2.2	0.761
气短	63	0.5	2.1	0.960
尿有余沥	63	0.4	2.1	0.845
尺脉重按无力	63	0.4	2.1	0.845
舌苔白润	60	0.4	2.0	0.910
发脱	60	0.3	2.0	0.788
头痛	60	0.5	2.0	1.017
不耐寒热	57	0.4	1.9	0.960
齿摇	57	0.3	1.9	0.845
面色㿠白	54	0.2	1.8	0.761
阳痿	54	0.2	1.8	0.761
舌体胖大有齿痕	51	0.2	1.7	0.794
小便清长	51	0.3	1.7	0.915
足跟痛	51	0.2	1.7	0.794
懒言	48	0.2	1.6	0.814
失眠	48	0.1	1.6	0.675
嗜卧	48	0.1	1.6	0.509
早泄	45	0.1	1.5	0.682
多梦	42	0.0	1.4	0.498
小便不利	42	0.1	1.4	0.675
肢体浮肿	39	0.0	1.3	0.466
胸闷	39	0.1	1.3	0.651
自汗	39	0.0	1.3	0.466
遗尿	39	0.0	1.3	0.466
遗精	36	0.0	1.2	0.407
肢体麻木	36	0.0	1.2	0.407
心悸	36	0.0	1.2	0.407
目眶痛	33	0.0	1.1	0.305
脉滑	30	0.0	1.0	0.000
脉弦	30	0.0	1.0	0.000

条目	等级和	满分比	均数	标准差
舌苔厚	30	0.0	1.0	0.000
舌苔薄	30	0.0	1.0	0.000
舌苔黄	30	0.0	1.0	0.000
舌质黯	30	0.0	1.0	0.000
舌质红	30	0.0	1.0	0.000
舌质淡红	30	0.0	1.0	0.000

（3）小范围预调查：初步设计好量表后，为考察各条目表述在实测中的适合性及各条目内容的现实性，随机对山东中医药大学第一附属医院20名门诊老年高血压病患者进行了小规模前期测试。根据预调查结果和反馈意见，对量表中一些表述过于中医术语化、易产生歧义的条目进行了修正，重新设计了部分条目的提问方式，使之更易于理解和操作。另外，量表中"阳痿""早泄""遗精"这3个条目的调查缺失率高达70％，分析可能与涉及隐私以及性功能不是老年人主要关心的问题有关。考虑到条目的可接受性和答案的真实性，经核心小组讨论，决定删除这3个条目。

经上述初筛，有38个条目被保留下来，初步形成了老年高血压病肾气亏虚证诊断量表（第一版）。

6.量表测试

实践是检验真理（量表效能）的唯一标准，量表要在应用中不断改进与完善。收集一定数量的测试对象，用量表进行临床调查，多方面、多角度对量表条目进行细筛，尽可能选择那些敏感性高、代表性好、独立性强、确定性好的条目，是量表良好信、效度的保证。临床流行病学调查是建立证候诊断量表的主要信息来源，而多元统计分析方法为诊断量表的制作搭建了科学技术平台。本研究遵循临床流行病学的原则和方法，综合运用多种统计分析方法，实施条目筛选。

（1）样本量：以60岁以上老年高血压病患者为目标人群。按量表制作的公式，样本量＝量表条目数×（5～10）＋量表条目数×（5～10）×20％。测试版量表中共有38个条目，按上述标准公式计算，所需样本数为228～456人。

（2）病例来源：采用临床流行病学横断面调查的研究方法，选择山东中医药大学第一附属医院、山东中医药大学第二附属医院及泰安市中医医院作为调查点。

（3）病例纳入标准：①符合高血压病诊断标准；②高血压病为第一诊断；③患

者年龄在60岁以上;④无严重精神疾病,理解能力正常者;⑤对调查知情同意。

（4）病例排除标准:①年龄在60岁以下者;②有严重心脑肾并发症者;③有严重精神疾病,不能正确理解或配合完成调查内容者;④未获得知情同意者。

（5）病证诊断标准。①西医诊断标准:依照《1999年世界卫生组织/国际高血压联盟关于高血压治疗指南》的标准,在未服抗高血压药情况下收缩压≥18.7 kPa(140 mmHg)和/或舒张压≥12.0 kPa(90 mmHg)者诊断为高血压病。②中医证候诊断标准:因目前尚无统一的老年高血压病中医证候诊断"金标准",本调查参照《中医虚证辨证参考标准》中肾气虚证诊断标准,最终以3位临床本专业主任医师的一致辨证结果作为证候的初始诊断标准。

（6）质量控制:对参与研究的调查员进行培训,培训目的是让调查员熟悉和掌握数据收集的要求和方法。明确相关责任,统一调查标准与调查方法,确保数据的准确性和可靠性。培训的内容包括一般现场调查方法的简介、调查目的和意义、调查的实施过程、调查过程的访谈员指南等。用Microsoft Access 2003数据录入系统建立数据库,数据录入采用双人双录的方法,核对至完全一致。采用SPSS for Windows 15.0软件进行数据的统计学处理与分析。

（7）调查结果:自2009年3月至2009年6月,在上述3家医院门诊用老年高血压病肾气亏虚证诊断测试版量表共调查符合病例选择标准的老年高血压病患者425人,患者年龄跨度为60~87岁,病程为6个月至30年。按照辨证标准将调查对象分为肾气亏虚证和非肾气亏虚证2组。其中肾气亏虚证组238人,非肾气亏虚证组187人。2组在性别、年龄、病程上的差异无统计学意义（$P>0.05$）,具有可比性（表5-11）。

表5-11　2组患者性别年龄病程的比较

组别	例数	男/%	女/%	年龄/岁	病程/年
肾气亏虚证组	238	133(55.9)	108(44.1)	68.18±6.691	8.50±5.892
非肾气亏虚证组	187	101(54.0)	86(46.0)*	67.68±6.452**	7.67±5.736***

注:*$\chi^2=0.023$,$P=0.880$;**$t=0.771$,$P=0.441$;***$t=1.452$,$P=0.147$。

7.条目筛选方法

采用统计学方法对量表条目进行筛选是编制量表的一个重要步骤。通过对不同方法筛选条目的角度和侧重点各异,综合运用可以起到互补效果。本研究对条目的客观筛选采用了如下6种方法。

（1）离散趋势法:此法是从敏感性角度挑选条目。条目的离散程度低,辨证时区别能力就差,因此应选离散趋势较大的条目。因本量表症状条目采用5级计分法,各条目得分经检验总体服从正态分布,各条目的量纲相同,均值相差不大,故选用标准差反映条目得分之间的离散趋势。标准差越大,说明离散趋势越大。体征和舌脉条目因是二项分类变量,不适用于此法。结果显示,胸闷、视物昏花、心悸、肢体麻木、懒言、不耐寒热、肢体浮肿、自汗、小便清长、足跟痛、遗尿等 11 个条目的标准差<1,提示这些指标的离散趋势过小,敏感度不高,作为备选删除条目(表 5-12)。

表 5-12　离散趋势法统计结果

条目	均数	标准差
头晕	3.440	1.293
失眠	3.300	1.018
多梦	3.210	1.079
耳鸣	2.730	1.151
神疲	2.630	1.270
头痛	2.620	1.229
嗜卧	2.510	1.257
乏力	2.500	1.166
胸闷	2.490	0.998
腰酸	2.420	1.317
健忘	2.400	1.089
诸症遇劳加重	2.290	1.277
听力减退	2.260	1.134
夜尿频多	2.240	1.195
膝软	2.200	1.319
气短	2.100	1.096
发脱	2.050	1.061
视物昏花	2.040	0.984
尿有余沥	2.010	1.138
心悸	1.930	0.964
齿摇	1.860	1.079
肢体麻木	1.810	0.985
懒言	1.780	0.956
小便不利	1.720	0.998
不耐寒热	1.700	0.983
肢体浮肿	1.690	0.998

续表

条目	均数	标准差
自汗	1.590	0.699
小便清长	1.380	0.913
足跟痛	1.280	0.708
遗尿	1.110	0.417

（2）区分度分析法：此法是从区分性和重要性的角度筛选条目。本研究以是否辨证为肾气亏虚证为分组变量，对各症状条目得分进行 2 个独立样本的 t 检验，对体征舌脉条目得分进行 χ^2 检验，以 $\alpha = 0.01$ 为检验水准，比较肾气亏虚组与非肾气亏虚组在每个条目得分上的差异是否有统计学意义。统计结果显示，心悸、肢体浮肿、小便清长、遗尿、舌体胖大有齿痕、舌苔白这 6 个条目的 P 值 ＞0.01，说明差别无统计学意义，以上条目考虑删除（表 5-13、表 5-14）。

表 5-13　区分度分析法 χ^2 检验统计结果

体征舌脉条目	Pearson χ^2值	P 值
面色㿠白	26.160	0.000
舌质淡白	56.389	0.000
舌体胖大有齿痕	0.738	0.390
舌苔白	5.924	0.015
脉沉	140.950	0.000
脉细	104.061	0.000
脉弱	154.015	0.000
尺脉重按无力	40.413	0.000

表 5-14　区分度分析法 t 检验统计结果

症状条目	t 值	P 值
头晕	10.666	0.000
头痛	−5.010	0.000
耳鸣	4.459	0.000
腰酸	22.967	0.000
膝软	15.604	0.000
足跟痛	7.556	0.000
健忘	21.942	0.000

症状条目	t 值	P 值
听力减退	14.449	0.000
视物昏花	22.046	0.000
发脱	23.058	0.000
齿摇	20.731	0.000
神疲	31.510	0.000
乏力	31.291	0.000
气短	24.236	0.000
懒言	21.540	0.000
自汗	17.065	0.000
诸症遇劳加重	39.569	0.000
胸闷	4.039	0.000
心悸	−2.170	0.031
失眠	4.689*	0.000
多梦	3.027*	0.003
不耐寒热	4.587*	0.000
肢体浮肿	−0.049*	0.961
肢体麻木	−3.896	0.000
嗜卧	25.457*	0.000
小便不利	6.084	0.000
小便清长	−1.457	0.146
夜尿频多	18.201	0.000
尿有余沥	13.610	0.000
遗尿	1.096	0.274

注:* 为 t' 值。

(3)相关系数法:此法通过计算各条目与各维度得分的 Pearson 相关系数,可以从代表性和独立性 2 个角度对条目进行筛选。若某条目得分与本维度得分的相关系数的绝对值较大(一般认为>0.4),且有统计学意义,说明代表性较好;若该条目与其他维度得分的相关系数的绝对值较小,或无统计学意义,则说明独立性较强。统计结果显示,头痛、耳鸣、胸闷、心悸、肢体浮肿、肢体麻木、小便不利、小便清长、遗尿、舌苔白、舌体胖大有齿痕等 11 个条目与本维度得分的相关系数均>0.4,说明代表性不好;头晕条目与 3 个维度得分的相关系数非常接近,说明独立性不强,均作为备选删除条目(表 5-15)。

表 5-15 各条目与各维度得分的 Pearson 相关系数

条目	肾虚维度	气虚维度	舌脉维度
头晕	0.485**	0.425**	0.465**
头痛	−0.312**	−0.294**	−0.287**
耳鸣	0.302**	0.240**	0.177**
腰酸	0.772**	0.667**	0.547**
膝软	0.784**	0.635**	0.437**
足跟痛	0.435**	0.375**	0.238**
健忘	0.773**	0.641**	0.469**
听力减退	0.788**	0.563**	0.400**
视物昏花	0.715**	0.656**	0.431**
发脱	0.761**	0.696**	0.375**
齿摇	0.769**	0.628**	0.415**
胸闷	0.271**	0.199**	0.251**
心悸	0.056	−0.024	0.073
失眠	0.503**	0.237**	0.253**
多梦	0.467**	0.181**	0.203**
不耐寒热	0.509**	0.231**	0.259**
肢体浮肿	0.347**	0.081	0.180**
肢体麻木	−0.050	−0.276**	−0.082
小便不利	0.362**	0.299**	0.257**
小便清长	0.182**	−0.107*	0.014

注：*$P<0.05$，**$P<0.01$。

（4）克朗巴赫 α 系数法：此法是通过计算克朗巴赫 α 系数，比较去除某一项目后克朗巴赫 α 系数的变化，从内部一致性的角度对项目进行筛选。如果发现某一项被删除后，克朗巴赫 α 系数增大了，则说明该条目有降低该方面内部一致性的作用，应予以删除。统计结果显示，全量表的克朗巴赫 α 系数为 0.920，头痛、耳鸣、自汗、心悸、失眠、多梦、不耐寒热、肢体麻木、小便清长、舌苔白等 10 个条目分别被删除后 α 系数均有不同程度的增大，提示这些条目的存在影响了整个量表的内部一致性，故应考虑删除（表 5-16）。

表 5-16 删除各条目后的克朗巴赫系数

条目	该条目删除后的克朗巴赫 α 系数
头晕	0.918

续表

条目	该条目删除后的克朗巴赫 α 系数
头痛	0.929
耳鸣	0.921
腰酸	0.913
膝软	0.914
足跟痛	0.918
健忘	0.914
听力减退	0.914
视物昏花	0.915
发脱	0.914
齿摇	0.914
神疲	0.913
乏力	0.913
气短	0.914
懒言	0.914
自汗	0.921
诸症遇劳加重	0.913
胸闷	0.920
心悸	0.923
失眠	0.921
多梦	0.921
不耐寒热	0.922
肢体浮肿	0.920
肢体麻木	0.925
嗜卧	0.914
小便不利	0.919
小便清长	0.922
夜尿频多	0.913
尿有余沥	0.914
遗尿	0.920
面色㿠白	0.918
舌质淡白	0.919
舌体胖大有齿痕	0.920

条目	该条目删除后的克朗巴赫 α 系数
舌苔白	0.921
脉沉	0.918
脉细	0.918
脉弱	0.918
尺脉重按无力	0.920

注:克朗巴赫 α 系数＝0.920。

（5）因子分析法:此法是从代表性角度筛选指标。它是一种从分析多个原始指标的相关关系入手,找出支配这种相关关系的有限个不可观测的潜在变量,并用这些潜在变量来解释原始指标之间的相关性或协方差关系的多元统计分析方法。因子分析既可以很好地消除变量间的多元共线性,达到降低变量维度的目的,又可以将相关的因子进行组合合并,对变量进行分类,同时因子载荷矩阵又进一步突出了有代表性的因子,这一技术在量表的筛选变量和结构效度评价中得到了广泛应用。首先进行 KMO 检验及球形检验,以判断数据是否适于因子分析。图 5-2 所示,KMO 统计量为 0.839,偏相关性很弱(KMO 统计量用于检验变量间的偏相关性是否足够小,取值在 0～1,其值越大,因子分析的效果越好。KMO＜0.5 时不宜做因子分析);Bartlett 球型检验,$P < 0.001$,拒绝单位相关阵的原假设,非常适于因子分析。因子数目与特征值散点图见图 5-3。利用主成分的方法进行因子分析,并进行方差最大旋转,最大迭代次数指定为 25。根据构建量表时的理论结构确定因子个数,本量表拟分 3 个维度,故指定因子个数为 3,即提取 3 个公因子,累积方差贡献率为 50.565%(表 5-17)。根据条目在公因子上的载荷大小来确定条目的取舍,选取载荷较大(≥0.4)的条目。结果显示,耳鸣、肢体麻木、遗尿、舌苔白、尺脉重按无力这 5 个条目的载荷系数均＜0.4,说明代表性不强,考虑删除(表 5-18)。

Kaiser-Meyer-Olkin Measure of Sampling Adequaey.		0.839
Bartlett's Test of Sphericity	Approx. Chi-Square	16 274.453
	df	703
	Sig.	0.000

图 5-2　KMO 统计量和球形检验结果

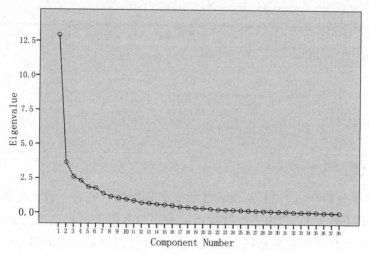

图 5-3　因子数目与特征值散点图

表 5-17　特征值与方差贡献

Component	Initial Eigenvalues			Rotation Sums of Squared Loadings		
	Total	% of Variance	Cumulative%	Total	% of Variance	Cumulative%
1	12.934	34.038	34.038	11.570	30.448	30.448
2	3.664	9.642	43.680	4.358	11.467	41.915
3	2.617	6.886	50.565	3.287	8.650	50.565
4	2.333	6.139	56.705			
5	1.869	4.918	61.623			
6	1.795	4.724	66.346			
7	1.402	3.691	70.037			
8	1.177	3.098	73.135			
9	1.074	2.827	75.962			
10	0.984	2.590	78.552			
11	0.888	2.337	80.890			
12	0.731	1.925	82.814			
13	0.707	1.862	84.676			
14	0.634	1.669	86.345			
15	0.592	1.559	87.904			
16	0.542	1.427	89.331			
17	0.448	1.178	90.509			
18	0.419	1.102	91.611			

Component	Initial Eigenvalues			Rotation Sums of Squared Loadings		
	Total	% of Variance	Cumulative%	Total	% of Variance	Cumulative%
19	0.377	0.991	92.602			
20	0.353	0.930	93.532			
21	0.304	0.801	94.332			
22	0.256	0.673	95.005			
23	0.244	0.642	95.647			
24	0.229	0.602	96.249			
25	0.205	0.539	96.788			
26	0.186	0.490	97.278			
27	0.172	0.453	97.731			
28	0.152	0.399	98.130			
29	0.137	0.360	98.490			
30	0.113	0.297	98.788			
31	0.110	0.290	99.077			
32	0.086	0.227	99.305			
33	0.076	0.199	99.504			
34	0.064	0.170	99.673			
35	0.059	0.155	99.829			
36	0.036	0.094	99.922			
37	0.017	0.044	99.966			
38	0.013	0.034	100.000			

表 5-18　旋转后因子载荷矩阵

	F1	F2	F3
头晕	0.493	0.251	0.082
头痛	−0.297	−0.414	−0.085
耳鸣	0.239	0.206	−0.045
腰酸	0.710	0.449	0.110
膝软	0.606	0.434	0.324
足跟痛	0.418	0.016	0.133
健忘	0.721	0.411	0.097
听力减退	0.575	0.466	0.254
视物昏花	0.728	0.056	0.212

续表

	F1	F2	F3
发脱	0.759	0.061	0.179
齿摇	0.680	0.206	0.208
神疲	0.911	0.122	−0.027
乏力	0.920	0.134	−0.037
气短	0.846	0.002	0.023
懒言	0.794	0.009	0.223
自汗	0.648	0.016	0.110
诸症遇劳加重	0.901	0.030	0.009
胸闷	0.268	−0.560	0.477
心悸	−0.037	−0.553	0.530
失眠	0.138	0.228	0.741
多梦	0.071	0.213	0.780
不耐寒热	0.191	0.720	0.198
肢体浮肿	0.079	0.611	0.222
肢体麻木	−0.278	−0.292	0.371
嗜卧	0.893	−0.086	−0.048
小便不利	0.458	−0.165	0.113
小便清长	−0.181	0.791	0.112
夜尿频多	0.676	0.479	0.153
尿有余沥	0.598	0.470	0.206
遗尿	0.027	0.010	0.164
面色㿠白	0.257	0.234	0.494
舌质淡白	0.292	0.167	0.428
舌体胖大有齿痕	−0.069	0.479	0.035
舌苔白	0.197	−0.134	−0.206
脉沉	0.657	−0.089	0.117
脉细	0.463	0.080	0.445
脉弱	0.685	−0.083	0.177
尺脉重按无力	0.275	−0.259	0.390

（6）系统聚类：聚类分析是数据挖掘的一个功能，而系统聚类又是最常用的一种聚类方法。其中的 R 型聚类，又称指标（变量）聚类，是将 m 个指标（变量）中相似的归为同一类，使同类的内部差别小，而类与类之间的差别大，其目

的是将指标降维从而选择有代表性的指标。本次聚类方法选用最远距离法，距离测度方法症状指标选用连续性变量中的 Pearson 相关,体征舌脉指标选用离散型变量中的 χ^2 测度。聚类结果见图 5-4 和图 5-5。结合专业知识,症状系统聚类结果分析表和体征舌脉系统聚类结果分析表类别 1 中的条目考虑删除（表 5-19、表 5-20）。

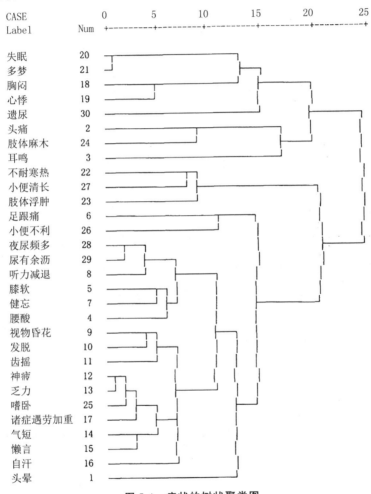

图 5-4　症状的树状聚类图

8.条目综合筛选结果

在上述 6 种统计方法中只要符合 1 项删除条件,即说明该条目在重要性、代表性、区分性、独立性等方面存在缺陷,应被删除。其中,"头晕"条目符合一项删除条件,原则上应该去除。但是结合专业知识,头晕是高血压病一个最常见和最主要的症状,虽然可见于多种证候类型中,对证候鉴别诊断的意义不大,但鉴于其为病名诊断层面上的一个主要症状,经核心小组讨论,决定予以保留。最终条目综合筛选结果见表5-21。

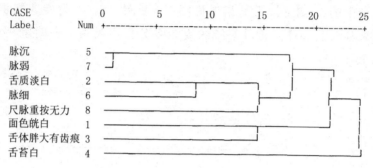

图 5-5　体征舌脉的树状聚类图

表 5-19　症状系统聚类结果分析表

类别	症状条目	潜变量分析
1	失眠、多梦、胸闷、心悸、遗尿、头痛、肢体麻木、耳鸣	非肾气亏虚证
2	不耐寒热、小便清长、肢体浮肿、足跟痛、小便不利、夜尿频多、尿有余沥、听力减退、膝软、健忘、腰酸、视物昏花、发脱、齿摇、神疲、乏力、嗜卧、诸症遇劳加重、气短、懒言、自汗、头晕	肾气亏虚证

表 5-20　体征舌脉系统聚类结果分析表

类别	体征舌脉条目	潜变量分析
1	面色㿠白、舌体胖大、舌苔白	非肾气亏虚证
2	脉沉、脉弱、舌质淡白、脉细、尺脉重按无力	肾气亏虚证

表 5-21　量表条目综合筛选结果

四诊条目	离散趋势法	区分度分析法	相关系数法	克朗巴赫α系数法	因子分析法	聚类分析法	被选入次数	最终保留条目
头晕		×					5	√
头痛		×	×			×	3	
耳鸣		×	×	×		×	2	
腰酸							6	√
膝软							6	√
足跟痛	×						5	
健忘							6	√
听力减退							6	√

续表

四诊条目	离散趋势法	区分度分析法	相关系数法	克朗巴赫α系数法	因子分析法	聚类分析法	被选入次数	最终保留条目
视物昏花	×						5	
发脱							6	√
齿摇							6	√
神疲							6	√
乏力							6	√
气短							6	√
懒言	×						5	
自汗	×			×			4	
诸症遇劳加重							6	√
胸闷	×		×			×	3	
心悸	×	×	×	×		×	1	
失眠				×			4	
多梦				×		×	4	
不耐寒热	×			×			4	
肢体浮肿	×	×	×				3	
肢体麻木	×		×	×	×	×	1	
嗜卧							6	√
小便不利	×		×				4	
小便清长	×	×	×	×			2	
夜尿频多							6	√
尿有余沥							6	√
遗尿	×	×	×		×	×	1	
面色㿠白			×			×	3	
舌质淡白							5	√
舌体胖大有齿痕		×	×			×	2	
舌苔白		×	×	×	×	×	0	
脉沉							5	√
脉细							5	√
脉弱							5	√

四诊条目	离散趋势法	区分度分析法	相关系数法	克朗巴赫α系数法	因子分析法	聚类分析法	被选入次数	最终保留条目
尺脉重按无力					×		4	

注:"×"表示条目被删除,"√"表示条目被保留。

9.第二版量表的构建

经条目筛选后,形成了包含 3 个维度 18 个条目的老年高血压病肾气亏虚证诊断量表(第二版)。量表共包括 18 个条目,分别是头晕、腰酸、膝软、健忘、听力减退、发脱、齿摇、神疲、乏力、气短、诸症遇劳加重、嗜卧、夜尿频多、尿有余沥、舌质淡白、脉沉、脉细、脉弱。其中肾虚维度 9 个条目,气虚维度 5 个条目,舌脉维度 4 个条目。

10.讨论

(1)用量表规范中医辨证的可行性分析:所谓量表,可以解释为"尺度",是一个标准化测量工具。它是用多个问题来测量一个概念,可以看作是衡量某一概念的综合指标。它的作用在于精确测量一个较抽象的或综合性较强的概念。而中医学的证候就是属于这一类的适宜用量表测量的模糊概念。所谓证候,是对疾病病理生理变化的整体反应状态的概括,是疾病发生和演化过程中某阶段本质的反映,是一个多维、多阶、多变量的复杂系统。它以一组相关的症状不同程度地揭示病因、病位、病性、病势等,为论治提供依据。可见,证候是一个综合性很强的抽象概念,其中包含大量用传统方法难以科学量化的软指标,恰恰适合用量表的方法去表达和量化。证的量化的表现形式就是量表化。

近年来,各种医学量表的相继问世和在临床研究中的广泛应用为中医证候的科学量化提供了技术支持。特别是世界卫生组织编制的生存质量量表中涉及了大量主观感受(软指标)的评定,其中有关内容正是中医辨证考察的重要指标。生存质量量表在世界范围内被认可并推崇为对临床资料的量化、客观化和标准化的方式,为中医证候量表的研制带来了契机。

使用量表来研究、规范中医的辨证,对症状与证素进行量化处理,可克服辨证的模糊性、不确定性和主观性。人机结合,从定性到定量,从而综合集成为人工智能诊断系统。这为中医药临床研究、诊疗评价提供了新的思路和方法。

在中医证候诊断量表的研制过程中,有 4 个关键点,也是技术难点所在。一是量表中四诊条目的量化问题,二是初始证候辨证标准的确定问题,三是条目筛选的方法学选择问题,四是保留条目的尺度。

（2）四诊条目量化原则:证候宏观诊断的主要依据是四诊信息,属广义的症状范畴。专家指出,症状轻重程度的量化是中医辨证规范化研究向纵深发展的关键环节,核心问题是症状的量化分级等。①症状条目的量化:中医病证的诊断,主要取决于对临床症状及其变化情况的全面考察。症状量化标准的规范化是实现病证诊断标准规范化和客观化的前提;而增强症状量化标准的可操作性,则是这一规范工作的关键。近些年来,学术界引入了按症状积分值对证进行判断的方法。当前通行的症状积分法是按症状的出现频率、持续时间、严重程度、性质特征、与外界刺激的关系及对日常生活影响程度等项目中的一项或多项划分为轻、中、重3个量级,依次计1、2、3分。比如《中药新药临床研究指导原则》就按此方法对临床常见病证的主要症状进行了量化,其中一些症状的程度赋分显示了一定的实用性和科学性。然而总体来说,其灵活性过强,实际操作不便于把握。诸如多梦、懒言、健忘、耳聋、性欲减退等许多症状的程度轻重,研究者很难依据上述标准并按同一尺度给出近乎客观的判断。由于症状积分标准模糊、可操作性较差等问题,那些旨在通过治疗前后症状积分值变化的定量分析以明确某种治法疗效的努力,也难以摆脱这些因素的干扰。寻找科学的症状量化尺度成为证候规范化研究的关键所在。量表学的快速发展和国际通用心理学和精神科量表对主观感受的成功量化为我们提供了可供借鉴的成熟经验。量表中条目量化的方法归纳起来大致有如下几种。a.视觉模拟刻度法:一条 10 cm 线段两端分别代表回答的 2 个极端,如不痛和极痛,回答者根据自身情况在线段上画记号选择,用刻度尺可定量量出。b.数字分级法:用 0～10 代表不同程度的疼痛,0 为无痛,10 为剧痛,根据疼痛程度让患者圈出一个最能代表自身疼痛程度的数字。c.Wong-Bake 脸:用不同表情的脸的图形代表所感受不适或疼痛的程度,要求患者选择能够代表其状况的表情。d.Likert 等级评定法:让回答者在等距离的一些程度词语间选择,分三点、五点、七点测量法。如很差、差、中等、好、很好,即为 Likert 五点分级法。考虑到分级过少会影响条目敏感性,分级过多则会造成选择上的困难等因素,多数研究认为五点等级评价法较为适宜,能够较好区分不同的临床状况和具有良好的应答率。对于量表而言,答案量尺语词设定的适合程度可以直接影响量表的测量特性。等级评定法选用的答案量尺语词之间已被大量研究证实是等距的,这样就省去了反应尺度分析检验的步骤。以上几种方法比较而言,线性条目直观、精确,较易分析,但文化程度低者不宜理解,老年人不适用,他评量表无法采用;而语言分级法较易理解和回答,自评与他评都适用。因此本研究症状条目的备选答案选项拟采用 Likert 五点评分法,用1~5 分别代表:1——根本没有;2——有,较轻;3——有,一般;4——比较严重;5——很严重。此种症状赋分法增加了症状量化标准的可操作性,适用于任何症状,避免掺入调查者主观臆测的成分,不会因调查者不同而出现较大的偏差,且便于进行统计学分析。②体征舌脉条目的量化:中医临床辨证,讲究望、闻、问、切。望诊之精、气、神、舌象以及切诊之脉象,于辨证均至关重要,有时甚至起决定作用。唐代名医孙思邈曾云:"夫脉者,医之大业也,既不深究其道,何以为医者哉?"然而,"脉理精微,非言可尽,心中了了,指下难明",要恰当区分和准确刻画其程度差异,并易于被临床医师掌握,并非易事。舌象和脉象如何合理客观量化的问题是中医证候及疗效评定量表研制过程中的一个难点。从理论上讲,舌象脉象是客观存在的,既然客观存在,就应该可以被量化。有研究做过这方面的有益尝试,如把舌质分舌淡红、舌红、舌深红、舌绛紫等等级,脉象也取几种表现,分别赋分。但是根据中医辨证理论,舌脉在程度上的差异往往反映了性质的不同,如脉象中迟则为寒,数则为热。而证的量化所要规定的是在同质前提下量的差异,所以上述分级并不是真正的量化。有研究把舌象和脉象均分为轻、中、重3 个等级,但因级别难以客观界定,各个级别之间的界限较为模糊,临床实用性较差。又有学者提出根据舌脉吻合度即实测舌脉与标准证型之标准舌脉征象的吻合程度定量分级。实测舌脉与标准证型之舌脉完全吻合的计 4 分,大致吻合的计 3 分,基本吻合的计 2 分,存在矛盾的计 1 分,完全不一致的计 0 分。但是标准舌脉之界定可能存在偏倚。

近年来,计算机彩色图像处理系统为中医四诊客观化和量化研究提供了有力的技术支撑,电脑中医舌诊自动识别系统的研制成果相继问世,初步实现了对舌色、苔色、舌苔的厚度与湿度、齿痕、裂纹等舌象指标的分类与量化。而微机化脉图仪的研制也为脉诊的量化采集和处理提供了科学化工具。有学者利用脉图数据,对浮脉、沉脉、迟脉、数脉、洪脉的诊断选用单因素分析法,对滑脉、紧脉的诊断选用逐步判别分析、最大似然法、Fisher 逐层判别分析 3 种多因素分析法建立判别式,对脉型量化诊断进行了有益的尝试。但此类成果至今在临床上尚未得广泛推广与应用。

鉴于此类条目分级界定之困难,多数证候量表研究采取了只纳入问诊条目而不考虑舌脉条目的方法。这又有悖于中医辨证四诊合参之理。考虑到规范量表对条目可操作性和操作者信度的高要求,本研究对难以量化的体征条目包括舌脉采用二值化处理,即分"无""有"2 个等级,为了和症状条目的计分相呼应,使后续的量表条目赋权和积分处理更加合理,分别计1分和3分。当然此类条目在统计学方法的选择上与量化的症状条目有区别,宜独立列为一个维度。

(3)初始证候辨证标准的确定:研究中医证候量化标准,必须首先掌握一批已经明确了中医辨证类型的病例资料,作为研究的基础。比如在制定证候诊断量表的过程中,就需要首先选择一个初始辨证标准对流行病学调查所获得的临床资料进行辨证以明确病例的证候类型。鉴于中医证候缺乏诊断"金标准"的现状,相关研究所选择的初始辨证标准并不完全相同,总结起来大致有以下4种。①国家和行业标准。但是由于相关标准繁多,有时相同中医证候在不同研究中依据的标准不一。如官坤祥等在进行肠易激综合征中医证候量表研究时参照了《中医病证诊断疗效标准》和《中药新药临床研究指导原则》中的关于胃肠疾病肝郁脾虚证、脾胃虚弱证、脾肾阳虚证、脾胃阴虚证的诊断标准;而乐敏等以1986年全国中西医结合虚证与老年病研究专业委员会讨论制定的中医脾虚证的诊断标准作为慢性乙型肝炎脾虚证的初始诊断标准。2个研究都涉及脾虚证,但依据的初始标准就不同。②地方标准。王惠茹在进行失眠症临床证候疗效评价量表设计时采用的是上海市中医医院失眠症特色专科的中医失眠症证候辨证标准。邱向红在进行脾虚证计量诊断的前瞻性研究时采用的是广州中医学院脾胃研究所修订的标准。③课题组自拟标准。如王哲等在进行抑郁症中医证候量表研究中首先通过1977例抑郁症患者常见中医证候的临床流行病学调查,对其证候构成比进行分析比较,建立了抑郁症中医常见证候的初始辨证标准。④专家经验辨证。汪东生等以专家的经验辨证为标准,对临床资料进行中医辨证,通过分析辨证的结果,建立了眼科血瘀证的量化诊断标准。

证候的量化诊断标准是否能客观反映临床实际,取决于应用的临床资料辨证标准与临床实际的吻合度,吻合度越高,就越有临床应用价值。因而,保证临床资料辨证的正确性对证候诊断标准的研究来说至关重要。目前多数学者认为,专家经验辨证从总体上来说更能保证辨证的正确性,并在证候诊断研究中受到越来越多的重视。因此本研究采用参考国家和行业标准以专家经验辨证为主的方法即以3位临床本专业主任医师的一致辨证结果作为证候诊断的初始标准,以保证临床资料辨证的准确性。

(4)条目筛选的方法:筛选量表条目是量表编制过程中的一个关键环节。条目筛选应遵循重要性大、敏感性高、独立性强、代表性好、确定性好的原则,并兼顾可操作性及可接受性。可供选择的筛选方法有很多,而且各有侧重和特点,总起来说可归纳为主观筛选法和客观筛选法2种。①主观筛选法:迄今为止,中医学在某种意义上仍属于经验医学的范畴,其精华也就必然特别集中体现在专家的临床经验中。中医证候标准量化研究的实质就是对中医临床经验的科学总结,那么,如何将中医临床经验(尤其是中医专家的辨证经验)的合理内核用最恰当的方法提取出来,便成为证候量化诊断标准研究的关键问题。为了科学抽提专家经验,寻求专家共识,本研究借鉴了一种专家预测决策方法——德尔菲评价法(Delphi 法)。Delphi 法由美国的著名咨询机构兰德公司于 20 世纪 50 年代初发明,其实质是"有反馈的函询调查"。它把需要回答的问题编成意见征询表寄给专家,要求书面回答寄回,组织者将专家意见进行统计处理,计算专家意见的导向性和离散性。必要时,这样的征询可进行多次。它的优点是匿名性,可有效地避免专家会议可能出现的附和、权威等倾向,因而具有更高的科学性。20 世纪 70 年代中期,Delphi 法开始在医学领域中有所应用,之后应用范围逐渐扩大。作为一种主观、定性的方法,Delphi 法目前已广泛应用于各种医学评价指标体系的建立和具体指标的确定过程。高怀林等通过运用此法进行指标筛选,制定了代谢综合征中医证候调查表。彭贵军等根据专家问卷调查的结果,提取均数＞1.5、满分比＞0.5、变异系数＜0.4 的证候指标作为抑郁症肝郁脾虚、心脾两虚证的主症从而建立了该病证的诊断标准。虽然 Delphi 法通过专家问卷,汇总专家意见,充分发挥专家的集体效应,是建立证症对应关系研究的一个可行而相对科学的途径,但是应当看到,Delphi 法仍然有其局限性和片面性,完全依赖这种方法进行指标筛选而建立的证候诊断标准仍然是专家标准。所以在此基础上结合客观筛选法遴选指标,才能取长补短,发挥各自的优势。②客观筛选法:是运用统计学的方法对临床资料的内部规律进行提取和分析。各种各样的数理统计方法为中医筛选条目引入了规范和量化的数学表述,但由于目前还没有一种能够解释中医复杂证候、完全符合中医思想体系的数理方法,每一种数理统计方法都有其局限性。所以联合应用多种数理统计方法从多角度筛选量表条目是一种更为合理的探索。a.症状条目的筛选:症状条目可供选择的筛选方法较多,比如离散趋势法、区分度法、相关系数法等,技术相对也比较成熟。但每种方法筛选指标的角度和侧重点不同,其中离散趋势法是从敏感性角度挑选条目,区分度法是从区分性和重要性的角度筛选条目,相关系数法是从代表性和独立性 2 个角度对条目进行筛选,本研究在主观法初筛的基础之上选用了多种客观筛选条目的方法,除了上述传统筛选法之外,又引入了用于量表信度、效度评价常用的克朗巴赫系数法和因子分析法,克朗巴赫系数法是从内部一致性的角度对项目进行筛选,因子分析法是根据主成分与各指标的相关性大小确定各主成分的指标组成,并从中筛选出相关系数较大的指标组成条目。另外,本研究还引入了数据挖掘中常用的系统聚类分析方法进行变量筛选,聚类分析是依据试验数据本身所具有的定性或定量的特征来对大量的数据进行分组归类以了解数据集的内在结构,并且对每一个数据集进行描述的过程。其主要依据是聚到同一个数据集中的变量应该彼此相似,而属于不同组的变量应该足够不相似。与其他筛选方法不同的是,这种分类是在没有任何模式可供参考或依循即是在没有先验知识的情况下进行的,是一种无监督的学习。通过上述多种分析方法的综合运用,很好地实现了对量表四诊条目的过滤和精炼。b.体征舌脉条目的筛选:体征舌脉条目是中医证候诊断量表所特有,没有成熟的经验可以借鉴,其合理筛选是本环节的一个难点。因这部分条目不便量化,多以二项分类变量的形式出现,在统计学方法的运用上受到一定限制。比如离散趋势法就不适用于此类分类变量。区分度分析法不能采用 t 检验,而适宜选用 χ^2 检验。系统聚类的距离测度方法应选用离散型变量的 χ^2 测度,故不宜与症状变量混在一起进行聚类。关于体征舌脉条目的筛选方法文献述及甚少,有研究仅从出现频率角度对舌脉单独进行筛选,与症状条目的筛选方法相比似显单薄。本研究探索性的综合采用区分度法、相关系数法、克朗巴赫系数法、聚类和因子分析等多种方法,加大筛选力度,保证了舌脉条目良好的重要性、代表性、区分性及独立性。

(5)保留条目的尺度:关于保留条目的尺度,目前没有统一标准,多数文献采用的是多种筛选结果取交集,即同时符合多项删除标准的条目才被正式删除。本研究若以"符合 2 项以上删除标准的被删除"为保留条目的尺度,会多纳入4 个条目,分别是足跟痛、视物昏花、懒言和尺脉重按无力。但是经过量表信、效度测评的多次对比试验,我们发现只有把 4 个条目全部删除,才能获得最高的信度和效度。由此可见,在量表条目筛选时,只要符合其中一项删除标准,即提示该条目在重要性、敏感性、代表性或独立性的某一方面有缺憾,除非有极强的专业理论支持,比如本研究中的"头晕"条目,否则应予以删除。若勉强保留,会对量表的信度和效度产生不同程度的负面影响。

总之,通过对传统辨证定性指标的科学合理量化和多种统计学方法的恰当运用,筛选出了最具代表性而且信息平均损失最少的量表指标集合。

(二)老年高血压病肾气亏虚证诊断量表的信、效度测评

根据量表制作的基本要求,对条目筛选后所形成的量表要从可行性、信度、效度等几方面进行考评,才能保证调查的准确性、统计分析结论的科学性和研究成果的质量。

1.可行性测评

可行性主要解决量表是否容易被人接受及完成量表的质量,通常用以下指标衡量。

(1)接受率:实际操作中以量表的回收率表示,通常要求达到调查对象的85%以上。本次调查共发放调查量表425份,由专业调查员负责调查和质控,量表回收率100%。

(2)完成率:即接受调查的对象完成量表的比例,通常要求达到85%以上。本研究共发放量表425份,完成率100%。

(3)完成时间:一般完成一份量表的时间控制在20分钟以内比较容易被人接受。本量表由调查员询问老年高血压病患者后根据患者的陈述如实填写,一般在5~10分钟内均可完成。

2.信度测评

信度是指调查的可靠度,即在不同时间、不同情况下使用同样的测验工具,对同一对象重复测量时所得结果的一致性和稳定性。信度指标多以相关系数表示,信度系数越大,表明测量的可信程度越高。

(1)重测信度:通过用同样的量表,对同一组调查者重复测验并进行相关分析,用两次测验的相关系数来反映测量结果的稳定程度,以此来评价该量表的信度高低。重测信度系数的国际量表标准下限是0.7。样本量通常为20~30人。

本研究在山东中医药大学第一附属医院心血管内科门诊随机抽取30例老年高血压病患者,用第二版量表调查1周后进行重测。作为重测样本,分别计算各维度的相关系数。结果显示,肾虚维度和气虚维度的重测信度系数分别为0.920、0.893(表5-22),舌脉维度的重测信度系数为舌质淡白0.769,脉沉、细、弱0.852(表5-23),均>0.7,且有统计学意义,提示该量表重测信度良好。

表 5-22　量表肾虚和气虚维度的重测信度系数

量表维度	首次得分	重测得分	重测信度系数
肾虚维度	23.600±9.856	20.533±9.684	0.920**
气虚维度	13.670±5.695	11.000±5.119	0.893**

注:**$P=0.000$。

表 5-23　量表舌脉维度的重测信度系数

舌脉条目	Kappa 系数
舌质淡白	0.769**

续表

舌脉条目	Kappa 系数
脉沉	0.852**
脉细	0.852**
脉弱	0.852**

注:**$P=0.000$。

(2)分半信度:是将量表条目按奇偶数或前后分成两半,采用 Spearman-brown 公式估计相关系数R,以此为标准来衡量整个量表的信度。一般要求$R>0.7$。本研究是将量表条目按前后顺序分成两半,结果$R=0.858$(图 5-6)。

Reliability Statistics

Cronbach's Alpha	Part 1	Value	0.921
		N of Items	9(a)
	Part 2	Value	0.919
		N of Items	9(b)
	Total N of Items		18
Correlation Between Forms			0.769
SPearman-Brown	Equal Length		0.869
Coeffieient	Unequal Length		0.869
Guttman Split-Half Coeffieient			0.858

a　The items are:头晕,腰酸,膝软,健忘,听力减退,发脱,齿摇,夜尿频多,尿有余沥.b　The items are:神疲,乏力,气短,嗜卧,诸症遇劳加重,舌质淡白,脉沉,脉细,脉弱.

图 5-6　量表分半信度统计结果

(3)同质性信度:是用克朗巴赫α系数衡量量表的内在一致性,也是最常用的测量信度的方法。克朗巴赫α系数>0.7 时表示内在一致性较高。本研究按照量表维度分别计算α系数。结果显示,肾虚、气虚和舌脉 3 个维度的α系数分别为 0.921、0.965、0.834,表明每个维度上的各条目之间有较高的正相关,具有良好的一致性(表 5-24)。

表 5-24　量表的同质性信度系数

量表	条目数	克朗巴赫α系数
肾虚维度	9	0.921
气虚维度	5	0.965
舌脉维度	4	0.834

续表

量表	条目数	克朗巴赫 α 系数
总量表	18	0.949

(4)内部相关系数:是通过计算量表总分及各维度总分,检验量表与各因子的相关系数。本研究结果分析发现,量表总分与各维度之间呈高度相关,r 在 $0.562\sim0.953$。表 5-25 所示,3 个维度与总量表的相关系数分别为 0.953、0.910、0.677,在 $\alpha=0.01$ 水平上有统计学意义,呈现高度正相关,各维度之间也呈中高度正相关,显示各维度的方向一致。

表 5-25　各维度与总量表的相关系数矩阵

	总量表	肾虚维度	气虚维度	舌脉维度
总量表	1.000			
肾虚维度	0.953**	1.000		
气虚维度	0.910**	0.755**	1.000	
舌脉维度	0.677**	0.562**	0.586**	1.000

注:$**P=0.000$。

(5)评分者信度:不同评分者的判分标准会影响测量的信度。为了考量调查员之间评分标准的一致性,即评分者信度,本研究在山东中医药大学第一附属医院心内科门诊随机抽取 30 例老年高血压病患者,由 2 位经过培训的调查员同时检查患者,然后分别独立评分,最后比较评分结果。症状条目用 Pearson 积距相关法,舌脉条目用 Kappa 相关法。结果显示,量表条目的评分者信度系数均在 0.90 以上,且均有统计学意义,提示量表的评分者信度良好(表 5-26、表 5-27)。

表 5-26　量表症状条目的评分者信度系数

症状条目	Pearson 相关系数
头晕	0.933**
腰酸	0.942**
膝软	0.942**
健忘	0.970**
听力减退	0.946**
发脱	0.930**
齿摇	0.973**
神疲	0.900**
乏力	0.924**

症状条目	Pearson 相关系数
气短	0.952＊＊
诸症遇劳加重	0.923＊＊
嗜卧	0.906＊＊
夜尿频多	0.961＊＊
尿有余沥	0.942＊＊

注：＊＊$P=0.000$。

表 5-27　量表舌脉条目的评分者信度系数

舌脉条目	Kappa 系数
舌质淡白	0.934＊＊
脉沉	0.927＊＊
脉细	0.927＊＊
脉弱	0.927＊＊

注：＊＊$P=0.000$。

3.效度测评

效度又称准确度,用于反映测量结果与"真值"的接近程度,即有效性与正确性。

(1)表面效度与内容效度:表面效度是指条目书面表达的意思是否为真正要测定的内容,内容效度是指组成量表的条目是否包括了想要测量的内容的各个方面,两者均为主观指标。本研究根据量表编制的规范程序,在确定了肾气亏虚证的可操作性定义后,结合老年高血压病的特点,提出了老年高血压病肾气亏虚证诊断量表的理论构想。通过古今文献检索和住院病例流行病学调查,构建了备选条目池。后经专家咨询、小范围预调查、研究小组多次讨论和修改,对测验项目和内容的适合性做了评估,形成了初步量表。因此,核心小组讨论认为,从量表的理论构想、条目的提出和筛选到专家对条目的认可,都保证了量表中的条目能够真实反映老年高血压病肾气亏虚证的主要内容。

(2)区分效度:是指一份量表能明确区分出已知两类不同人群所测指标差异的能力。本研究分别计算肾气亏虚证组和非肾气亏虚证组的量表各维度得分和总得分,比较有无统计学差异,判断量表是否具有区分效度。将 2 组各维度得分和量表总得分数据分别进行正态性检验,结果显示肾虚维度、气虚维度、总量表积分均服从正态分布,经成对 t 检验,三者 t 值分别为 28.828、37.409、42.191,2 组差异有统计学意义(表 5-28)。舌脉维度因是分类变量,采用 χ^2 检验。经检验,$\chi^2 = 166.690$,$v = 4$,$P = 0.000$,说明 2 组各维度得分及总积分均有显著性差异,提示区分效度良好。

表 5-28 　2 组患者各维度及量表总积分比较

组别	例数	肾虚维度积分	气虚维度积分	总量表积分
肾气亏虚证组	238	26.85±4.962	16.43±3.148	50.63±6.281
非肾气亏虚证组	187	13.16±4.728*	6.40±2.121**	24.94±6.172***

注:* 与肾气亏虚证比较,$t = 28.828$,$P = 0.000$;** 与肾气亏虚证比较,$t = 37.409$,$P = 0.000$;*** 与肾气亏虚证比较,$t = 42.191$,$P = 0.000$。

　　(3)结构效度:量表中的问题是调查者预先设计的,并且人为地归结成几个维度,这称为设计结构。而实际的量表结果本身具有一定的潜结构,也就是说,可以通过数学方法,依据调查结果,将原始问题归纳成几个模块,形成统计结构。统计结构与设计结构吻合的好坏就表明了量表的结构效度。结构效度由于有理论逻辑为基础,同时又根据实际所得数据来检验理论的正确性,因此是一种相当严谨的效度检验方法。

　　本研究采用探索性因子分析进行结构效度测评。经检验,样本 KMO = 0.899,提示所有变量之间的简单相关系数平方和远大于偏相关系数平方和,表明条目间有公因子存在,适合进行因子分析。Bartlett 球形检验,$\chi^2 = 8258.554$,df = 153,$P < 0.001$,表明数据适合因素分析(图 5-7)。结构效度因子数目与特征值散点图,见图 5-8。采用主成分法提取公因子,并作方差最大旋转,遵循原量表的维度数,提取 3 个公因子,方差累计贡献率为 73.136%(表 5-29)。提取每一个公因子上载荷系数 > 0.5 的变量,第一公因子(F1)包括头晕、腰酸、膝软、健忘、听力减退、发脱、齿摇、夜尿频多、尿有余沥等 9 个变量,第二公因子(F2)包括神疲、乏力、气短、诸症遇劳加重、嗜卧等 5 个变量,第三公因子(F3)包括舌质淡白、脉沉、脉细、脉弱等 4 个变量(表 5-30)。此旋转因子模型结构与量表的条目设置完全吻合,表明该量表具有良好的结构效度。

Kaiser-Meyer-Olkin Measure of Sampling Adequaey.		0.899
Bartlett's Test of Approx.Chi-Square		8 258.554
Spherieity	df	153
	Sig.	0.000

图 5-7 　结构效度 KMO 统计量和球形检验结果

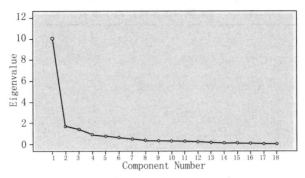

图 5-8 结构效度因子数目与特征值散点图

表 5-29 结构效度特征值与方差贡献

Component	Initial Eigenvalues			Rotation Sums of Squared Loadings		
	Total	% of Variance	Cumulative%	Total	% of Variance	Cumulative%
1	10.057	55.873	55.873	5.099	28.329	28.329
2	1.693	9.408	65.280	4.990	27.720	56.049
3	1.414	7.855	73.136	3.076	17.087	73.136
4	0.915	5.083	78.219			
5	0.767	4.260	82.478			
6	0.641	3.562	86.040			
7	0.493	2.739	88.779			
8	0.347	1.929	90.708			
9	0.337	1.873	92.581			
10	0.312	1.734	94.314			
11	0.275	1.528	95.843			
12	0.215	1.192	97.035			
13	0.153	0.850	97.885			
14	0.114	0.635	98.519			
15	0.097	0.536	99.056			
16	0.087	0.485	99.540			
17	0.056	0.312	99.853			
18	0.027	0.147	100.000			

表 5-30　结构效度旋转后因子载荷矩阵

	F1	F2	F3
头晕	0.512	0.254	0.278
腰酸	0.668	0.378	0.373
膝软	0.694	0.364	0.089
健忘	0.631	0.403	0.181
听力减退	0.824	0.169	0.195
发脱	0.605	0.424	0.076
齿摇	0.684	0.364	0.150
夜尿频多	0.830	0.252	0.259
尿有余沥	0.836	0.141	0.233
神疲	0.452	0.739	0.316
乏力	0.392	0.833	0.278
气短	0.348	0.837	0.081

4.讨论

信度和效度是量表的 2 个基本特征,反映量表不同的 2 个方面。可靠性低的量表其结果不可能是真实的,但可靠性高的量表也不能保证它的有效性,因为它的条目内容可能没有包含想要测量的内容。所以在量表正式应用前,需要对这 2 个方面的特性进行综合分析。在作信、效度测评之前往往先评价量表的可行性。如果量表的可行性不高,操作性差,即使具有很好的信度和效度,也是没有实际应用价值的。

(1)可行性评价:本量表在设计过程中充分考虑了患者的接受度,条目经过缜密筛选,数量适中(18 条),提问方式通俗易懂,答案选项简洁,患者大多愿意配合填写,加之有专业调查员参与,保证了较短的完成时间及较高的接受率和完成率,提示该量表是可行的。

(2)信度评价:信度是检验量表稳定性和可靠性的指标,可以从重测信度、分半信度、同质性信度等多方面来考量。每一种考评方法都有优缺点,所以以多种方法结合互参为宜。

重测信度为常用信度评估方法之一。采用同一量表在同一人群中先后测量两次,评价两次测量的相关性。重复测量有 2 个缺陷:一是研究对象的特征可能随时间发生变化,二是重复测量可能会受前一次测量的影响。因此,需要注意两次测量的间隔时间不宜太长,也不宜太短,多数学者认为一般以 1~4 周为宜。

另外,进行评测时应注意资料类型,不同类型的资料所适用的统计学方法各异。当评估的变量是连续变量或等级变量时,需要用基于方差分析的内部相关系数ICC来评价量表的再测信度;当评估的变量是分类变量时,则应该用 Kappa 系数来评估重测信度。统计数据显示,本量表各个维度的重测信度系数均在 0.7 以上,说明信度良好。

与重测信度相比,分半信度评测是在一个时点上进行,不宜受记忆效应的影响,测量误差较小,而且经济简便。但是同一个量表有多种折半方式,不同折半方式所产生的结果会带有一定的随机性。本研究采用的是前后折半法,分半信度系数为 0.858,提示信度良好。

同质性信度,又称内部一致性信度,是根据量表条目之间的相关性来评价信度。研究结果显示,总量表的跨条目一致性较高,量表各维度及总量表的 α 系数均达到 0.8 以上,结合内部相关系数评测的结果,提示每个维度上的各条目之间有较高的正相关,它们所测到的是同一种特质,每个维度的条目在构思上具有良好的一致性,各维度的方向一致,各维度与总量表之间也呈现高度正相关,显示各维度与整体的概念一致。

因本量表是由调查员参与的他评量表,需要考评调查员之间的评分标准是否一致。评分标准的不一致无疑会影响量表的信度。要检验评分者信度,可计算一个评分者的一组评分与另一个评分者的一组评分的相关系数。如果量表评定的结果是可以重复的,那么在同一场合,观察到相同的结果,应该得到相同的评分。一般要求在成对的受过训练的评分者之间平均一致性达 0.90 以上,才认为评分是客观的。研究结果显示,18 个量表条目的评分者信度系数均在 0.90 以上,表明评分者判分标准基本一致,评分较客观。也可以说经过调查前的培训及调查过程中的质量控制,最大程度地减少了可能由调查员引起的测量误差,提示量表的信度良好。

(3)效度评价:效度是指正确性程度,即测量工具确能测出其所要测量的特质的程度。效度越高表示测量结果越能显示出所要测量对象的真正特征。效度是个多层面的概念,可从不同角度来衡量。其中表面效度和内容效度属于专家评判的主观性指标,相比之下,区分效度和结构效度较为客观。

区分效度是指一份量表能明确区分出已知两类不同人群所测指标差异的能力。本研究结果显示,肾气亏虚证组与非肾气亏虚证组相比,各维度得分及总积分均有显著性差异,提示该量表区分效度良好。

结构效度是指问卷所能衡量到理论上期望的特征的程度,即量表所要测量的概念能显示出科学的意义并符合理论上的设想,通常被认为是最强有力的效度评价指标。而利用因子分析来考察量表的结构效度被认为是效度分析最理想的方法。因子分析法是通过分析变量间相互关系,找出支配多个变量间相互关系的更本质的、潜在的少数几个共同因子(彼此独立,且常不能直接测定),以共同因子代替原变量来解释原变量。其关键在于公因子有实际医学意义。因子分析对中医证候定量化研究作用很大,由于中医证候受多因素影响,须用多指标反映,且很多因素隐藏于数据内部,难以直接测定,而因子分析可寻找这些隐藏于数据内部且反映原变量或中医证候的公因子,这对于探讨中医证候实质及定量化研究作用很大。作因子分析时,预测因子的数目需事先确定,然后再与因子分析的因子数目比较。一般而言,如量表的公因子能解释50%以上的变异,而且每个条目在相应的因子上有足够强度的负荷(≥ 0.4),则认为该量表具有较好的结构效度。

本研究根据 Kaiser 提出的准则,选取特征值>1的主成分数目作为因子数,共提取了3个公因子,方差贡献率累积达73.136%,即这3个公因子可以解释总变异的73.136%。而且各条目对所属因子而言,因子载荷值均在0.5以上。说明此旋转因子模型结构与量表的条目设置完全吻合,该量表具有良好的结构效度。

总之,以上可行性、信度及效度的考核结果证明,老年高血压病肾气亏虚证诊断量表(第二版)达到了量表制作的基本要求,是可靠、灵敏的,能够较全面地反映老年高血压病肾气亏虚证的证候特征。

(三)老年高血压病肾气亏虚证诊断量表的反应度测评

按照量表制作的基本要求,在量表正式应用前除了从信度、效度两方面对初建量表进行考评外,还应兼顾量表的反应度。

1.资料与标准

(1)一般资料:自2009年3月至2009年6月,在山东中医药大学第一附属医院心血管内科门诊调查并随访符合病例选择标准的老年高血压病肾气亏虚证患者50人,其中男性29人,女性21人,患者年龄最小60岁,最大86岁,平均年龄为(69.9 ± 6.804)岁。

(2)西医诊断标准:依照《1999年世界卫生组织/国际高血压联盟关于高血压治疗指南》的高血压病标准。

(3)中医证候诊断标准:因尚无统一的高血压病肾气亏虚证的证候诊断标准,本调查以3位临床本专业主任医师的共同辨证作为肾气亏虚证诊断的"金标准"。

(4)纳入标准:①符合高血压病诊断标准;②高血压病为西医第一诊断;③肾

气亏虚为中医第一辨证类型;④患者年龄在 60 岁以上;⑤无严重心、脑、肾并发症及精神疾病,理解能力正常;⑥对调查知情同意。

(5)排除标准:①年龄在 60 岁以下者;②有严重心、脑、肾并发症者;③有严重精神疾病,不能正确理解或配合完成调查内容者;④未获得知情同意者。

2.研究方法

用郭伟星教授经验方益肾降压汤(药物组成:槲寄生、女贞子、淫羊藿、黄芪、黄精、牛膝、泽泻等)为基本方治疗入选病例,分别于治疗前和治疗 2 周后使用老年高血压病肾气亏虚证宏观诊断量表(第二版)进行证候测试,用 Microsoft Access 2003 建立数据库,用 SPSS for Windows 15.0 软件进行统计分析。

3.研究结果

(1)统计检验:经正态性检验,肾虚维度、气虚维度和总量表的治疗前积分与治疗后积分的差值均服从正态分布,所以适用于配对 t 检验。结果显示,肾虚维度、气虚维度和总量表 P 值均<0.01,可以认为肾虚维度积分、气虚维度积分和总量表积分在用益肾降压汤治疗前后有显著性差异(表 5-31)。舌脉维度因是二项分类资料,适用于检验,结果显示(表 5-32),舌脉条目的 P 值均>0.01,说明舌脉维度各条目积分在治疗前后的差别没有统计学意义。

表 5-31 治疗前后量表积分比较

	治疗前积分	治疗后积分	t 值
肾虚维度	26.680±5.393	20.100±5.754	22.050
气虚维度	16.320±3.316	12.040±3.785	16.744
总量表	50.560±6.917	39.840±7.397	23.223

表 5-32 治疗前后舌脉维度积分比较

舌脉维度	Pearson χ^2 值	P 值
舌质淡白	2.941	0.086
脉沉	0.122	0.727
脉细	1.961	0.161
脉弱	0.332	0.564

(2)效应尺度:是反应度分析中常用的一个统计量。效应尺度=(治疗前得分-治疗后得分)/治疗前得分的标准差。一般来说,效应尺度<0.5 为较小效应,0.5~0.8 为中等效应,>0.8 为较大效应。本研究结果显示,治疗前患者的量表平均积分为 50.560,标准差为 6.917,治疗 2 周后的平均得分为 39.840,效应尺

度为(50.560－39.840)/6.917＝1.550,为较大效应,提示量表的反应度良好。

4.讨论

在医学量表编制过程中,反应度评价的目的是估计量表是否有鉴别细微的、有临床意义的、随时间变化的健康状态的能力,是对量表性质进行考评的一个重要指标。如果说一个量表的信度和效度反映的是在不变状况下测量手段的准确性和精确性的话,那么反应度则反映的是在变化状况下的该测量手段的应变性。也有学者认为反应度分析应属于效度分析的一部分。对量表的反应度的考评多从时间的角度进行纵向考评,即可对被调查者间隔一段时间进行重测,看该量表是否能灵敏地反映其变化。在实际应用中,如果被测对象经过治疗有所改善,评定结果能及时地反映出来,这说明该量表具有较好的应用价值。本研究分析了50 例老年高血压病肾气亏虚证患者在用益肾降压汤治疗 2 周前后的量表积分变化,结果显示,肾虚维度、气虚维度及量表总积分变化明显,治疗前后的差别有统计学意义,而舌脉维度积分治疗前后没有显著性差异,提示老年高血压病肾气亏虚证诊断量表能够有效区分辨治前后症状上的变化,而对舌脉象的区分能力欠佳。根据临床观察,舌象特别是舌质以及脉象表现往往比较稳定和持久,其变化在短时间内较难察觉和度量,这也是中医证候疗效评定中多不纳入舌脉条目的一个重要原因。所以本次调查量表中舌脉维度没有得到阳性结论可能和调查时间跨度不够,舌、脉象的变化相对滞后有关。有待下一步加大量表调查的时间间隔继续随访。但大体而言,老年高血压病肾气亏虚证诊断量表能够区分治疗前后证候的差别,效应尺度为较大效应,提示可以利用该量表进行老年高血压病肾气亏虚证的证候诊断研究。

(四)老年高血压病肾气亏虚证量化诊断标准的建立

老年高血压病肾气亏虚证诊断量表(第二版)不但提取了辨证要素,而且为下一步制定该病证的量化诊断标准提供了标准化、科学化的尺度。在此基础上,以临床资料为载体,以量表为工具,通过前瞻性的临床流行病学调查,综合运用多学科的合理方法,经过恰当的赋权处理,建立证候诊断阈值与程度分级标准,是实现证候诊断规范化的一条可行的研究思路。

1.临床横断面调查

(1)样本量的估算:统计学认为,多因素研究样本量为研究因素数的 10～20 倍,较易获得稳定有效的研究结果。本研究量表包含 18 个条目,故需样本量为 180～360。

(2)样本来源:调查病例来源于 2009 年 8 月至 2009 年 11 月山东中医药大

学第一附属医院、山东中医药大学第二附属医院、泰安市中医医院内科门诊。

（3）样本选择标准。①纳入标准：a.符合高血压病诊断标准；b.高血压病为第一诊断；c.患者年龄≥60岁；d.无严重精神疾病，理解能力正常者；e.对调查知情同意者。②排除标准：与"老年高血压病肾气亏虚证诊断量表的反应度测评"的排除标准一致。

（4）病证诊断标准。①西医诊断标准：仍为《1999年世界卫生组织/国际高血压联盟关于高血压治疗指南》的高血压病标准。②中医证候诊断标准：因尚无统一的高血压病肾气亏虚证的证候诊断标准，本调查另设专家辨证组，以专家辨证结果作为肾气亏虚证的初始诊断标准。

（5）调查结果：本次调查共纳入符合病证诊断和病例选择标准的老年高血压病患者400例，其中男性216例，女性184例。年龄60～89岁，平均年龄（67.81±6.55）岁。病程1～35年，平均病程（9.15±6.85）年。经专家辨证，肾气亏虚证共256例，非肾气亏虚证144例。

2.建立数据库

用Microsoft Access 2003编制量表数据录入系统，采用双人双次独立录入，保证信息录入的准确无误。将后台数据导入Excel数据管理系统，整理数据库。根据本研究目的将数据集按3∶1的比例随机分为训练集和测试集。训练集300例，用于建立证量化诊断标准及对量化诊断标准进行回顾性检验，测试集100例，用于量化诊断标准的前瞻性检验。2个数据集的基线资料见表5-33。

表 5-33　数据集基线资料表

	例数		性别		年龄/岁	病程/年
	肾气亏虚证	非肾气亏虚证	男	女		
训练集	192	108	161	139	67.64±6.432	8.31±6.316
测试集	64	36	58	42	68.27±6.513	10.39±7.581
合计	256	144	219	181	67.81±6.551	9.15±6.845

3.确定指标权重系数

在利用量表建立证候诊断模型时，要考虑到量表条目对诊断结果的影响大小，即各个指标在诊断模型中的权重问题。目前用于确定指标权重值的方法有很多，归纳起来有主观赋权和客观赋权两大类。本研究采用主客观综合赋权法，先利用Delphi法确定主观权重系数，再利用因子分析确定客观权重系数，然后将2种赋权方法得出的某一指标的权数相乘，最后进行归一化处理，得到目标组合权数。

(1)主观权重系数的计算:利用 Delphi 法确定主观权重系数。以认为某指标是该证辨证主要依据的专家人数除以总专家数的商值即满分比作为权重系数,并作归一化处理(表 5-34)。

表 5-34　Delphi 法权值计算表

条目	满分比	归一化权值
头晕	0.8	0.082 474 226 804
腰酸	0.8	0.082 474 226 804
膝软	0.7	0.072 164 948 454
健忘	0.4	0.041 237 113 402
听力减退	0.3	0.030 927 835 052
发脱	0.3	0.030 927 835 052
齿摇	0.3	0.030 927 835 052
夜尿频多	0.5	0.051 546 391 753
尿有余沥	0.4	0.041 237 113 402
神疲	0.6	0.061 855 670 103
乏力	0.6	0.061 855 670 103
气短	0.5	0.051 546 391 753
嗜卧	0.1	0.010 309 278 351
诸症遇劳加重	0.5	0.051 546 391 753
舌质淡白	0.5	0.051 546 391 753
脉沉	0.8	0.082 474 226 804
脉细	0.8	0.082 474 226 804
脉弱	0.8	0.082 474 226 804

(2)客观权重系数的计算:利用因子分析确定客观权重系数。对训练集 300 例样本进行探索性因子分析,本样本的 $KMO=0.876$,$\chi^2=5\,301.132$,$df=153$,$P=0.000$,表明数据适合于因子分析(图 5-9)。客观权重系数因子数目与特征值散点图见图 5-10。采用主成分法提取公因子,并作方差最大旋转,特征根值>1 的共有 3 个公因子,方差累计贡献率为 70.034%(表 5-35)。因子分析中旋转矩阵的因子载荷系数反映了该条目对该因子的贡献度大小,系数越大,说明该条目对该公因子的解释能力越强(表 5-36)。再结合公因子方差贡献度的大小,指标权重系数=因子载荷系数×公因子方差贡献度,计算结果见表 5-37。

Kaiser-Meyer-Olkin Measure of Sampling Adequaey.		0.876
Bartlett's Test of Spherieity	Approx. Chi-Square	5 301.132
	df	153
	Sig.	0.000

图 5-9　客观权重系数 KMO 统计量和球形检验结果

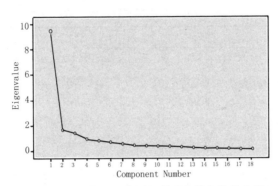

图 5-10　客观权重系数因子数目与特征值散点图

表 5-35　客观权重系数特征值与方差贡献

Component	Initial Eigenvalues			Rotation Sums of Squared Loadings		
	Total	% of Variance	Cumulative%	Total	% of Variance	Cumulative%
1	9.451	52.507	52.507	5.541	30.785	30.785
2	1.728	9.598	62.104	4.934	27.413	58.198
3	1.427	7.929	70.034	2.130	11.836	70.034
4	0.955	5.303	75.337			
5	0.892	4.956	80.293			
6	0.711	3.950	84.243			
7	0.508	2.823	87.066			
8	0.466	2.589	89.655			
9	0.389	2.160	91.814			
10	0.332	1.842	93.657			
11	0.303	1.682	95.339			
12	0.229	1.273	96.612			
13	0.176	0.979	97.591			
14	0.135	0.753	98.343			
15	0.111	0.616	98.960			

续表

Component	Initial Eigenvalues			Rotation Sums of Squared Loadings		
	Total	% of Variance	Cumulative%	Total	% of Variance	Cumulative%
16	0.102	0.569	99.528			
17	0.056	0.309	99.838			
18	0.029	0.162	100.000			

表 5-36　客观权重系数旋转后因子载荷矩阵

	F1	F2	F3
头晕	0.204	0.542	0.331
腰酸	0.222	0.587	0.228
膝软	0.308	0.691	0.024
健忘	0.343	0.551	0.152
听力减退	0.169	0.815	0.116
发脱	0.495	0.639	0.002
齿摇	0.273	0.728	0.176
夜尿频多	0.264	0.821	0.163
尿有余沥	0.223	0.810	0.064
神疲	0.749	0.448	0.275
乏力	0.818	0.374	0.307
气短	0.810	0.312	0.130
嗜卧	0.822	0.259	0.291
诸症遇劳加重	0.780	0.413	0.263
舌质淡白	0.120	0.043	0.825
脉沉	0.203	0.027	0.818
脉细	0.178	0.130	0.870
脉弱	0.177	0.068	0.842

表 5-37　客观权重系数因子分析法权值计算表

指标	因子载荷系数	公因子方差贡献度	权值	归一化权值
头晕	0.542	27.413	14.857 846	0.044 789 609 301
腰酸	0.587	27.413	16.091 431	0.048 508 303 800
膝软	0.691	27.413	18.942 383	0.057 102 619 976
健忘	0.551	27.413	15.104 563	0.045 533 348 201

续表

指标	因子载荷系数	公因子方差贡献度	权值	归一化权值
听力减退	0.815	27.413	22.341 595	0.067 349 689 263
发脱	0.639	27.413	17.516 907	0.052 805 461 888
齿摇	0.728	27.413	19.956 664	0.060 160 213231
夜尿频多	0.821	27.413	22.506 073	0.067 845 515 196
尿有余沥	0.810	27.413	22.204 530	0.066 936 500 985
神疲	0.749	30.785	23.057 965	0.069 509 217 125
乏力	0.818	30.785	25.182 130	0.075 912 602 948
气短	0.810	30.785	24.935 850	0.075 170 181 404
嗜卧	0.822	30.785	25.305 270	0.076 283 813 721

（3）综合权重系数的计算：若主观赋权法确定第 j 个指标的权重系数为 α_j，客观赋权法确定的权重系数为 β_j，则综合权重系数 $W_j = \alpha_j \beta_j / \sum_{j=1}^{n} \alpha_j \beta_j$。为了便于临床应用，对综合权重系数进行整数化处理。综合权值计算结果见表 5-38。

表 5-38 综合权值计算表

条目	主观权值 （α_j）	客观权值 （β_j）	主观权值×客观权值 （$\alpha_j\beta_j$）	综合归一化权值 （W_j）	整数化权值
头晕	0.082 474 226 804	0.044 789 609 301	0.003 693 988 396 00	0.071 206 271 491	7
腰酸	0.082 474 226 804	0.048 508 303 800	0.004 000 684 849 50	0.077 118 231 301	8
膝软	0.072 164 948 454	0.057 102 619 976	0.004 120 807 627 20	0.079 433 748 894	8
健忘	0.041 237 113 402	0.045 533 348 201	0.001 877 663 843 30	0.036 194 331 727	4
听力减退	0.030 927 835 052	0.067 349 689 263	0.002 082 980 080 30	0.040 152 060 378	4
发脱	0.030 927 835 052	0.052 805 461 888	0.001 633 158 615 10	0.031 481 185 989	3
齿摇	0.030 927 835 052	0.060 160 213 231	0.001 860 625 151 50	0.035 865 889 515	4
夜尿频多	0.051 546 391 753	0.067 845 515 196	0.003 497 191 505 00	0.067 412 763 947	7
尿有余沥	0.041 237 113 402	0.066 936 500 985	0.002 760 268 081 90	0.053 207 638 291	5
神疲	0.061 855 670 103	0.069 509 217 125	0.004 299 539 203 60	0.082 879 024 783	8
乏力	0.061 855 670 103	0.075 912 602 948	0.004 695 624 924 60	0.090 514 075 130	9
气短	0.051 546 391 753	0.075 170 181 404	0.003 874 751 618 80	0.074 690 709 919	7
嗜卧	0.010 309 278 351	0.076 283 813 721	0.000 786 431 069 33	0.015 159 447 792	2

4.建立证候诊断模型

以 Y 代表老年高血压病中医证候积分，则 $Y = 7$ 头晕 ＋8 腰酸 ＋8 膝软 ＋4

健忘＋4 听力减退＋3 发脱＋4 齿摇＋7 夜尿频多＋5 尿有余沥＋8 神疲＋9 乏力＋7 气短＋2 嗜卧＋7 诸症遇劳加重＋3 舌质淡白＋5 脉沉＋5 脉细＋5 脉弱。

5.确定证候诊断阈值

本研究采用受试者工作特征曲线（receive operating characteristic curve，ROC 曲线）确定最佳证候诊断阈值。首先把确定好的权值赋予每一个指标，计算每一例样本的证候总积分。以证候积分 Y 为变量，绘制 ROC 曲线（图 5-11）。结果 ROC 曲线下面积为 0.992，P ＝0.000，说明有统计学意义，提示证候积分对肾气亏虚证有较高的诊断价值（表 5-39）。通过 ROC 曲线，根据最佳界点理论，确定老年高血压病肾气亏虚证的诊断界值为 220，即当老年高血压病患者的证候积分 $Y \geqslant 220$ 时，可诊断为肾气亏虚证。该界点的诊断灵敏度为 97.4％，特异度为 95.4％（表 5-40）。

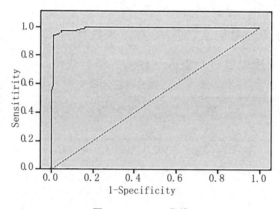

图 5-11　ROC 曲线

表 5-39　ROC 曲线下的面积

Area Lower Bound	Std. Error(a) Upper Bound	Asymptotic Sig. (b) Lower Bound	Asymptotic 95％ Confidence Interval	
			Upper Bound	Lower Bound
0.992	0.004	0.000	0.983	1.000

表 5-40　不同诊断界点及灵敏度和特异度

Positive if Greater Than or Equal To(a)	Sensitivity	1-Specificity	Positive if Greater Than or Equal To(a)	Sensitivity	1-Specificity
103.0	1.000	1.000	110.5	1.000	0.954
106.0	1.000	0.981	112.5	1.000	0.898
108.5	1.000	0.963	114.0	1.000	0.889

Positive if Greater Than or Equal To(a)	Sensitivity	1-Specificity	Positive if Greater Than or Equal To(a)	Sensitivity	1-Specificity
115.5	1.000	0.870	176.0	1.000	0.204
116.5	1.000	0.824	178.0	1.000	0.194
118.0	1.000	0.806	180.5	1.000	0.185
119.5	1.000	0.778	183.5	1.000	0.176
121.0	1.000	0.750	194.0	1.000	0.167
122.5	1.000	0.731	206.0	0.995	0.157
123.5	1.000	0.704	210.0	0.990	0.157
125.5	1.000	0.639	215.0	0.974	0.111
127.5	1.000	0.593	220.0	0.974	0.046
128.5	1.000	0.546	221.0	0.964	0.046
130.5	1.000	0.528	222.5	0.953	0.037
132.5	1.000	0.509	223.5	0.943	0.019
134.0	1.000	0.500	227.0	0.943	0.009
135.5	1.000	0.481	233.0	0.938	0.009
136.5	1.000	0.454	240.5	0.932	0.009
137.5	1.000	0.444	246.0	0.922	0.009
139.5	1.000	0.435	250.0	0.917	0.009
141.5	1.000	0.426	254.0	0.906	0.009
142.5	1.000	0.417	255.5	0.885	0.009
144.0	1.000	0.407	257.5	0.828	0.009
146.5	1.000	0.398	260.0	0.802	0.009
149.0	1.000	0.380	262.0	0.771	0.009
152.5	1.000	0.352	264.5	0.760	0.009
156.5	1.000	0.324	268.0	0.750	0.009
159.0	1.000	0.315	270.5	0.745	0.009
160.5	1.000	0.296	271.5	0.719	0.009
162.0	1.000	0.287	273.0	0.703	0.009
164.5	1.000	0.259	274.5	0.682	0.009
166.5	1.000	0.241	276.0	0.651	0.009
169.0	1.000	0.222	277.5	0.620	0.009
173.0	1.000	0.213	278.5	0.599	0.009

Positive if Greater Than or Equal To(a)	Sensitivity	1-Specificity	Positive if Greater Than or Equal To(a)	Sensitivity	1-Specificity
280.0	0.557	0.000	316.0	0.281	0.000
281.5	0.547	0.000	319.5	0.245	0.000
282.5	0.531	0.000	321.0	0.229	0.000
283.5	0.516	0.000	322.5	0.224	0.000
284.5	0.500	0.000	324.0	0.214	0.000
287.0	0.479	0.000	326.0	0.198	0.000
289.5	0.474	0.000	330.5	0.167	0.000
292.0	0.469	0.000	335.5	0.141	0.000
295.5	0.458	0.000	337.5	0.109	0.000
297.5	0.432	0.000	341.0	0.099	0.000
299.0	0.417	0.000	345.0	0.089	0.000
300.5	0.406	0.000	346.5	0.083	0.000
301.5	0.401	0.000	349.5	0.078	0.000
302.5	0.385	0.000	354.0	0.068	0.000
304.0	0.370	0.000	358.5	0.052	0.000
305.5	0.354	0.000	366.0	0.031	0.000
307.0	0.349	0.000	372.5	0.021	0.000
309.0	0.344	0.000	378.0	0.016	0.000
310.5	0.333	0.000	386.0	0.010	0.000
311.5	0.323	0.000	391.0	0.000	0.000
312.5	0.318	0.000			

6.建立老年高血压病肾气亏虚证诊断标准

(1)充分条件:具备肾虚指标(头晕、腰酸、膝软、健忘、听力减退、发脱、齿摇、夜尿频多、尿有余沥)和气虚指标(神疲、乏力、气短、嗜卧、诸症遇劳加重)至少各1项。

(2)必要条件:各指标积分和≥220。

7.确定程度分级诊断标准

证候程度分级标准的确定本研究采用百分位数法,若老年高血压病患者的证候积分<第25百分位数(P_{25})判为轻度肾气亏虚证,若证候积分在第25百分位数与第75百分位数($P_{25}\sim P_{75}$)判为中度肾气亏虚证,若证候积分>第75百分位数（P_{75}）则判为重度肾气亏虚证。在证候最佳诊断阈值之上，实行轻、中、重证候分级，不仅有利于掌握患者的病情轻重，而且能够对辨治效果的评价提供判别依据。根据表 5-41 四分位数计算结果确定：$220 \leqslant$ 证候积分 < 267 者为肾气亏虚证轻度，$267 \leqslant$ 证候积分 $\leqslant 319$ 者为中度，证候积分 > 319 者为重度。

表 5-41　四分位数

百分位数	证候积分
P_{25}	267
P_{50}	285
P_{75}	319

8.讨论

证候宏观诊断标准的建立是证候研究中一项最具基础性的工作，证候宏观标准作为判别性指标发挥其功能，应具有能准确地将患病人群的这一状态与其他人群的另一状态区别开来的特性。当使用该标准时，误诊（判）率和/或漏诊（判）率应降至最低。要达到上述要求，除了量表的编制和信、效度等评价严格把关外，指标赋权和确定诊断阈值是建立证候量化诊断标准过程中最关键的 2 个环节，选择正确恰当的方法尤为重要。

（1）指标赋权方法探讨：证候表现为一组相关的症状，包括自觉症状和客观体征。症状是辨证的内容与依据。但是症状与证之间并不是——对应的简单关系，一个症状往往与多个证有关，而且与相关证之间关系的疏远程度也不同。对于重要性程度，以往有不少标准机械地、绝对平均地看待每一症征对证候诊断的作用，忽略了不同症征对相关证候的诊断可能具有不同价值，这种标准显然与临床脱节。在制定证候诊断标准的时候不仅要探讨哪些症状与该证有关，还必须要考虑各指标重要性大小不同的问题。所谓重要性大小，也就是指标的权重。如何评估症状对证候的贡献度呢？在诸多相关研究中，研究者应用的方法并不相同，但大致可以归为主观赋权法和客观赋权法两类。①主观赋权法：是研究者根据其主观价值判断来指定各指标权数的一种方法。a.主次证法：主证赋以较高的权重，次证赋以较低的权重。如万霞在进行围绝经期综合征中医证候诊断研究中对主要症状、体征及舌脉象，赋予 0.75 的权重；次要症状、体征及舌脉象，赋予 0.25 的权重。b.Delphi 法。关于 Delphi 法中权重系数的确定方法主要有 2 种，一种是根据某一项指标之得分值除以该证各项指标总得分值，其商作为该项指标之权重系数；另一种是以认为某证具备某症状或体征的专家数除以总专家数的百分比作为该指标的权重系数。主观赋权法简便易行,利于操作,故运用颇为广泛。但由于完全依赖专家的主观判断,少有严密的数学处理,故科学性和可信度往往有限。②客观赋权法:是直接根据指标的原始信息,通过数理统计分析处理后获得权重系数的一种方法。多因素回归分析是其中应用较多的一种方法,在早期的研究中,主要根据逐步线性回归分析中各指标的标准偏回归系数及偏回归平方和计算其对证候的贡献值,如刘士敬在建立中医内科、儿科及妇产科病证脾气虚证型量化诊断标准的系列研究中就采用了这种方法。在近年的研究中,有人又提出通过比较 Logistic 回归分析过程中各变量比数比即 *OR* 值的大小来评价变量对证候贡献大小的新思路。其他如逐步判别分析中各自变量的判别系数值、主成分分析和因子分析中得到的因子载荷和贡献率等,都可为确定指标权重提供有用的信息。

本研究探索性地利用了因子分析中旋转后因子载荷系数和公因子方差贡献度来确定客观权重系数。其中,因子载荷系数的大小反映的是变量对所在公因子的解释度,可以理解为每一个量表指标对每一个维度的贡献度,载荷系数越大,说明该指标对该维度的解释能力越强,贡献度越大;而公因子方差贡献度反映的是公因子对总变异的解释度大小,即是每一个维度对肾气亏虚证的贡献度大小。用旋转后因子载荷系数乘以公因子方差贡献度,其乘积就是每一个指标对肾气亏虚证这个证候的诊断贡献度大小。

有学者根据证候是一"非线性的复杂巨系统"理论,提出应用复杂系统的分析方法(基于熵的复杂系统分划方法)对中医证候诊断要素进行赋权。该算法将各症状与所在症状集合的关联值作为症状贡献度,反映其重要程度。这在一定程度上丰富了数理统计赋分方法的内容。

随着研究的发展、多学科与中医学的相互渗透,有人参照数学原理提出了条件概率转化的方法,其基本原理:对于某病的某一症状来说,调查该病该症状在人群中出现的频率,称为该症状的条件概率;该症状条件概率的数学转换值称为该症状的诊断指数,此指数就被认定是该症状的权重值。由于这种方法简单明了,不受资料类型等数理统计条件的限制,近年来在文献中应用颇多。例如,候风刚等依此方法对相关因素赋分从而建立了原发性肝癌血瘀证及肝阴虚证的量化诊断标准。袁肇凯等计算通过中医心病气血证候(心气虚证、心血虚证、心脉瘀证)及对照组(肺气虚证、肝血虚证、肝血瘀证)临床 11 项指标各个项目的条件概率,根据条件概率诊断指数之间的对应换算关系,再进一步换算成"诊断指数表",建立了中医心病气血辨证症征计量诊断指数表。

　　根据条件概率法确定的指标权重值是否符合中医理论和临床实际呢？不难看出,这种赋权方法是根据指标的出现频率计算出来的,某症状在某病证中出现频率越高,其诊断指数就越大,权重值就越高。但是,结合专业知识考虑,症状对证候诊断的贡献度大小并不总是与症状的出现频率成正比的。例如,"头晕"这一疾病层面上的主要症状在高血压病各个中医证候类型中出现频率都很高,因其特异性不强,对于证候鉴别诊断意义不大,对于诊断该证型的贡献度即权重值不应该很大。但如果按照条件概率法计算,却会得出一个与实际不相符的较大的权重系数。所以,我们认为仅根据变量的出现频率推断权值有失偏颇。

　　综上所述,不论哪一种赋权方法,所定权重分配都有相对合理的一面,又有局限的一面。主观赋权法简便易行,但主观性过强;客观赋权法虽然受主观因素影响较小,但权数的分配会受到样本数据随机性的影响,不同样本即使使用同一种方法也会得出不同的权重系数,这将导致权重分配的不确定性,最终导致诊断结果的不确定性。鉴于主客观赋权法各有优缺点,在实际应用过程中体现出权数不同的作用,本研究对2种赋权方法进行整合,先利用 Delphi 法确定主观权重系数,再利用因子分析确定客观权重系数,然后将2种赋权方法得出的某一指标的权数相乘,最后进行归一化处理,得到目标组合权数。综合赋权的方法比单纯根据专家经验或数理统计进行赋分更严谨、更科学,更能反映临床实际。

　　(2)证候诊断阈值建立方法探讨:建立诊断阈值是证候量化诊断标准研究的重要内容,利用阈值诊断可较好反映证候的复杂情况及辨证的灵活性。如何运用较为科学的方法达到这一目的？就以往的诸多研究来看,常用的方法有以下4种。①正态分布法和百分位数法:这是最为传统的一种确定诊断阈值的统计方法。正态分布法要求资料服从正态分布,以(均数－1.64×标准差)作为诊断阈值。若不服从,则采用百分位数法计算各百分位数,单侧第5百分位数为诊断参考阈值的起始值。如潘毅等在运用频数优势法对心理应激人群中四个中医常见证型的计量诊断研究中即采用了此法。②回归分析法:主要有逐步线性回归、多元逐步回归、Logistic 回归等,在早期的证候量化诊断研究中应用较多。如陈国林等在流行病学调查的基础上,运用多元逐步回归的方法,在对中医肝病的证候进行计量鉴别诊断的同时,计算出肝气郁结、肝郁脾虚、肝火上炎等9种证候的量化诊断阈值,建立了量化标准。但是回归分析对临床资料的要求较为严格,如多元逐步回归要求资料是数值变量资料,且服从正态分布,有时较难满足,计算的结果可能与实际有一定出入。③最大似然判别分析法:这种方法在近年来的证候量化诊断研究中应用较多。如董佳晨等在慢性前列腺炎气滞血瘀证证候计量诊断研究中,运用条件概率换算方法建立了"诊断指数表",按"诊断指数表"计算指数积分,继而应用最大似然判别法确定诊断阈值。经回顾性、前瞻性检验考核,证明其具有较好的判别效果。但是这种方法在应用时多以出现频率代替概率,所以对样本量有较高要求。若样本太小,则误差较大。另外,由于将概率转化为指数时较为粗糙,如条件概率为45%和55%时转化的指数值都是7,因此只有鉴别的指标较多时,诊断的正确性才较高。④ROC曲线:用于二分类判别效果的分析与评价,又称为诊断特征曲线。其基本原理是通过诊断界点的移动,获得多对灵敏度和误诊率(1-特异度),以灵敏度为纵轴,以误诊率为横轴,连接各点绘制曲线,然后计算曲线下面积,曲线下面积在0.5~0.7时诊断价值较低,在0.7~0.9时诊断价值中等,在0.9以上时诊断价值较高。ROC曲线的另一个作用是确定检测的最佳阈值。在应用中,根据ROC曲线,结合各切点的灵敏度和特异度结果,选择曲线上尽量靠近左上方Youden指数最大的切点为最佳临界点,从而使试验的灵敏度和特异度均较高,这样误诊率和漏诊率均较小,不失为确定阈值的一种好方法。本研究即采用了此种方法。统计数据显示,ROC曲线下面积为0.992,说明证候积分的诊断价值很高。根据最佳界点理论,确定老年高血压病肾气亏虚证的诊断界值为220,该界点的诊断灵敏度为96.4%,特异度为95.4%。

至此,老年高血压病肾气亏虚证的诊断标准建立。该标准采用定性与定量相结合的必要条件+充分条件的诊断模式。必要条件是定性诊断,是证候诊断的基础,充分条件是定性诊断成立前提下对证候的最终确认。在证候最佳诊断阈值之上,本研究尝试建立了证候轻、中、重度的分级诊断标准,这样做有利于掌握患者的病情轻重,便于临床纳入病例的分层研究,较小偏倚,对证候疗效的判别提供依据。

综上,在辨证量表建立的基础之上,通过临床流行病学调查,指标赋权,阈值筛选,分级区间确定,最终建立了老年高血压病肾气亏虚证的量化诊断标准。本研究对老年高血压病肾气亏虚证证候诊断的规范化、定量化和标准化的探索性研究为其他证候诊断标准的研究奠定了方法学基础,同时为客观评价补益肾气治疗老年高血压病的临床证候疗效提供了科学依据。

(五)老年高血压病肾气亏虚证诊断性试验

为了进一步评估老年高血压病肾气亏虚证诊断标准的实际诊断价值,根据DME中诊断性试验的评价原则,对建立的老年高血压病肾气亏虚证诊断标准进行回顾性和前瞻性检验。

1.量化诊断标准的回顾性检验

把老年高血压病肾气亏虚证诊断模型回代入 300 例训练集病例资料中,按证候积分≥220 的诊断阈值标准,与专家辨证结果比较,辨证结果见表 5-42。

表 5-42　老年高血压病肾气亏虚证诊断标准的回顾性检验结果

量化标准	纳入标准		合计
	阳性	阴性	
阳性	185(a)	5(b)	190(a+b)
阴性	7(c)	103(d)	110(c+d)
合计	192(a+c)	108(b+d)	300

由表 5-42 中数据计算得:①灵敏度 $a/(a+c)=185/192=96.35\%$;②特异度 $d/(b+d)=103/108=95.37\%$;③正确诊断指数＝灵敏度＋特异度－1＝0.96＋0.95－1＝0.91;④准确度 $(a+d)/(a+b+c+d)=288/300=96.00\%$;⑤阳性似然比 $[a(a+c)]/[b(b+d)]=(185×192)/(5×108)=65.78$;⑥阴性似然比 $[c(a+c)]/[d(b+d)]=(7×192)/(103×108)=0.12$。回顾性一致性检验结果 Kappa＝0.914,$t$ 值为 15.825,$P=0.000$(表 5-43)。

表 5-43　回顾性一致性检验结果

		Value	Asymp. Std. Error(a)	Approx. T(b)	Approx. Sig.
Measure of Agreement	Kappa	0.914	0.024	15.825	0.000
	N of Valid Cases	300			

2.量化诊断标准的前瞻性检验

用建立的老年高血压病肾气亏虚证诊断模型和诊断标准,对 100 例测试集病例分别进行诊断,与专家辨证结果相比较,辨证结果见表 5-44。

表 5-44　老年高血压病肾气亏虚证诊断标准的前瞻性检验结果

量化标准	纳入标准		合计
	阳性	阴性	
阳性	61(a)	3(b)	64(a+b)
阴性	3(c)	33(d)	36(c+d)
合计	64(a+c)	36(b+d)	100

由表 5-44 中数据计算得:①灵敏度 $a/(a+c)=61/64=95.31\%$;②特异度 $d/(b+d)=33/36=91.67\%$;③正确诊断指数＝灵敏度＋特异度－1＝0.95＋0.92－

1＝0.87；④准确度(a＋d)/(a＋b＋c＋d)＝94/100＝94.00％；⑤阳性似然比[a(a＋c)]/[b(b＋d)]＝(61×64)/(3×36)＝36.15；⑥阴性似然比[c(a＋c)]/[d(b＋d)]＝(3×64)/(33×36)＝0.16。前瞻性一致性检验结果 Kappa＝0.870，t 值为 8.698，$P＝0.000$(表 5-45)。

表 5-45　前瞻性一致性检验结果

		Value	Asymp. Std. Error(a)	Approx. T(b)	Approx. Sig.
Measure of Agreement	Kappa	0.870	0.052	8.698	0.000
	N of Valid Cases	100			

3.讨论

临床验证是判断建立的诊断标准是否有临床应用价值的关键，在证候诊断标准研究中起着至关重要的作用。进行临床验证，首先要确定"金标准"。因目前尚无统一的证候诊断金标准，多数学者主张将专家辨证结果作为对照的"金标准"进行临床验证。为了保证验证的科学性，应严格按照临床科研设计、测量与评价中的诊断性试验原则选择灵敏度、特异度、准确度、似然比等作为评价指标。

灵敏度又称敏感度、真阳性率，指实际患病且被实验诊断为患者的概率，即患者被诊断为阳性的概率。灵敏度越高，则假阴性率(漏诊率)越低。本研究回顾性检验的灵敏度为 96.35％，前瞻性检验的灵敏度为 95.31％，提示该诊断模型能够灵敏的诊断判别出老年高血压病肾气亏虚证患者。

特异度又称真阴性率，指实际未患病且被实验诊断为非患者的概率，即非患者被诊断为阴性的概率。特异性越高，则假阳性率(误诊率)越低。本研究回顾性检验的特异度为 95.37％，前瞻性检验的特异度为 91.67％，虽然前瞻性检验的结果略低于回顾性检验，仍提示该诊断标准具有较高的真阴性诊断率。

正确诊断指数又称约登指数，系指灵敏度和特异度之和减去 1，表明诊断方法的真实性程度。本研究回顾性检验与前瞻性检验的正确诊断指数分别为 0.91 和0.87，说明该诊断方法真实性程度较高。

准确度又称符合率，是指同一批研究对象两次诊断结果均为阳性与均为阴性的人数之和占所有进行诊断试验人数的比率。本研究回顾性检验与前瞻性检验的准确度分别为 96％ 和 94％，说明该诊断标准与专家辨证结果的符合率较高。

似然比是反映诊断试验真实性的一种指标，是可以同时反映敏感度和特异度的复合指标，即诊断试验的结果在患者中出现的概率与非患者中出现的概率之比。避免了将试验结果简单地划分为正常和异常的弊病,可计算所有试验测定数值的似然比,从而全面反映诊断试验的诊断价值。似然比较敏感度、特异度更稳定,且不受患病率的影响。

阳性似然比是在诊断性试验中真阳性率与假阳性率的比值,该比值越大越好。本研究回顾性检验与前瞻性检验的阳性似然比分别为 65.78 和 36.15,也就是说,老年高血压病肾气亏虚证患者出现阳性结果的可能性分别为非肾气亏虚证患者的 65.78 和 36.15 倍,提示该诊断模型获得的阳性结果的真实性较高。

阴性似然比指诊断试验中,假阴性率与真阴性率的比值,表明在诊断性试验为阴性时,患病与不患病机会的比值。即错误判断阴性的可能性是正确判断阴性的可能性的倍数。本研究回顾性检验与前瞻性检验的阴性似然比分别为 0.12 和 0.16,也就是说,被该诊断模型诊断为非肾气亏虚证的患者来自肾气亏虚证人群的可能性分别为来自非肾气亏虚证人群的 0.12 和 0.16 倍。此值较小,说明此诊断试验方法较好。

为了评估 2 种辨证方法的诊断一致性,本研究采用了 Kappa 一致性检验。多数学者认为 Kappa 值在 0.4~0.75 为中高度一致,Kappa 值 0.75 为极好的一致性,Kappa 值 0.40 时表明一致性差。结果显示,回顾性检验 Kappa 值为 0.91,前瞻性检验 Kappa 值为 0.87,均>0.75,表明该诊断标准与传统辨证结果之间具有良好的一致性。可以认为该辨证模型具有较好的临床价值与可行性。

综上,通过回顾性和前瞻性检验,证实了老年高血压病肾气亏虚证诊断标准作为判别性指标,能够有效区分肾气亏虚证和非肾气亏虚证,灵敏度、特异度、准确度及阳性似然比均较高,同时误判率、漏判率及阴性似然比较低。提示这是一个较好的诊断模型。

第六章

老年高血压病肾气亏虚证证候实质研究

一、老年高血压病肾气亏虚证性激素水平、受体表达强度及调控机制的研究

人的生长发育衰老与肾紧密相关,早在《素问·上古天真论》中就明确指出:"丈夫八岁,肾气实,发长齿更;二八肾气盛,天癸至,精气溢泻,阴阳和,故能有子……五八肾气衰,发堕齿槁……八八,天癸竭,精少,肾脏衰,形体皆极、则齿发去"。郭伟星教授认为肾的生理功能涉及面很广,与生长发育、抗病能力、生殖、骨骼、水液代谢、气血盛衰、脑髓、发、耳、齿均有密切关系,这与性激素的生理功能有着相同之处。且多项研究发现性激素代谢紊乱与老年高血压病有关。郭伟星教授通过总结高血压与性激素的关系,提出性激素代谢紊乱是老年高血压病肾气亏虚证的重要病机,从性激素水平、性激素受体表达强度、性激素相关调控因素水平3个方面探究老年高血压病肾气亏虚证的证候实质;在此基础上,对老年高血压病肾气亏虚证患者的特征性性激素与其诸多调控因素的相关性进行分析,确定其敏感性性调控因素;最后应用益肾降压颗粒对老年高血压病肾气亏虚证患者进行干预,对其降压疗效及症状、体征的改善效果进行科学、客观的分析,并进一步探究其在性激素、性激素受体、性激素相关调控因素层面上的靶点及作用机制,为辨治老年高血压病提供新的思路和依据。

(一)资料与标准

1.病例来源与分组方法

从2009年10月21日至2011年10月1日,项目组成员按照老年高血压病肾气亏虚证、肝火上炎证的病例纳入标准、排除标准及健康老年人的研究标准,共搜集到老年高血压病肾气亏虚证患者60人(男、女各30人)纳入肾气亏虚组,老年高血压病肝火上炎证患者60人(男、女各30人)纳入肝火上炎组,健康老年人共收集到60人(男、女各30人)纳入健康老年人组。进行试验前停服治疗高血压病的药物或疗法2周,并在第3周测量血压3次。洗脱期间,血压回升达到或超过既往最高血压水平时提前结束洗脱期,开始进行临床试验,并分别进行血清性激素水平、血浆性激素受体表达强度及性激素相关调控因素的检测。

2.一般资料

对 3 组老年人的年龄构成、平均年龄、体重、身高、体重指数、工作性质构成,以及肾气亏虚证与肝火上炎证患者的病程、合并其他疾病的情况、入选时的血压分级及水平进行统计学分析,比较情况及附表如下。

(1)3 组男性老年人年龄构成比较见表 6-1。

表 6-1　3 组男性老年人年龄构成比较

组别	例数	年龄分布		最小年龄	最大年龄	平均年龄/岁
		65～69	70～75			
健康人组	30	18	12	65	75	68.77±2.86
肝火上炎组	30	16	14	65	74	69.13±3.04
肾气亏虚组	30	19	11	65	75	69.33±2.93

注:3 组男性老年人年龄分布比较,经 χ^2 检验 $\chi^2=0.643$,$P=0.139>0.05$,无统计学差异;3 组平均年龄比较,经方差分析 $F=0.286$,$P=0.752>0.05$,组间差异无统计学意义。

(2)3 组女性老年人年龄构成比较见表 6-2。

表 6-2　3 组女性老年人年龄构成比较

组别	例数	年龄分布		最小年龄	最大年龄	平均年龄/岁
		65～69	70～75			
健康人组	30	15	15	65	75	69.47±2.91
肝火上炎组	30	14	16	65	75	69.23±3.82
肾气亏虚组	30	15	15	65	75	69.57±3.06

注:3 组女性老年人年龄分布比较,经 χ^2 检验 $\chi^2=0.089$,$P=0.957>0.05$,无统计学差异;3 组平均年龄比较,经方差分析 $F=0.081$,$P=0.922>0.05$,组间差异无统计学意义。

(3)3 组男性老年人体重、身高及体重指数比较见表 6-3。

表 6-3　3 组男性老年人体重、身高及体重指数比较

组别	例数	体重/kg	身高/m	体重指数/(kg·m^{-2})
健康人组	30	70.80±5.17	1.70±0.05	24.59±1.99
肝火上炎组	30	74.47±9.95	1.70±0.44	25.83±3.42
肾气亏虚组	30	71.37±7.30	1.72±0.06	24.29±2.05

注:3 组男性老年人体重、身高及体重指数比较,经方差分析 F 值分别为 2.258、1.242、3.014,P 值分别为 0.111、0.294、0.054,因 P 值皆 >0.05,故无统计学差异。

(4)3 组女性老年人体重、身高及体重指数比较见表 6-4。

表 6-4　3 组女性老年人体重、身高及体重指数比较

组别	例数	体重/kg	身高/m	体重指数/(kg·m⁻²)
健康人组	30	65.00±7.67	1.61±0.05	25.12±2.17
肝火上炎组	30	66.10±9.90	1.59±0.48	26.15±3.50
肾气亏虚组	30	68.03±7.31	1.60±0.04	26.43±2.37

注:3 组女性老年人体重、身高及体重指数比较,经方差分析 F 值分别为 1.009、1.251、1.902,P 值分别为 0.369、0.291、0.155,因 P 值皆>0.05,故无统计学差异。

(5)3 组男性老年人工作性质构成比较见表 6-5。

表 6-5　3 组男性老年人工作性质构成比较

组别	例数	体力劳动者/%	脑力劳动者/%
健康人组	30	6(20.00)	24(80.00)
肝火上炎组	30	8(26.67)	22(73.33)
肾气亏虚组	30	9(30.00)	21(70.00)

注:3 组男性老年人工作性质构成比较,经 χ^2 检验 $\chi^2=0.818$,$P=0.664>0.05$,无统计学差异。

(6)3 组女性老年人工作性质构成比较见表 6-6。

表 6-6　3 组女性老年人工作性质构成比较

组别	例数	体力劳动者/%	脑力劳动者/%
健康人组	30	6(20.00)	24(80.00)
肝火上炎组	30	3(10.00)	27(90.00)
肾气亏虚组	30	8(26.67)	22(73.33)

注:3 组女性老年人工作性质构成比较,经 χ^2 检验 $\chi^2=2.756$ $P=0.252>0.05$,无统计学差异。

(7)肝火上炎组与肾气亏虚组男性患者病程比较见表 6-7。

表 6-7　2 组男性患者病程比较

组别	例数	<60 个月	60~120 个月	>120 个月	平均病程/月
肝火上炎组	30	10	12	8	125.43±108.96
肾气亏虚组	30	8	14	8	119.60±106.33

注:2 组男性患者病程构成比较,经 χ^2 检验 $\chi^2=0.376$,$P=0.829>0.05$,无统计学差异;2 组平均病程比较,经 t 检验 $t=0.210$,$P=0.835>0.05$,组间差异无统计学意义。

(8)肝火上炎组与肾气亏虚组女性患者病程比较见表 6-8。

表 6-8　2 组女性患者病程比较

组别	例数	<60 个月	60~120 个月	>120 个月	平均病程/月
肝火上炎组	30	12	9	9	100.67±82.76

组别	例数	<60个月	60～120个月	>120个月	平均病程/月
肾气亏虚组	30	11	10	9	116.50±98.67

注:2组女性患者病程构成比较,经χ^2检验$\chi^2=0.096$,$P=0.953>0.05$,无统计学差异;2组平均病程比较,经t检验$t=-0.673$,$P=0.503>0.05$,组间差异无统计学意义。

(9)肝火上炎组与肾气亏虚组男性患者合并其他疾病情况比较见表6-9。

表 6-9　2组男性患者合并其他疾病情况比较

组　别	例　数	冠心病/%	高脂血症/%	糖尿病/%
肝火上炎组	30	10(33.33)	6(20.00)	2(6.67)
肾气亏虚组	30	12(40.00)	5(16.67)	5(16.67)

注:2组男性患者合并其他疾病情况比较,经χ^2检验$\chi^2=1.170$,$P=0.557>0.05$,无统计学差异。

(10)肝火上炎组与肾气亏虚组女性患者合并其他疾病情况比较见表6-10。

表 6-10　2组女性患者合并其他疾病情况比较

组别	例数	冠心病/%	高脂血症/%	糖尿病/%
肝火上炎组	30	8(26.67)	2(6.67)	4(13.33)
肾气亏虚组	30	17(56.67)	3(10)	7(23.33)

注:2组女性患者合并其他疾病情况比较,经χ^2检验$\chi^2=0.151$,$P=0.927>0.05$,无统计学差异。

(11)肝火上炎组与肾气亏虚组男性患者治疗史情况比较见表6-11。

表 6-11　2组男性患者治疗史情况比较

组别	例数	有/%	无/%
肝火上炎组	30	17(56.67)	13(43.33)
肾气亏虚组	30	23(76.67)	7(23.33)

注:2组男性患者治疗史情况比较,经χ^2检验$\chi^2=2.700$,$P=0.100>0.05$,无统计学差异。

(12)肝火上炎组与肾气亏虚组女性患者治疗史情况比较见表6-12。

表 6-12　2组女性患者治疗史情况比较

组别	例数	有/%	无/%
肝火上炎组	30	18(60)	12(40)
肾气亏虚组	30	24(80)	6(20)

注:2组女性患者治疗史情况比较,经χ^2检验$\chi^2=2.857$,$P=0.091>0.05$,无统计学差异。

(13)肝火上炎组与肾气亏虚组男性患者血压分级比较见表6-13。

(14)肝火上炎组与肾气亏虚组女性患者血压分级比较见表6-14。

表 6-13　2 组男性患者血压分级比较

组别	例数	1 级/%	2 级/%
肝火上炎组	30	12(40)	18(60)
肾气亏虚组	30	15(50)	15(50)

注:2 组男性患者治疗史情况比较,经 χ^2 检验 $\chi^2=0.606$, $P=0.436>0.05$,无统计学差异。

表 6-14　2 组女性患者血压分级比较

组别	例数	1 级/%	2 级/%
肝火上炎组	30	11(36.67)	19(63.33)
肾气亏虚组	30	14(46.67)	16(53.33)

注:2 组女性患者治疗史情况比较,经 χ^2 检验 $\chi^2=0.617$, $P=0.432>0.05$,无统计学差异。

(15)肝火上炎组与肾气亏虚组男性患者血压水平比较见表 6-15。

表 6-15　2 组男性患者血压水平比较

组别	例数	收缩压/mmHg	舒张压/mmHg
肝火上炎组	30	158.57±9.86	93.40±8.85
肾气亏虚组	30	159.13±10.29	93.63±6.14

注:2 组男性患者收缩压、舒张压水平比较,经 t 检验 t 值分别为 -0.218、-0.119, P 值为 0.828、0.906,皆>0.05,无统计学差异。

(16)肝火上炎组与肾气亏虚组女性患者血压水平比较见表 6-16。

表 6-16　2 组女性患者血压水平比较

组　别	例　数	收缩压/mmHg	舒张压/mmHg
肝火上炎组	30	159.10±9.34	95.10±5.77
肾气亏虚组	30	157.70±10.41	96.97±7.65

注:2 组男性患者收缩压、舒张压水平比较,经 t 检验 t 值分别为 0.548、-1.067, P 值为 0.586、0.290,皆>0.05,无统计学差异。

从以上资料分析可知,3 组老年人的年龄构成、平均年龄、体重、身高、体重指数、工作性质构成及肾气亏虚证与肝火上炎证患者的病程、合并其他疾病的情况、入选时的血压分级、水平等方面皆无统计学差异($P>0.05$),具有可比性。

3.中止试验标准

(1)疗程未结束而出现变态反应或严重不良反应者,根据医师判断应该停止临床试验者,即刻中止该病例临床试验;但已超过 2/3 疗程者应统计疗效。

(2)试验期间患者病情持续恶化,有可能发生危险事件,根据医师判断应该停止临床试验者,即刻中止该病例临床试验;但已超过 2/3 疗程者应统计疗效。

(3)患者在临床试验过程中不愿意继续进行临床试验,向研究者提出中止试验要求者,可以中止该病例临床试验;但已超过2/3疗程者应统计疗效。

(4)研究者要认真记录试验中止的原因,与试验的关系:①自动退出(不能坚持治疗者);②患者未按时来医院复诊,应电话询问并调查事情的经过;③出现严重不良反应的患者;④试验过程中出现严重的其他并发症者;⑤症状恶化,必须采取紧急措施者;⑥其他。

应注意的是,研究者应详细记录中止试验时的治疗评价。

(二)研究方法

1.治疗方法

(1)洗脱期:进行试验前停服治疗高血压病的药物或疗法2周,并在第3周测量血压3次。洗脱期间,血压回升达到或超过既往最高血压水平时提前结束洗脱期,开始进行临床试验。

(2)治疗期。①肾气亏虚组:应用补肾方药对肾气亏虚组患者进行干预。a.治疗药物:选择"益肾降压颗粒"对老年高血压病肾气亏虚组患者进行干预。益肾降压颗粒组成为槲寄生、女贞子、淫羊藿、黄芪等药物。剂型:无糖颗粒剂。功用主治:补益肾气,燮理阴阳。适应证:适用于老年高血压病肾气亏虚证。b.治疗方法:符合入选标准的老年高血压病肾气亏虚证患者,给予益肾降压颗粒治疗。给药方法:每次6 g,每天2次,温水冲服,4周为1个疗程。试验期间,饮食及生活习惯如故,为排除药物因素的干扰,在治疗期间停用其他抗高血压的药物和措施。②肝火上炎组与健康人组:2组不做任何处理。

2.安全性观测方法

用药期间出现任何异常症状、体征都应记录,应将其出现时间、持续时间、处理措施、经过等如实记录,并判断不良反应与药物的因果关系。发现不良反应时,应根据病情决定是否中止观察,对因不良反应而停药的病例详细记录处理经过及结果。

3.疗效性观测方法

(1)性激素水平和比例的检测:在"洗脱"期结束后,采集3组受试者的血液标本,进行雌二醇、睾酮、卵泡刺激素、促黄体生成素的检测;其中的肾气亏虚组在治疗1月后再次采取空腹静脉血液标本进行上述指标的检测,所有血样由山东中医药大学附属医院核医学科采用电化学发光免疫法进行检测;其中,睾酮/雌二醇的值通过计算获得。

(2)性激素受体的检测:在"洗脱"期结束后,采集3组受试者的血液标本,进行雌激素受体-β、雄激素受体的检测,肾气亏虚组在治疗 1 个月后再次采取空腹静脉血液标本进行上述指标的检测。所有血样送至原济南军区总医院实验诊断科临床分子诊断与遗传实验室采用流式细胞检测法检测 2 种受体的荧光强度。具体检测流程如下:取全血 100 μL 加入 2 mL BD 溶血素,室温,避光 10 分钟,以破坏红细胞,溶血后 350 g 离心 5 分钟,加生理盐水洗涤一遍;离心弃上清液加入 100 μL 固定液,室温放置 15 分钟后加入 3 mL PBS(含 5% 的 FBS)洗涤,350 g 离心 5 分钟,弃上清液;加 100 μL 穿膜液后加入 10 μL 雄激素受体或雌激素受体抗体(或 IgG2b)室温反映 20 分钟,再加入 FITC 标记二抗,室温反应 20 分钟后加入 3 mL PBS(含 5% 的 FBS)洗涤,350 g 离心 5 分钟,弃上清液加 0.5 mL 生理盐水重悬,上机检测。

(3)性激素调控因素的检测:在"洗脱"期结束后,采集 3 组受试者的血液标本,注入试管中垂直放置 1.5 小时后离心,2 500 转 15 分钟,待第 1 次离心结束后再进行第 2 次离心,2 500 转 5 分钟(为了将血清中的脂肪分离出),离心后将最上层的血清转移至 EP 管中,同时在瓶身贴标签记录好患者姓名、性别、年龄、采血日期、血清毫升量、试验前或后,最后放入 −80 ℃ 冰箱保存即可。待样本累计到一定数量后统一进行 IL-2、瘦素、肿瘤坏死因子(tumor necrosis factor-α,TNF-α)、促性腺激素释放激素和硫酸脱氢表雄酮的检测;其中的肾气亏虚组在治疗 1 月后再次采取空腹静脉血液标本进行上述指标的检测。所有血样由山东中医药大学附属医院国家中医药管理局三级科研实验室(细胞生物学实验室)进行检测,IL-2、瘦素、TNF-α 3 个指标分别采用放射免疫分析法和酶联免疫吸附法进行双重检测;由于条件限制,促性腺激素释放激素和硫酸脱氢表雄酮 2 个指标只采用酶联免疫吸附法进行检测。

(4)益肾降压颗粒降压疗效的观测:血压的测量方法按照全国心血管病流行病学和人群防治工作座谈会制订的方法,患者坐位休息 5 分钟,然后采用柯氏听诊法,用标准水银柱血压计测右上臂肱动脉血压,充气后以每秒下降约 0.3 kPa(2 mmHg)的速度放气来测量收缩压和舒张压,连续测量 3 次,取其平均值作为该次测量的结果。以治疗前 1 周内非同日 3 次血压的平均值作为观察血压;以疗程最后 1 周非同日 3 次血压的平均值作为疗效评定血压。观察期间门诊患者每周测血压 2 次,住院患者每周测血压 3～5 次。

(5)临床症状及舌象、脉象的观察:对老年高血压病肾气亏虚证患者的常见症状、体征共 14 项进行观察,分别于治疗前、治疗后 1 周、治疗后 2 周、治疗后 4 周逐项询问并做记录,按症状、体征计分标准予以判断分值,每例病例症状、体征之和为该病例症状总积分值。试验病例于治疗后,根据积分法判定中医症候疗效及单项症状疗效。

4.统计学方法

对有效病例进行总结、整理、统计,资料须客观、全面、准确,对资料数据不得随意舍取,全部数据均应用 SPSS 13.0 统计软件作统计学处理,根据观察指标和数据的不同,分别采用 χ^2 检验、t 检验、方差分析、秩和检验等相应的统计处理方法;针对性激素、性激素受体表达对老年高血压病肾气亏虚证、肝火上炎证影响强度的研究采用 Logistic 多元逐步回归法和判别分析法;针对老年高血压病肾气亏虚证患者性激素相关调控因素与性激素水平的相关性研究采用多重线性回归法和直线线性回归法。所有计量资料均以平均数±标准差表示。以 $P < 0.05$ 为具有显著性统计学差异,$P < 0.01$ 为具有非常显著性统计学差异。

(三)研究结果

1.老年高血压病肾气亏虚证治疗前、肝火上炎证及健康人性激素水平比较

在对老年人血清性激素水平的研究中,我们的科研人员筛选出了雌二醇、睾酮、卵泡刺激素、促黄体生成素及睾酮/雌二醇等 5 种特异性敏感指标作为研究重点。将研究对象按男女性别分开,在老年高血压病肾气亏虚证治疗前、肝火上炎证及健康人 3 组人群中将反映性激素水平的 5 种特异性指标做横向对比。

(1)男性老年高血压病肾气亏虚证治疗前、肝火上炎证及健康人性激素水平比较:经方差分析(F 检验)可知,F 值分别为 27.242、4.530、7.987、8.117、11.559,P 值分别为 0.000、0.013、0.001、0.001、0.000,皆<0.05,说明在性激素水平的各项指标方面 3 组组间差异有统计学意义。

与健康人组相比较,肝火上炎组的雌二醇、睾酮/雌二醇 2 个指标的 P 值分别为 0.043、0.001,皆<0.05,有显著性统计学差异;肾气亏虚组的雌二醇、睾酮、卵泡刺激素、促黄体生成素及睾酮/雌二醇 5 个指标的 P 值分别为 0.000、0.004、0.027、0.014、0.048,皆<0.05,有显著性统计学差异。肝火上炎证与肾气亏虚证相比较,雌二醇、卵泡刺激素、促黄体生成素及睾酮/雌二醇 4 个指标的 P 值分别为 0.000、0.011、0.000、0.001,皆<0.05,有显著性统计学差异。

统计结论显示:同健康人组相比,肝火上炎组的雌二醇水平有所上升,而其睾酮/雌二醇值则有所下降,二者皆有统计学意义,睾酮、卵泡刺激素和促黄体生成素皆有下降趋势,但无统计学意义;同健康人组相比,肾气亏虚组的雌二醇和睾酮水平皆有所下降,卵泡刺激素、促黄体生成素水平及睾酮/雌二醇值则皆有所上升,以上变化皆有统计学意义;同肝火上炎组相比,肾气亏虚组的雌二醇水

平有所下降,而卵泡刺激素、促黄体生成素水平及睾酮/雌二醇值则有所上升,有统计学意义(表 6-17)。

表 6-17　男性老年高血压病肾气亏虚证治疗前、肝火上炎证及健康人性激素水平比较

性激素指标	组别		
	健康人组(30 例)	肝火上炎组(30 例)	肾气亏虚组(30 例)
雌二醇/(pg·mL⁻¹)	41.88±12.10	47.84±10.59*	26.99±11.07**△△
睾酮/(ng·mL⁻¹)	5.50±1.64	4.83±1.40	4.41±1.16**
卵泡刺激素/(mIU·mL⁻¹)	8.98±3.45	8.41±2.68	14.09±9.55*△
促黄体生成/(mIU·mL⁻¹)	6.54±2.02	5.65±2.01	8.06±2.90*△△
睾酮/雌二醇	0.14±0.04	0.10±0.03**	0.20±0.12*△△

注:经 F 检验,与健康人组相比较,* $P<0.05$,有显著性统计学差异;** $P<0.01$,有非常显著性统计学差异;肝火上炎组与肾气亏虚组比较,△ $P<0.05$,有显著性统计学差异;△△ $P<0.01$,有非常显著性统计学差异。

(2)女性老年高血压病肾气亏虚证治疗前、肝火上炎证及健康人性激素水平比较:经方差分析(F 检验)可知, F 值分别为 10.341、2.942、4.115、0.372、11.473, P 值分别为 0.000、0.048、0.020、0.690、0.000,其中促黄体生成素的 F 检验的 P 值 >0.05,其组间差异无统计学意义,其余 4 个指标的 P 值皆 <0.05,提示组间差异有统计学意义。

与健康人组相比较,肝火上炎组的睾酮指标的 P 值为 0.020 <0.05,有显著性统计学差异;肾气亏虚组的雌二醇、卵泡刺激素、睾酮/雌二醇 3 项指标的 P 值分别为 0.013、0.014、0.002,皆 <0.05,有显著性统计学差异。肝火上炎证与肾气亏虚证相比较,雌二醇、卵泡刺激素、睾酮/雌二醇 3 项指标的 P 值分别为 0.001、0.016、0.012,皆 <0.05,有显著性统计学差异。

统计结论显示:同健康人组相比,肝火上炎组的睾酮水平有所上升,有统计学意义;同健康人组相比,肾气亏虚组的雌二醇水平有所下降,而卵泡刺激素及睾酮/雌二醇值则皆有所上升,以上变化皆有统计学意义;同肝火上炎组相比,肾气亏虚组的雌二醇水平有所下降,而卵泡刺激素及睾酮/雌二醇值则有所上升,有统计学意义,同时睾酮及促黄体生成素水平有下降趋势,但无统计学意义(表 6-18)。

2.性激素水平与老年高血压病肾气亏虚证治疗前、肝火上炎证的相关性研究

首先,采用多分类 Logistic 多元逐步回归法,以健康老年人的性激素水平为参照,确定上述性激素对老年高血压病肾气亏虚证、肝火上炎证的影响强度;其次,采用判别分析的方法区分老年高血压病肾气亏虚证与肝火上炎证,筛选与老

年高血压病肾气亏虚证相关的特征性性激素。

表 6-18 女性老年高血压病肾气亏虚证治疗前、肝火上炎证及健康人性激素水平比较

性激素指标	组别		
	健康人组(30 例)	肝火上炎组(30 例)	肾气亏虚组(30 例)
雌二醇/(pg·mL^{-1})	20.28±4.96	22.08±5.08	14.35±9.59*△△
睾酮/(ng·mL^{-1})	0.22±0.14	0.30±0.14*	0.25±0.13
卵泡刺激素/(mIU·mL^{-1})	50.11±17.72	50.26±14.95	60.39±14.88*△
促黄体生成/(mIU·mL^{-1})	31.44±11.42	31.00±12.08	29.03±11.07
睾酮/雌二醇	0.01±0.01	0.01±0.01	0.03±0.03**△

注:经 F 检验,与健康人组相比较,*P<0.05,有显著性统计学差异;**P<0.01,有非常显著性统计学差异;肝火上炎组与肾气亏虚组比较,△P<0.05,有显著性统计学差异;△△P<0.01,有非常显著性统计学差异。

(1)性激素水平对男性老年高血压病肾气亏虚证(治疗前)、肝火上炎证影响强度的回归分析:设定 Y 是因变量,其中 1 为健康人,2 为肝火上炎组,3 为肾气亏虚组,以 1 为参照,2 和 3 都与 1 对比。X_1、X_2、X_3、X_4 为自变量分别代表雌二醇、睾酮、卵泡刺激素、促黄体生成素,应用多分类 Logistic 回归分析,$a=0.05$,以健康人作为对照。回归分析结果见图 6-1。

Parameter Estimates

y证型[a]		B	Std. Error	Wald	df	Sig.	Exp(B)	95% Confidence Interval for Exp(B)	
								Lower Bound	Upper Bound
2.0	Intercept	0.784	1.65	0.226	1	0.635			
	X_1雌二醇	0.093	0.035	7.18	1	0.007	1.098	1.025	1.175
	X_2睾酮	-0.675	0.249	7.345	1	0.007	0.509	0.313	0.830
	X_3卵泡刺激素	0.213	0.143	2.229	1	0.135	1.237	0.936	1.637
	X_4促黄体生成素	-0.55	0.234	5.503	1	0.019	0.577	0.365	0.914
3.0	Intercept	3.110	1.667	3.481	1	0.062			
	X_1雌二醇	-0.115	0.036	10.200	1	0.001	0.892	0.831	0.957
	X_2睾酮	-0.435	0.286	2.310	1	0.129	0.647	0.37	1.134
	X_3卵泡刺激素	0.304	0.128	5.616	1	0.018	1.355	1.054	1.743
	X_4促黄体生成素	-0.048	0.236	0.041	1	0.839	0.953	0.601	1.513

a. The reference category is:1.0.

图 6-1 性激素水平对男性老年高血压病肾气亏虚证(治疗前)、
肝火上炎证影响强度的回归分析结果

结果显示:肝火上炎组的各影响因素中 X_1 的 P 值为 0.007,X_2 的 P 值为 0.007,X_3 的 P 值为 0.135,X_4 的 P 值为 0.019。P 值<0.05 的因素有统计学意

义,可以纳入回归方程,$Exp(B)$即为OR值,故肝火上炎组的回归方程构建为Logit(P_{肝火上炎/健康})＝0.784＋0.093×雌二醇－0.675×睾酮－0.550×促黄体生成素,说明雌二醇、睾酮、促黄体生成素是男性老年高血压病肝火上炎证的主要影响因素,由于雌二醇所对应的$Exp(B)＝OR＝1.098＞1,P＝0.007$,故血清雌二醇含量的升高可能提示男性老年高血压病肝火上炎证的发生;睾酮所对应的$Exp(B)＝OR＝0.509＜1,P＝0.007$,故血清睾酮含量的下降可能提示男性老年高血压病肝火上炎证的发生;促黄体生成素所对应的$Exp(B)＝OR＝0.577＜1,P＝0.019$,故血清促黄体生成素含量的降低可能提示男性老年高血压病肝火上炎证的发生。根据回归方程可知,性激素水平的各项指标中对肝火上炎证的影响程度最大的为睾酮,其次为促黄体生成素,最后是雌二醇。

肾气亏虚组的各影响因素中X_1的P值为0.001,X_2的P值为0.129,X_3的P值为0.018,X_4的P值为0.839。P值＜0.05的因素有统计学意义,可以纳入回归方程,Logit(P_{肾气亏虚/健康})＝3.111－0.115×雌二醇＋0.304×卵泡刺激素,说明雌二醇、卵泡刺激素是男性老年高血压病肾气亏虚证的主要影响因素,由于雌二醇所对应的$Exp(B)＝OR＝0.892＜1,P＝0.001$,故血清雌二醇含量的降低可能提示男性老年高血压病肾气亏虚证的发生;卵泡刺激素所对应的$Exp(B)＝OR＝1.355＞1,P＝0.018$,故血清卵泡刺激素含量的升高可能提示男性老年高血压病肾气亏虚证的发生。并且根据回归方程可知,卵泡刺激素在肾气亏虚证的影响因素中所占的比重要大于雌二醇。

(2)性激素水平对女性老年高血压病肾气亏虚证(治疗前)、肝火上炎证影响强度的回归分析:设定Y是因变量,其中1为健康人,2为肝火上炎组,3为肾气亏虚组,以1为参照,2和3都与1对比。X_1、X_2、X_3、X_4为自变量分别代表雌二醇、睾酮、卵泡刺激素、促黄体生成素,应用多分类Logistic回归分析,$a＝0.05$,以健康人作为对照。回归分析结果见图6-2。

结果显示:肝火上炎组的各影响因素中X_1的P值为0.782,X_2的P值为0.027,X_3的P值为0.943,X_4的P值为0.964,P值＜0.05的因素有统计学意义,可以纳入回归方程,$Exp(B)$即为OR值,故肝火上炎组的回归方程构建为Logit(P肝火上炎/健康)＝－0.938＋4.528×睾酮,说明睾酮是女性老年高血压病肝火上炎证的主要影响因素,由于睾酮所对应$Exp(B)＝OR＝92.581＞1$,$P＝0.027$,故血清睾酮含量的升高可能提示女性老年高血压病肝火上炎证的发生。

Parameter Estimates

y证型[a]		B	Std. Error	Wald	df	Sig	Exp(B)	95% Confidence Interval for Exp(B)	
								Lower Bound	Upper Bound
2.0	Intercept	-0.938	1.227	0.585	1	0.445			
	X_1雌二醇	-0.013	0.045	0.077	1	0.782	0.987	0.903	1.080
	X_2睾酮	4.528	2.054	4.861	1	0.027	92.581	1.653	5183.800
	X_3卵泡刺激素	0.001	0.018	0.005	1	0.943	1.001	0.966	1.038
	X_4促黄体生成素	-0.001	0.027	0.002	1	0.964	0.999	0.948	1.052
3.0	Intercept	-0.594	1.419	0.175	1	0.676			
	X_1雌二醇	-0.119	0.047	6.355	1	0.012	0.887	0.809	0.974
	X_2睾酮	2.393	2.262	1.120	1	0.290	10.946	0.130	921.049
	X_3卵泡刺激素	0.052	0.022	5.621	1	0.018	1.054	1.009	1.100
	X_4促黄体生成素	-0.024	0.029	0.693	1	0.405	0.976	0.922	1.033

a. The reference category is:1.0.

图 6-2 性激素水平对女性老年高血压病肾气亏虚证(治疗前)、肝火上炎证影响强度的回归分析结果

肾气亏虚组的各影响因素中X_1的P值为0.012，X_2的P值为0.290，X_3的P值为0.018，X_4的P值为0.405，P值<0.05的因素有统计学意义，可以纳入回归方程，Logit(P肾气亏虚/健康)=$-0.594-0.119\times$雌二醇$+0.052\times$卵泡刺激素，说明雌二醇、卵泡刺激素是女性老年高血压病肾气亏虚证的主要影响因素，其中雌二醇所对应$Exp(B)=OR=0.887<1$，$P=0.012$，故血清雌二醇含量的下降可能提示女性老年高血压病肾气亏虚证的发生；卵泡刺激素所对应$Exp(B)=OR=1.054>1$，$P=0.018$，故血清卵泡刺激素含量的上升可能提示女性老年高血压病肾气亏虚证的发生。并且根据回归方程可知，雌二醇在肾气亏虚证的影响因素中所占的比重要大于卵泡刺激素。

（3）性激素水平对男性老年高血压病肾气亏虚证(治疗前)、肝火上炎证影响强度的判别分析：设定Y是因变量，2为肝火上炎组，3为肾气亏虚组。X_1、X_2、X_3、X_4为自变量分别代表雌二醇、睾酮、卵泡刺激素、促黄体生成素，应用判别分析法进行分析，$a=0.05$，判别分析过程采用非标准化典则判别和Fisher线性判别2种判别分析方法，经过层层筛选最后将对男性老年高血压病肾气亏虚证、肝火上炎证影响最大的雌二醇和促黄体生成素纳入判别函数，非标准化典则判别可以得到非标准化的规范判别函数值>0判为2类(肝火上炎)，<0判为3类(肾气亏虚)，即$Y=-1.482+0.090\times$雌二醇$-0.272\times$促黄体生成素，见图6-3。Fisher线性判别可以得到Fisher线性判别函数值$Y_1>Y_2$为2类，$Y_1<Y_2$为3类，即Y_1(肝火上炎证)$=-10.906+0.379\times$雌二醇$+0.405\times$促黄体生成素，Y_2(肾气亏虚证)$=-7.165+0.153\times$雌二醇$+1.093\times$促黄体生成素，见图6-4。

2 种判别结果都提示:性激素指标中可以区分男性老年高血压病肾气亏虚证、肝火上炎证的特征性性激素指标为雌二醇和促黄体生成素。

Canonical Discriminant Function Coefficients

	Function
	1
X_1雌二醇	0.090
X_4促黄体生成素	-0.272
(Constant)	-1.482

Unstandardized coefficients

图 6-3　男性性激素水平非标准化典则判别分析结果

Classification Function Coefficients

	y证型	
	2.0	3.0
X_1雌二醇	0.379	0.153
X_4促黄体生成素	0.405	1.093
(Constant)	-10.906	-7.165

Fisher's linear discriminant functions

图 6-4　男性性激素水平 Fisher 线性判别分析结果

(4)性激素水平对女性老年高血压病肾气亏虚证(治疗前)、肝火上炎证影响强度的判别分析:设定 Y 是因变量,2 为肝火上炎组,3 为肾气亏虚组。X_1、X_2、X_3、X_4 为自变量分别代表雌二醇、睾酮、卵泡刺激素、促黄体生成素,应用判别分析法进行分析,$a=0.05$,判别分析过程采用非标准化典则判别和 Fisher 线性判别 2 种判别分析方法,经过层层筛选最后将对女性老年高血压病肾气亏虚证、肝火上炎证影响最大的雌二醇和卵泡刺激素纳入判别函数,非标准化典则判别可以得到非标准化的规范判别函数值>0 判为 2 类(肝火上炎),<0 判为 3 类(肾气亏虚),即 $Y=0.737+0.099\times$雌二醇$-0.044\times$卵泡刺激素,见图 6-5。Fisher 线性判别可以得到 Fisher 线性判别函数值 $Y_1>Y_2$ 为 2 类,$Y_1<Y_2$ 为 3 类,即 Y_1(肝火上炎证)$=-9.866+0.346\times$雌二醇$+0.225\times$卵泡刺激素,Y_2(肾气亏虚证)$=-10.627+0.244\times$雌二醇$+0.271\times$卵泡刺激素,见图 6-6。2 种判别结果都提示:性激素指标中可以区分女性老年高血压病肾气亏虚证、肝火上炎证的特征性性激素指标为雌二醇和卵泡刺激素。

Canonical Discriminant Function Coefficients

	Function
	1
X_1雌二醇	0.099
X_4促黄体生成素	-0.044
(Constant)	0.737

Unstandardized coefficients

图 6-5　女性性激素水平非标准化典则判别分析结果

Classification Function Coefficients

	y证型	
	2.0	3.0
X_1雌二醇	0.346	0.244
X_4促黄体生成素	0.225	0.271
(Constant)	-9.866	-10.627

Fisher's linear discriminant functions

图 6-6　女性性激素水平 Fisher 线性判别分析结果

3.老年高血压病肾气亏虚证患者经益肾降压颗粒干预前后性激素水平比较

应用益肾降压颗粒对老年高血压病肾气亏虚证患者进行干预,纵向对比治疗前后性激素水平的变化,探索益肾降压颗粒对性激素各项指标的作用趋向,并确定此药在性激素水平层面的作用靶点。

(1)男性老年高血压病肾气亏虚证患者治疗前后性激素水平比较:对男性老年高血压病肾气亏虚证患者治疗前的性激素水平与治疗 1 月后的性激素水平进行比较,经配对资料 t 检验可知, t 值分别为 -3.696、-1.192、2.837、0.959、1.950, P 值分别为 0.001、0.243、0.008、0.346、0.061,其中雌二醇的 P 值 0.001 和卵泡刺激素的 P 值 0.008 皆 <0.01,有非常显著性统计学差异。说明治疗前后性激素水平的各项指标中雌二醇和卵泡刺激素的变化具有统计学意义,即经益肾降压颗粒干预后男性老年高血压病肾气亏虚证患者的血清雌二醇水平有所回升,血清卵泡刺激素的水平有所回落。性激素水平比较结果见表 6-19。

表 6-19　男性老年高血压病肾气亏虚证患者治疗前后性激素水平比较

性激素指标	肾气亏虚组(30 例)	
	治疗前	治疗后
雌二醇/(pg·mL^{-1})	26.99±11.07	33.53±14.55**
睾酮/(ng·mL^{-1})	4.41±1.16	4.56±1.26
卵泡刺激素/(mIU·mL^{-1})	14.09±9.55	13.08±9.85**

性激素指标	肾气亏虚组（30 例）	
	治疗前	治疗后
促黄体生成/(mIU・mL⁻¹)	8.06±2.90	7.74±3.32
睾酮/雌二醇	0.20±0.12	0.18±0.15

注：经 t 检验，与治疗前比较，*$P<0.05$,有显著性统计学差异；**$P<0.01$,有非常显著性统计学差异。

（2）女性老年高血压病肾气亏虚证患者治疗前后性激素水平比较：对女性老年高血压病肾气亏虚证患者治疗前的性激素水平与治疗1月后的性激素水平进行比较，经配对资料 t 检验可知，t 值分别为 -2.272、-1.280、1.124、1.336、2.642，P 值分别为 0.031、0.211、0.270、0.192、0.014，其中雌二醇的 P 值 0.031 和睾酮/雌二醇的 P 值 0.014 皆 <0.05，有显著性统计学差异。说明治疗前后性激素水平的各项指标中雌二醇和睾酮/雌二醇的变化具有统计学意义，即经益肾降压颗粒干预后女性老年高血压病肾气亏虚证患者的血清雌二醇水平有所回升，睾酮与雌二醇的比值有所回降。性激素水平比较结果见表 6-20。

表 6-20　女性老年高血压病肾气亏虚证患者治疗前后性激素水平比较

性激素指标	肾气亏虚组（30 例）	
	治疗前	治疗后
雌二醇/(pg・mL⁻¹)	14.35±9.59	19.40±13.11*
睾酮/(ng・mL⁻¹)	0.25±0.13	0.28±0.19
卵泡刺激素/(mIU・mL⁻¹)	60.39±14.88	58.46±17.96
促黄体生成/(mIU・mL⁻¹)	29.03±11.07	28.12±10.71
睾酮/雌二醇	0.03±0.03	0.02±0.02*

注：经 t 检验，与治疗前比较，*$P<0.05$,有显著性统计学差异；**$P<0.01$,有非常显著性统计学差异。

4.老年高血压病肾气亏虚证(治疗前)、肝火上炎证及健康人性激素受体表达
强度的比较

在对老年人血浆性激素受体表达强度的研究中，我们的科研人员将人体外周血中的雌激素受体-β 及雄激素受体表达作为研究重点。将研究对象按男女性别分开，在老年高血压病肾气亏虚证(治疗前)、肝火上炎证及健康人3组人群中将雌激素受体和雄激素受体在外周血中的表达强度进行横向对比。

（1）男性老年高血压病肾气亏虚证(治疗前)、肝火上炎证及健康人性激素受体表达强度的比较：经方差分析(F 检验)发现，F 值分别为 5.202、6.070，P 值分别为 0.007、0.003，皆 <0.01，说明在性激素受体表达强度方面3组组间差异有统

计学意义。

与健康人组相比,肝火上炎组的雌激素受体和雄激素受体两项指标的 P 值分别为 0.046、0.034,皆 <0.05,有显著性统计学差异;肾气亏虚组雌激素受体和雄激素受体两项指标的 P 值分别 0.032、0.049,皆 <0.05,有显著性统计学差异;肝火上炎证与肾气亏虚证相比较,雌激素受体和雄激素受体两项指标的 P 值分别 1.000、0.917,皆 >0.05,无统计学差异。

统计结论显示:同健康人组相比,肝火上炎组的雌激素受体和雄激素受体的表达强度有下降趋势,此变化有统计学意义;同健康人组相比,肾气亏虚组的雌激素受体和雄激素受体的表达强度亦有下降趋势,此变化有统计学意义;同肝火上炎组相比,肾气亏虚组的雌激素受体和雄激素受体表达强度无统计学差异(表 6-21、图 6-7、图 6-8)。

表 6-21 男性老年高血压病肾气亏虚证(治疗前)、肝火上炎证及健康人性激素受体表达强度比较

性激素受体指标	组别		
	健康人组(30 例)	肝火上炎组(30 例)	肾气亏虚组(30 例)
雌激素受体-β 表达	0.81±0.46	0.55±0.33 *	0.56±0.24 *
雄激素受体表达	1.02±0.77	0.62±0.34 *	0.66±0.20 *

注:经 F 检验,与健康人组相比较,* $P<0.05$,有显著性统计学差异;** $P<0.01$,有非常显著性统计学差异。

(2)女性老年高血压病肾气亏虚证(治疗前)、肝火上炎证及健康人性激素受体表达强度的比较:经方差分析(F 检验)发现,F 值分别为 6.488、11.215,P 值分别为 0.002、0.000,皆 <0.01,说明在性激素受体表达强度方面 3 组组间差异有统计学意义。

与健康人组相比,肝火上炎组的雌激素受体和雄激素受体两项指标的 P 值分别为 0.001、0.004,皆 <0.01,有非常显著性的统计学差异;肾气亏虚组雌激素受体的 P 值为 0.031<0.05,有显著性统计学差异;雄激素受体的 P 值0.000 <0.01,有非常显著性统计学差异;肝火上炎证与肾气亏虚证相比较,雌激素受体和雄激素受体两项指标的 P 值分别为 0.172、0.942,皆 >0.05,无统计学差异。

统计结论显示:同健康人组相比,肝火上炎组的雌激素受体和雄激素受体的表达强度有显著的下降趋势,此变化有统计学意义;同健康人组相比,肾气亏虚组的雌激素受体和雄激素受体的表达强度有下降趋势,其中雄激素受体表达强度的下降幅度较大,以上变化皆有统计学意义;同肝火上炎组相比,肾气亏虚组

的雌激素受体和雄激素受体表达强度无统计学差异（表 6-22、图 6-9、图 6-10）。

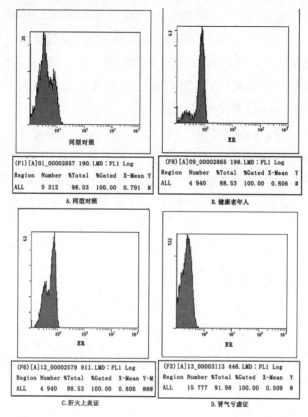

图 6-7　男性老年高血压病肾气亏虚证（治疗前）、肝火上炎证及健康人雌激素受体-β 表达情况

表 6-22　女性老年高血压病肾气亏虚证（治疗前）、肝火上炎证及健康人
性激素受体表达强度比较

性激素受体指标	组别		
	健康人组（30 例）	肝火上炎组（30 例）	肾气亏虚组（30 例）
雌激素受体-β 表达	1.10±0.44	0.68±0.39**	0.84±0.53*
雄激素受体表达	1.75±0.86	1.05±0.76**	0.97±0.42**

注：经 F 检验，与健康人组相比较，*P＜0.05，有显著性统计学差异；**P＜0.01，有非常显著性统计学差异。

5.性激素受体表达强度与老年高血压病肾气亏虚证（治疗前）、肝火上炎证的
相关性研究

首先，采用多分类 Logistic 多元逐步回归法，以健康老年人的性激素受体表达强度为参照，以确定雌激素受体和雄激素受体表达对老年高血压病肾气亏虚

证、肝火上炎证的影响强度；其次，采用判别分析的方法区分老年高血压病肾气亏虚证与肝火上炎证，筛选与老年高血压病肾气亏虚证相关的特征性性激素受体表达模式。

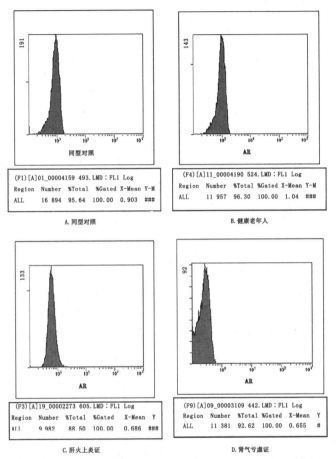

图 6-8　男性老年高血压病肾气亏虚证（治疗前）、肝火上炎证及健康人雄激素受体表达情况

（1）性激素受体表达强度对男性老年高血压病肾气亏虚证（治疗前）、肝火上炎证影响强度的回归分析：设定 Y 是因变量，其中 1 为健康人，2 为肝火上炎组，3 为肾气亏虚组，以 1 为参照，2 和 3 都与 1 对比。X_1、X_2 为自变量分别代表雌激素受体、雄激素受体，应用多分类 Logistic 回归分析，$a = 0.05$，以健康人作为对照。

结果显示：肝火上炎组的各影响因素中 X_1 的 P 值为 0.038，X_2 的 P 值为 0.032，P 值＜0.05 的因素有统计学意义，可以纳入回归方程，$Exp（B）$ 即为 OR 值，故肝火上炎组的回归方程构建为 Logit（P 肝火上炎/健康）＝2.376－1.721×

雌激素受体－1.622×雄激素受体,说明外周血雌激素受体和雄激素受体的表达强度是男性老年高血压病肝火上炎证的主要影响因素,由于雌激素受体所对应的$Exp(B)=OR=0.179<1,P=0.038$,故外周血雌激素受体表达强度的下降可能提示男性老年高血压病肝火上炎证的发生;雄激素受体所对应的$Exp(B)=OR=0.198<1,P=0.032$,故外周血雄激素受体表达强度的下降亦可能提示男性老年高血压病肝火上炎证的发生。并且根据回归方程可知,雌激素受体在肝火上炎证的影响因素中所占的比重要大于雄激素受体。

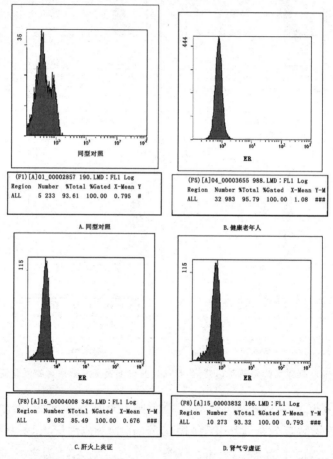

图 6-9 女性老年高血压病肾气亏虚证(治疗前)、肝火上炎证及健康人
雌激素受体-β 表达情况

肾气亏虚组的各影响因素中X_1的P值$0.037<0.05$,X_2的P值$0.054>0.05$,P值<0.05的因素有统计学意义,可以纳入回归方程,Logit(P肾气亏虚/健康)$=2.118-1.702×$雌激素受体,说明外周血雌激素受体的表达强度是男性老年高

血压病肾气亏虚证的主要影响因素,由于雌激素受体所对应的 $Exp(B)=OR$ $=0.182<1,P=0.037$,故外周血雌激素受体表达强度的下降可能提示男性老年高血压病肾气亏虚证的发生。回归分析结果见图 6-11。

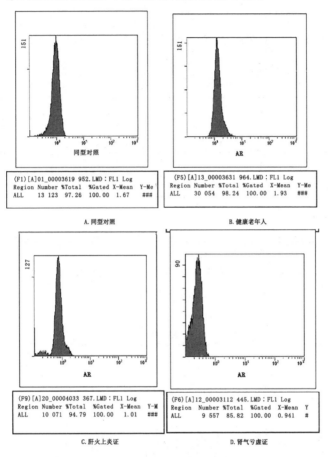

图 6-10　女性老年高血压病肾气亏虚证(治疗前)、肝火上炎证及健康人雄激素受体表达情况

（2)性激素受体表达强度对女性老年高血压病肾气亏虚证(治疗前)、肝火上炎证影响强度的回归分析:Y 是因变量,其中 1 为健康人,2 为肝火上炎组,3 为肾气亏虚组,以 1 为参照,2 和 3 都与 1 对比。X_1、X_2 为自变量分别代表雌激素受体、雄激素受体,应用多分类 Logistic 回归分析,$a=0.05$,以健康人作为对照。

结果显示:肝火上炎组的各影响因素中 X_1 的 P 值 0.115,X_2 的 P 值 0.183,P 值皆 >0.05,两项指标皆无统计学意义,说明外周血雌激素受体、雄激素受体的表达强度对诊断女性老年高血压病肝火上炎证可能没有特异性。

肾气亏虚组的各影响因素中 X_1 的 P 值 0.703,X_2 的 P 值 0.002,P 值 <0.05 的

因素有统计学意义，可以纳入回归方程，$Exp（B）$即为OR值，故肾气亏虚组的回归方程构建为 Logit(P肾气亏虚/健康)$=1.750-1.538×$雄激素受体，说明外周血雄激素受体的表达强度是女性老年高血压病肾气亏虚证的主要影响因素，由于雄激素受体所对应$Exp（B）=OR=0.215<1$，$P=0.002$，故外周血雄激素受体表达强度的下降可能提示女性老年高血压病肾气亏虚证的发生。回归分析结果见图 6-12。

Parameter Estimates

y证型[a]		B	Std. Error	Wald	df	Sig.	Exp(B)	95% Confidence Interval for Exp(B) Lower Bound	Upper Bound
2.0	Intercept	2.376	0.795	8.931	1	0.003			
	X_1雌激素受体	−1.721	0.832	4.284	1	0.038	0.179	0.035	0.913
	X_2雄激素受体	−1.622	0.758	4.579	1	0.032	0.198	0.045	0.873
3.0	Intercept	2.118	0.760	7.773	1	0.005			
	X_1雌激素受体	−1.702	0.815	4.363	1	0.037	0.182	0.037	0.900
	X_2雄激素受体	−1.234	0.642	3.700	1	0.054	0.291	0.083	1.024

a. The reference category is:1.0.

图 6-11　性激素受体表达强度对男性老年高血压病肾气亏虚证（治疗前）、肝火上炎证影响强度的回归分析结果

Parameter Estimates

y证型[a]		B	Std. Error	Wald	df	Sig.	Exp(B)	95% Confidence Interval for Exp(B) Lower Bound	Upper Bound
2.0	Intercept	2.085	0.657	10.057	1	0.002			
	X_1雌激素受体	−1.343	0.852	2.487	1	0.115	0.261	0.049	1.386
	X_2雄激素受体	−0.672	0.504	1.774	1	0.183	0.511	0.190	1.373
3.0	Intercept	2.118	0.760	7.773	1	0.005			
	X_1雌激素受体	0.274	0.718	0.145	1	0.703	1.315	0.322	5.373
	X_2雄激素受体	−1.538	0.505	9.285	1	0.002	0.215	0.080	0.578

a. The reference category is:1.0.

图 6-12　性激素受体表达强度对女性老年高血压病肾气亏虚证（治疗前）、肝火上炎证影响强度的回归分析结果

（3）性激素受体表达强度对男性老年高血压病肾气亏虚证（治疗前）、肝火上炎证影响强度的判别分析：Y是因变量，2 为肝火上炎组，3 为肾气亏虚组。X_1、X_2为自变量分别代表雌激素受体-β、雄激素受体，应用判别分析法进行分析，$a=0.05$，判别分析过程采用非标准化典则判别和 Fisher 线性判别 2 种判别分析方法，经过组间均值相等性检验，2 个自变量 X_1、X_2 的 P 值分别为 0.949、

0.564 皆＞0.05,故认为男性老年高血压病肾气亏虚证、肝火上炎证 2 种辨证分型的判别函数中,雌激素受体、雄激素受体都无统计学意义。组间均值相等性检验结果见图 6-13。说明外周血中雌激素受体和雄激素受体表达强度的变化并不是区分男性老年高血压病肾气亏虚证、肝火上炎证的敏感性指标。

Tests of Equality of Group Means

	Wilks' Lambda	F	df1	df2	Sig.
X_1雌激素受体	1.000	0.004	1	58	0.949
X_2雄激素受体	0.994	0.337	1	58	0.564

图 6-13　男性性激素受体表达强度组间均值相等性检验结果

(4)性激素受体表达强度对女性老年高血压病肾气亏虚证(治疗前)、肝火上炎证影响强度的判别分析:Y 是因变量,2 为肝火上炎组,3 为肾气亏虚组。X_1、X_2 为自变量分别代表雌激素受体-β、雄激素受体,应用判别分析法进行分析,$a=0.05$,判别分析过程采用非标准化典则判别和 Fisher 线性判别 2 种判别分析方法,经过组间均值相等性检验,2 个自变量 X_1、X_2 的 P 值分别为 0.181、0.613 皆＞0.05,故认为女性老年高血压病肾气亏虚证、肝火上炎证 2 种辨证分型的判别函数中,雌激素受体、雄激素受体都无统计学意义。组间均值相等性检验结果见图 6-14。说明外周血中雌激素受体和雄激素受体表达强度的变化并不是区分女性老年高血压病肾气亏虚证、肝火上炎证的敏感性指标。

Tests of Equality of Group Means

	Wilks' Lambda	F	df1	df2	Sig.
X_1雌激素受体	0.969	1.834	1	58	0.181
X_2雄激素受体	0.996	0.258	1	58	0.613

图 6-14　女性性激素受体表达强度组间均值相等性检验结果

6.老年高血压病肾气亏虚证患者经益肾降压颗粒干预前后性激素受体表达强度的比较

应用益肾降压颗粒对老年高血压病肾气亏虚证患者进行干预,纵向对比治疗前后性激素受体表达强度的变化,探索益肾降压颗粒对雌激素受体和雄激素受体的作用趋向,并确定此药在性激素受体层面的作用靶点。

(1)男性老年高血压病肾气亏虚证患者治疗前后性激素受体表达强度比较:对男性老年高血压病肾气亏虚证患者治疗前的性激素受体表达强度与治疗 1 月后的性激素受体表达强度进行比较,经配对资料 t 检验可知,雌激素受体-β 和雄激素受体的 t 值分别为 -7.213、-7.806,P 值分别为 0.000、0.000,其中的雌激素受体-β 的 P 值 0.000 和雄激素受体的 P 值 0.000,皆＜0.01,故两者治疗前后有非常显著性统计学差异;对雌激素受体-β 和雄激素受体表达强度治疗前后的变化幅度进行组间比较,经两独立样本资料 t 检验可知, $t = -1.004, P = 0.320$ ＞0.05,2 组差值比较无统计学差异。说明治疗前后性激素受体的各项指标中雌激素受体表达和雄激素受体表达强度的变化具有统计学意义,即经益肾降压颗粒干预后男性老年高血压病肾气亏虚证患者的外周血雌激素受体和雄激素受体的表达强度有所回升,但两者回升的幅度没有统计学差异(表 6-23)。

表 6-23 男性老年高血压病肾气亏虚证患者治疗前后性激素受体表达强度比较

性激素受体指标	肾气亏虚组(30 例)		
	治疗前	治疗后	差值
雌激素受体-β 表达	0.56±0.24	1.18±0.48**	0.62±0.50*
雄激素受体表达	0.66±0.20	1.41±0.54**	0.75±0.52*

注:经 t 检验,组内治疗前后比较,＊P＜0.05,有显著性统计学差异;＊＊P＜0.01,有非常显著性统计学差异;组间比较,△P＜0.05,有统计学差异;△△P＜0.01,有显著统计学差异。

(2)女性老年高血压病肾气亏虚证患者治疗前后性激素受体表达强度比较:对女性老年高血压病肾气亏虚证患者治疗前的性激素受体表达强度与治疗 1 月后的性激素受体表达强度进行比较,经配对资料 t 检验可知,雌激素受体-β 和雄激素受体的 t 值分别为 -2.296、-2.262, P 值分别为 0.029、0.031,其中的雌激素受体-β 的 P 值 0.029 和雄激素受体的 P 值 0.031,皆＜0.05,故两者治疗前后有显著性统计学差异;对雌激素受体-β 和雄激素受体表达强度治疗前后的变化幅度进行组间比较,经两独立样本资料 t 检验可知, $t = 1.105, P = 0.274$ ＞0.05,2 组差值比较无统计学差异。说明治疗前后性激素受体的各项指标中雌激素受体表达和雄激素受体表达强度的变化具有统计学意义,即经益肾降压颗粒干预后女性老年高血压病肾气亏虚证患者的外周血雌激素受体和雄激素受体的表达强度有所回升,但两者回升的幅度没有统计学差异(表 6-24)。

表 6-24 女性老年高血压病肾气亏虚证患者治疗前后性激素受体表达强度比较

性激素受体指标	肾气亏虚组(30 例)		
	治疗前	治疗后	差值
雌激素受体-β 表达	0.84±0.53	1.50±1.59*	0.66±1.57
雄激素受体表达	0.97±0.42	1.28±0.74*	0.31±0.75

注:经 t 检验,组内治疗前后比较,＊P＜0.05,有显著性统计学差异;＊＊P＜0.01,有非常显著性统计学差异;组间比较,△P＜0.05,有统计学差异;△△P＜0.01,有显著统计学差异。

7.老年高血压病肾气亏虚证(治疗前)、肝火上炎证及健康人性激素相关调控

因素的水平比较

在对老年人血清性激素相关调控因素的研究过程中,通过对大量文献的梳理、总结和筛选发现,IL-2、瘦素、TNF-α、促性腺激素释放激素、硫酸脱氢表雄酮5项血清学指标与人体血清性激素水平的关系最为密切,故选定此5项指标作为研究重点,遂将研究对象按男女性别分开,在老年高血压病肾气亏虚证(治疗前)、肝火上炎证及健康人3组人群中对以上的5项指标进行横向对比。

在性激素的相关调控因素测定过程中,IL-2、瘦素、TNF-α3项指标分别采用了放射免疫分析法和酶联免疫吸附法进行测定,而促性腺激素释放激素、硫酸脱氢表雄酮2项指标则只采用酶联免疫吸附法进行测定,故前3项指标的数据分析包括放射免疫分析法结果数据分析和酶联免疫吸附法结果数据分析,而后2项指标则只进行了酶联免疫吸附法结果数据分析。

(1)男性老年高血压病肾气亏虚证(治疗前)、肝火上炎证及健康人性激素相关调控因素的水平比较:放射免疫分析法结果分析,经方差分析(F检验)可知,F值分别为4.503、4.508、0.097,P值分别为0.014、0.014、0.908,除TNF-α外,其余2项指标的P值皆<0.05,说明在性激素相关调控因素的各项指标中,IL-2和瘦素2项指标的3组组间差异有统计学意义。与健康人组相比较,肝火上炎组IL-2的P值为0.009<0.01有显著统计学差异,瘦素的P值为0.021<0.05,有显著性统计学差异;肾气亏虚组IL-2的P值为0.042<0.05,有显著性统计学差异,瘦素的P值为0.006<0.01,有非常显著性统计学差异。肝火上炎证与肾气亏虚证相比较,IL-2、瘦素、TNF-α的P值分别为0.999、0.653、0.900,皆>0.05,无统计学差异。统计结论显示:同健康人组相比,肝火上炎组的血清IL-2水平显著上升,瘦素的水平有所上升,二者皆有统计学意义,而TNF-α的水平虽亦有上升趋势,但无统计学意义。同健康人组相比,肾气亏虚组的血清IL-2水平有所上升,瘦素的水平显著上升,二者皆有统计学意义,而TNF-α的水平虽亦有上升趋势,但无统计学意义。同肝火上炎组相比,肾气亏虚组的血清IL-2、瘦素、TNF-α的水平相当,并无统计学差异(表6-25)。

表6-25　男性放射免疫分析法比较

性激素调控因素指标	组别		
	健康人组(30例)	肝火上炎组(30例)	肾气亏虚组(30例)
IL-2/(ng·mL^{-1})	3.22±0.78	4.06±1.24**	4.02±1.52*
瘦素/(ng·mL^{-1})	2.73±0.71	3.45±1.43*	3.59±1.28**

性激素调控因素指标	组别		
	健康人组（30 例）	肝火上炎组（30 例）	肾气亏虚组（30 例）
TNF-α/(ng·mL⁻¹)	1.62 ± 0.23	1.68 ± 1.23	1.70 ± 0.38

注：经 F 检验，与健康人组相比较，＊$P<0.05$，有显著性统计学差异；＊＊$P<0.01$，有非常显著性统计学差异；肝火上炎组与肾气亏虚组比较，△$P<0.05$，有显著性统计学差异；△△$P<0.01$，有非常显著性统计学差异。

酶联免疫吸附法结果分析，经方差分析（F 检验）可知，3 组人群 5 项指标比较的 F 值分别为 14.240、15.808、0.653、3.419、3.929，P 值分别为 0.000、0.000、0.523、0.037、0.023，故除 TNF-α 的 P 值＞0.05 无统计学差异外，其余 4 项指标的 P 值皆＜0.05，说明在 IL-2、瘦素、促性腺激素释放激素、硫酸脱氢表雄酮 4 项指标方面 3 组组间差异有统计学意义。与健康人组相比较，肝火上炎组 IL-2、瘦素、硫酸脱氢表雄酮的 P 值分别为 0.044、0.000、0.032，皆＜0.05，有显著性统计学差异，TNF-α 和促性腺激素释放激素的 P 值分别为 0.851、0.783，皆＞0.05，无统计学差异；肾气亏虚组 IL-2、瘦素、促性腺激素释放激素、硫酸脱氢表雄酮的 P 值分别为 0.000、0.000、0.019、0.011，皆＜0.05，有显著性统计学差异，TNF-α 的 P 值为 0.271＞0.05，无统计意义。肝火上炎证与肾气亏虚证相比较，促性腺激素释放激素的 P 值为 0.037＜0.05，有显著性统计学差异，IL-2、瘦素、TNF-α、硫酸脱氢表雄酮的 P 值分别为 0.063、0.393、0.996、0.666，皆＞0.05，无统计学差异。统计结论显示：同健康人组相比，肝火上炎组的血清 IL-2、瘦素水平有所上升，而硫酸脱氢表雄酮水平则有所下降，以上变化皆有统计学意义。同健康人组相比，肾气亏虚组的血清 IL-2、瘦素及促性腺激素释放激素水平有所上升，而硫酸脱氢表雄酮水平则有所下降，以上变化皆有统计学意义。同肝火上炎组相比，肾气亏虚组的血清促性腺激素释放激素水平有所上升，有统计学意义，其余各项指标水平相当，并无统计学差异（表 6-26）。

（2）女性老年高血压病肾气亏虚证（治疗前）、肝火上炎证及健康人性激素相关调控因素的水平比较：放射免疫分析法结果经方差分析（F 检验）可知，F 值分别为 23.550、3.448、0.028，P 值分别为 0.000、0.036、0.972，除 TNF-α 外，其余 2 项指标的 P 值皆＜0.05，说明在性激素相关调控因素的各项指标中，IL-2 和瘦素 2 项指标的 3 组组间差异有统计学意义。与健康人组相比较，肝火上炎组 IL-2 的 P 值为 0.000＜0.01，有非常显著性统计学差异，瘦素的 P 值为 0.165，TNF-α 的 P 值为 0.971，皆＞0.05，无统计学差异；肾气亏虚组 IL-2 的 P 值为

0.000＜0.01,有非常显著性统计学差异,瘦素的P值为0.224,TNF-α的P值为0.998,皆＞0.05,无统计学差异。肝火上炎证与肾气亏虚证相比较,IL-2的P值为0.015,瘦素的P值为0.01,皆＜0.05,有显著性统计学差异;TNF-α的P值为1.000＞0.05,无统计学差异。统计结论显示:同健康人组相比,肝火上炎组的血清 IL-2 水平显著上升,有统计学意义,而 TNF-α 和瘦素的水平虽亦有上升趋势,但无统计学意义。同健康人组相比,肾气亏虚组的血清 IL-2 水平明显上升,有统计学意义,而瘦素和 TNF-α 的水平虽有上升趋势,但无统计学意义。同肝火上炎组相比,肾气亏虚组的血清 IL-2 水平相对较高,而瘦素的水平则相对较低,有统计学意义;TNF-α 的水平无统计学差异(表 6-27)。

表 6-26　男性酶联免疫吸附法比较

性激素调控因素指标	组别		
	健康人组(30 例)	肝火上炎组(30 例)	肾气亏虚组(30 例)
IL-2/(pg·mL^{-1})	429.67±40.45	469.36±75.63*	508.69±50.09**
瘦素/(ug·L^{-1})	2.73±0.53	3.51±0.74**	3.66±0.78**
TNF-α/(ng·L^{-1})	103.08±18.02	108.09±33.02	109.32±9.38
促性腺激素释放激素/(pg·mL^{-1})	113.08±24.07	114.77±27.27	127.73±19.16*△
硫酸脱氢表雄酮/(pg·mL^{-1})	786.98±121.95	727.91±100.84*	716.21±89.05*

注:经F检验,与健康人组相比较,*P＜0.05,有显著性统计学差异;**P＜0.01,有非常显著性统计学差异;肝火上炎组与肾气亏虚组比较,△P＜0.05,有显著性统计学差异;△△P＜0.01,有非常显著性统计学差异。

表 6-27　女性放射免疫分析法结果

性激素调控因素指标	组别		
	健康人组(30 例)	肝火上炎组(30 例)	肾气亏虚组(30 例)
IL-2/(ng·mL^{-1})	3.07±0.64	3.92±0.72**	4.71±1.27**△
瘦素/(ng·mL^{-1})	6.76±2.82	7.60±2.05	6.03±2.00△
TNF-α/(ng·mL^{-1})	1.59±0.14	1.60±0.13	1.60±0.38

注:经F检验,与健康人组相比较,*P＜0.05,有显著性统计学差异;**P＜0.01,有非常显著性统计学差异;肝火上炎组与肾气亏虚组比较,△P＜0.05,有显著性统计学差异;△△P＜0.01,有非常显著性统计学差异。

　　酶联免疫吸附法结果经方差分析(F检验)可知,3 组人群 5 项指标比较的F值分别为 26.063、5.226、0.383、3.233、3.397,P值分别为 0.000、0.007、0.683、0.044、0.038,故除 TNF-α 的P值＞0.05 无统计学差异外,其余 4 项指标的P值皆＜0.05,说明在 IL-2、瘦素、促性腺激素释放激素、硫酸脱氢表雄酮 4 项指标方面 3 组组间差异有统计学意义。与健康人组相比较,肝火上炎组 IL-2、硫酸脱氢

表雄酮的 P 值分别为 0.025、0.014 皆 <0.05，有显著性统计学差异，瘦素、TNF-α 和促性腺激素释放激素的 P 值分别为 0.110、0.385、0.880，皆 >0.05，无统计学差异；肾气亏虚组 IL-2 的 P 值 0.000 <0.01，有非常显著性统计学差异；促性腺激素释放激素的 P 值 0.025 <0.05，有显著性统计学差异，瘦素、TNF-α、硫酸脱氢表雄酮的 P 值分别为 0.643、0.631、0.064，皆 >0.05，无统计学差异。肝火上炎证与肾气亏虚证相比较，IL-2 的 P 值 0.000 <0.01，有非常显著性统计学差异；瘦素、促性腺激素释放激素的 P 值分别为 0.016、0.037，皆 <0.05，有显著性统计学差异；而 TNF-α、硫酸脱氢表雄酮的 P 值分别 0.697、0.530，皆 >0.05，无统计学差异。统计结论显示：同健康人组相比，肝火上炎组的血清 IL-2、硫酸脱氢表雄酮水平有所上升，有统计学意义；而瘦素、TNF-α 和促性腺激素释放激素的水平虽亦有上升趋势，但无统计学意义。同健康人组相比，肾气亏虚组的血清 IL-2、促性腺激素释放激素水平有所上升，有统计学意义。同肝火上炎组相比，肾气亏虚组的血清 IL-2 和促性腺激素释放激素的水平相对较高，而瘦素的水平则相对较低，有统计学意义；TNF-α 和硫酸脱氢表雄酮的水平无统计学差异（表 6-28）。

表 6-28　女性酶联免疫吸附法结果

性激素调控因素指标	组别		
	健康人组（30 例）	肝火上炎组（30 例）	肾气亏虚组（30 例）
IL-2/(pg・mL^{-1})	422.19±57.40	461.16±64.97 *	542.80±74.60 * * △△
瘦素/(ug・L^{-1})	6.35±0.96	7.03±1.47	6.07±1.07△
TNF-α/(ng・L^{-1})	106.19±14.86	109.70±17.52	108.13±14.20
促性腺激素释放激素/(pg・mL^{-1})	112.53±52.80	113.90±19.26	133.02±22.20 * △
硫酸脱氢表雄酮/(pg・mL^{-1})	714.37±98.43	772.25±97.29 *	757.69±69.70

注：经 F 检验，与健康人组相比较，* P <0.05，有显著性统计学差异；* * P <0.01，有非常显著性统计学差异；肝火上炎组与肾气亏虚组比较，△P <0.05，有显著性统计学差异；△△P <0.01，有非常显著性统计学差异。

8. 性激素相关调控因素与老年高血压病肾气亏虚证（治疗前）、肝火上炎证的相关性研究

首先采用多分类 Logistic 多元逐步回归法，以健康老年人的性激素相关调控因素水平为参照，分别确定性激素相关调控因素的各项指标对老年高血压病肾气亏虚证、肝火上炎证的影响强度；其次，采用判别分析的方法区分老年高血压病肾气亏虚证与肝火上炎证，筛选与老年高血压病肾气亏虚证密切相关的特征性性激素相关调控因素。由于在性激素的相关调控因素测定过程中，IL-2、瘦素、TNF-α3 项指标分别采用了放射免疫分析法和酶联免疫吸附法

进行测定,而促性腺激素释放激素、硫酸脱氢表雄酮两项指标则只采用酶联免疫吸附法进行测定,故酶联免疫吸附法测定的指标比较全面,遂在 Logistic 多元逐步回归分析和判别分析中采用酶联免疫吸附法测定的数据进行统计分析。

(1)性激素相关调控因素对男性老年高血压病肾气亏虚证(治疗前)、肝火上炎证影响强度的回归分析:设定 Y 是因变量,其中 1 为健康人,2 为肝火上炎组,3 为肾气亏虚组,以 1 为参照,2 和 3 都与 1 对比。X_1、X_2、X_3、X_4、X_5 为自变量分别代表 IL-2、瘦素、TNF-α、促性腺激素释放激素、硫酸脱氢表雄酮,应用多分类 Logistic 回归分析,$a=0.05$,以健康人作为对照。

结果显示:肝火上炎组的各影响因素中 X_1 的 P 值 0.076,X_2 的 P 值 0.001,X_3 的 P 值 0.767,X_4 的 P 值 0.415,X_5 的 P 值 0.040,P 值<0.05 的因素有统计学意义,可以纳入回归方程,$Exp(B)$ 即为 OR 值,故肝火上炎组的回归方程构建为 Logit(P 肝火上炎/健康)$=-5.330+1.638\times$瘦素$-0.007\times$硫酸脱氢表雄酮,说明血清瘦素和硫酸脱氢表雄酮是影响男性老年高血压病肝火上炎证的主要性激素相关调控因素,由于瘦素所对应的 $Exp(B)=OR=5.144>1$,$P=0.001$,故血清瘦素含量的升高可能提示男性老年高血压病肝火上炎证的形成;硫酸脱氢表雄酮所对应的 $Exp(B)=OR=0.993<1$,$P=0.040$,故血清硫酸脱氢表雄酮含量的下降可能提示男性老年高血压病肝火上炎证的形成。并且根据回归方程可知,瘦素在肝火上炎证的影响因素中所占的比重要大于硫酸脱氢表雄酮。

肾气亏虚组的各影响因素中 X_1 的 P 值 0.000,X_2 的 P 值 0.001,X_3 的 P 值 0.764,X_4 的 P 值 0.026,X_5 的 P 值 0.003,P 值<0.05 的因素有统计学意义,可以纳入回归方程,Logit(P 肾气亏虚/健康)$=-12.8+0.024\times$IL$+1.895\times$瘦素$+0.043\times$促性腺激素释放激素$-0.013\times$硫酸脱氢表雄酮,说明血清 IL-2、瘦素、促性腺激素释放激素和硫酸脱氢表雄酮是影响男性老年高血压病肾气亏虚证的主要性激素相关调控因素,由于 IL-2 所对应的 $Exp(B)=OR=1.025>1$,$P=0.000$;瘦素所对应的 $Exp(B)=OR=6.650>1$,$P=0.001$;促性腺激素释放激素所对应的 $Exp(B)=OR=1.044>1$,$P=0.026$,故血清 IL-2、瘦素、促性腺激素释放激素水平的升高皆能提示男性老年高血压病肾气亏虚证的发生。硫酸脱氢表雄酮所对应的 $Exp(B)=OR=0.987<1$,$P=0.003$,故血清硫酸脱氢表雄酮含量的下降可能提示男性老年高血压病肾气亏虚证的形成。并且根据回归方程可知,对肾气亏虚证影响最大的因素为瘦素,其次为促性腺激素释放激素,再次为 IL-2,最后为硫酸脱氢表雄酮(图 6-15)。

Parameter Estimates

Y证型[a]		B	Std. Error	Wald	df	Sig.	Exp(B)	95% Confidence Interval for Exp(B)	
								Lower Bound	Upper Bound
2.0	Intercept	−5.330	3.707	2.067	1	0.151			
	X_1 IL	0.010	0.005	3.153	1	0.076	1.010	0.999	1.020
	X_2 瘦素	1.638	0.507	10.400	1	0.001	5.144	1.904	13.901
	X_3 TNF-α	−0.004	0.014	0.088	1	0.767	0.996	0.969	1.024
	X_4 促性腺激素释放激素	0.014	0.17	0.666	1	0.415	1.014	0.981	1.048
	X_5 硫酸脱氢表雄酮	−0.007	0.003	4.204	1	0.040	0.993	0.987	1.000
3.0	Intercept	−12.800	4.708	7.394	1	0.007			
	X_1 IL	0.024	0.007	12.200	1	0.000	1.025	1.011	1.039
	X_2 瘦素	1.895	0.578	10.700	1	0.001	6.650	2.141	20.651
	X_3 TNF-α	−0.005	0.017	0.09	1	0.764	0.995	0.963	1.028
	X_4 促性腺激素释放激素	0.043	0.019	4.973	1	0.026	1.044	1.005	1.084
	X_5 硫酸脱氢表雄酮	−0.013	0.004	8.701	1	1.003	0.987	0.979	0.996

a. The reference category is:1.0.

图 6-15　性激素相关调控因素对男性老年高血压病肾气亏虚证(治疗前)、肝火上炎证影响强度的回归分析结果

(2)性激素相关调控因素对女性老年高血压病肾气亏虚证(治疗前)、肝火上炎证影响强度的回归分析:设定 Y 是因变量,其中 1 为健康人,2 为肝火上炎组,3 为肾气亏虚组,以 1 为参照,2 和 3 都与 1 对比。X_1、X_2、X_3、X_4、X_5 为自变量分别代表 IL-2、瘦素、TNF-α、促性腺激素释放激素、硫酸脱氢表雄酮,应用多分类 Logistic 回归分析,$a = 0.05$,以健康人作为对照。

结果显示:肝火上炎组的各影响因素中 X_1 的 P 值 0.037,X_2 的 P 值 0.059,X_3 的 P 值 0.509,X_4 的 P 值 0.689,X_5 的 P 值 0.086,P 值 < 0.05 的因素有统计学意义,可以纳入回归方程,$Exp(B)$ 即为 OR 值,故肝火上炎组的回归方程构建为 Logit(P 肝火上炎/健康)=−12.576+0.009×IL,说明血清 IL-2 是影响女性老年高血压病肝火上炎证的主要性激素相关调控因素,由于 IL-2 所对应的 $Exp(B) = OR = 1.009 > 1$,$P = 0.037$,故血清 IL-2 含量的升高可能提示女性老年高血压病肝火上炎证的形成。

肾气亏虚组的各影响因素中 X_1 的 P 值 0.000,X_2 的 P 值 0.929,X_3 的 P 值 0.319,X_4 的 P 值 0.085,X_5 的 P 值 0.121,P 值 < 0.05 的因素有统计学意义,可以纳入回归方程,Logit(P 肾气亏虚/健康)=−17.931+0.028×IL,说明血清 IL-2 是影响女性老年高血压病肾气亏虚证的主要性激素相关调控因素,由于 IL-2 所对应的 $Exp(B) = OR = 1.028 > 1$,$P = 0.000$,故血清 IL-2 水平的升高可能提示女性老年高血压病肾气亏虚证的形成(图 6-16)。

(3)性激素相关调控因素对男性老年高血压病肾气亏虚证(治疗前)、肝火上炎证影响强度的判别分析:设定 Y 是因变量,2 为肝火上炎组,3 为肾气亏虚组。X_1、X_2、X_3、X_4、X_5 为自变量分别代表 IL-2、瘦素、TNF-α、促性腺激素释放激素、硫酸脱氢表雄酮,应用判别分析法进行分析,$a = 0.05$,判别分析过程采用非标

准化典则判别和 Fisher 线性判别 2 种判别分析方法,经过层层筛选最后将对男性老年高血压病肾气亏虚证、肝火上炎证影响最大的 IL-2 和促性腺激素释放激素纳入判别函数,非标准化典则判别可以得到非标准化的规范判别函数值＞0 判为 2 类(肝火上炎),＜0 判为 3 类(肾气亏虚),即 $Y = -9.360 + 0.012 \times IL + 0.029 \times$ 促性腺激素释放激素,见图 6-17;Fisher 线性判别可以得到 Fisher 线性判别函数值 Y_1＞Y_2 为 2 类,Y_1＜Y_2 为 3 类,即 Y_1(肝火上炎证) $= -41.377 + 0.119 \times IL + 0.224 \times$ 促性腺激素释放激素,Y_2(肾气亏虚证) $= -49.302 + 0.129 \times IL + 0.249 \times$ 促性腺激素释放激素,见图 6-18。2 种判别结果都提示:性激素相关调控因素中可以区分男性老年高血压病肾气亏虚证、肝火上炎证的特征性指标为 IL-2 和促性腺激素释放激素。

Parameter Estimates

Y证型[a]		B	Std. Error	Wald	df	Sig.	Exp(B)	95% Confidence Interval for Exp(B) Lower Bound	Upper Bound
2.0	Intercept	-12.567	4.029	9.730	1	0.002			
	X_1IL	0.009	0.004	4.348	1	0.037	1.009	1.001	1.018
	X_2瘦素	0.484	0.257	3.557	1	0.059	1.623	0.981	2.685
	X_3TNF-α	0.013	0.02	0.435	1	0.509	1.013	0.975	1.053
	X_4促性腺激素释放激素	-0.004	0.010	0.161	1	0.689	0.996	0.977	1.015
	X_5硫酸脱氢表雄酮	0.006	0.003	2.939	1	0.086	1.006	0.999	1.012
3.0	Intercept	-17.931	5.171	12	1	0.001			
	X_1IL	0.028	0.006	19.8	1	0.000	1.028	1.016	1.041
	X_2瘦素	-0.027	0.298	0.008	1	0.929	0.974	0.543	1.745
	X_3TNF-α	-0.023	0.023	0.993	1	0.319	0.978	0.935	1.022
	X_4促性腺激素释放激素	0.017	0.010	2.96	1	0.085	1.017	0.998	1.036
	X_5硫酸脱氢表雄酮	0.007	0.004	2.408	1	0.121	1.007	0.998	1.015

a. The reference category is:1.0.

图 6-16　性激素相关调控因素对女性老年高血压病肾气亏虚证(治疗前)、肝火上炎证影响强度的回归分析结果

(4)性激素相关调控因素对女性老年高血压病肾气亏虚证(治疗前)、肝火上炎证影响强度的判别分析:设定 Y 是因变量,2 为肝火上炎组,3 为肾气亏虚组。X_1、X_2、X_3、X_4、X_5 为自变量分别代表 IL-2、瘦素、TNF-α、促性腺激素释放激素、硫酸脱氢表雄酮,应用判别分析法进行分析,$a = 0.05$,判别分析过程采用非标准化典则判别和 Fisher 线性判别 2 种判别分析方法,经过层层筛选最后将对女性老年高血压病肾气亏虚证、肝火上炎证影响最大的 IL-2、瘦素和促性腺激素释放激素纳入判别函数,非标准化典则判别可以得到非标准化的规范判别函数值＞0 判为 2 类(肝火上炎),＜0 判为 3 类(肾气亏虚),即 $Y = -5.969 + 0.009 \times$ IL $-0.326 \times$ 瘦素 $+0.028 \times$ 促性腺激素释放激素,见图 6-19;Fisher 线性判别可以得到 Fisher 线性判别函数值 Y_1＞Y_2 为 2 类,Y_1＜Y_2 为3类,即 Y_1(肝火上炎证) $= -54.634 + 0.104 \times IL + 4.785 \times$ 瘦素 $+0.231 \times$ 促性腺激素释放激素,Y_2

（肾气亏虚证）＝－64.215＋0.119×IL＋4.262×瘦素＋0.276×促性腺激素释放激素，见图6-20。2种判别结果都提示：性激素相关调控因素中可以区分女性老年高血压病肾气亏虚证、肝火上炎证的特征性指标为IL-2、瘦素和促性腺激素释放激素。

Canonical Discriminant Function Coefficients

	Function
	1
X_1IL	0.012
X_4促性腺激素释放激素	0.029
(Constant)	-9.36

Unstandardized coefficients

图 6-17　男性性激素相关调控因素非标准化典则判别分析结果

Canonical Discriminant Function Coefficients

	y证型	
	2.0	3.0
X_1IL	0.119	0.129
X_4促性腺激素释放激素	0.224	0.249
(Constant)	-41.377	-49.302

Fisher's linear discriminant fun

图 6-18　男性性激素相关调控因素 Fisher 线性判别分析结果

Canonical Discriminant Function Coefficients

	Function
	1
X_1IL	0.009
X_2瘦素	-0.326
X_4促性腺激素释放激素	0.028
(Constant)	-5.969

Unstandardized coefficients

图 6-19　女性性激素相关调控因素非标准化典则判别分析结果

Canonical Discriminant Function Coefficients

	y证型	
	2.0	3.0
X_1IL	0.104	0.119
X_2瘦素	4.785	4.262
X_4促性腺激素释放激素	0.231	0.276
(Constant)	-54.634	-64.215

Fisher's linear discriminant functions

图 6-20　女性性激素相关调控因素 Fisher 线性判别分析结果

9.老年高血压病肾气亏虚证患者经益肾降压颗粒干预前后性激素相关调控

因素的水平比较

应用益肾降压颗粒对老年高血压病肾气亏虚证患者进行干预,纵向对比治疗前后性激素相关调控因素的水平变化,探索益肾降压颗粒对性激素相关调控因素的作用趋向,并确定此药在性激素相关调控因素层面的作用靶点。

IL-2、瘦素、TNF-α3 项指标的数据分析包括放射免疫分析法结果数据分析和酶联免疫吸附法结果数据分析,而促性腺激素释放激素、硫酸脱氢表雄酮 2 项指标则只进行了酶联免疫吸附法结果数据分析。

(1)男性老年高血压病肾气亏虚证患者治疗前后性激素相关调控因素的水平比较:放射免疫分析法结果经配对资料 t 检验可知,IL-2、瘦素、TNF-α 的 t 值分别为 1.431、4.317、1.749,P 值分别为 0.163、0.000、0.091,其中瘦素的 P 值为 0.000$<$0.01,提示治疗前后有非常显著性统计学差异。说明治疗前后性激素调控因素的前 3 项指标中的瘦素的变化具有统计学意义,即经益肾降压颗粒干预后男性老年高血压病肾气亏虚证患者的血清瘦素的水平有所回落(表 6-29)。

表 6-29　男性患者治疗前后放射免疫分析法比较

性激素受体指标	肾气亏虚组(30 例)	
	治疗前	治疗后
IL-2/(ng・mL⁻¹)	4.02±1.52	3.71±1.30
瘦素/(ng・mL⁻¹)	3.59±1.28	2.46±1.07**
TNF-α/(ng・mL⁻¹)	1.70±0.38	1.54±0.60

注:经 t 检验,与治疗前比较,* $P<0.05$,有显著性统计学差异;** $P<0.01$,有非常显著性统计学差异。

酶联免疫吸附法结果经配对资料 t 检验可知,IL-2、瘦素、TNF-α、促性腺激素释放激素、硫酸脱氢表雄酮的 t 值分别为 0.387、6.975、1.818、3.538、−2.230,P 值分别为 0.701、0.000、0.079、0.001、0.034,其中瘦素和促性腺激素释放激素的 P 值分别为 0.000、0.001,皆$<$0.01,提示治疗前后有非常显著性统计学差异;硫酸脱氢表雄酮的 P 值为 0.034$<$0.05,提示治疗前后有显著性统计学差异。说明治疗前后性激素调控因素的 5 项指标中的瘦素、促性腺激素释放激素和硫酸脱氢表雄酮的变化具有统计学意义,即经益肾降压颗粒干预后男性老年高血压病肾气亏虚证患者的血清瘦素和促性腺激素释放激素的水平有所回落,硫酸脱氢表雄酮的水平有所回升,以上变化皆有统计学意义(表 6-30)。

表 6-30　男性患者治疗前后酶联免疫吸附法比较

性激素受体指标	肾气亏虚组（30 例）	
	治疗前	治疗后
IL-2/(pg•mL⁻¹)	508.69±50.09	502.82±66.44
瘦素/(ug•L⁻¹)	3.66±0.78	2.33±0.82＊＊
TNF-α/(ng•L⁻¹)	109.32±9.38	103.92±13.84
促性腺激素释放激素/(pg•mL⁻¹)	127.73±19.16	122.01±15.47＊＊
硫酸脱氢表雄酮/(pg•mL⁻¹)	716.21±89.05	746.82±80.98＊

注：经 t 检验，与治疗前比较，＊$P<0.05$，有显著性统计学差异；＊＊$P<0.01$，有非常显著性统计学差异。

（2）女性老年高血压病肾气亏虚证患者治疗前后性激素相关调控因素水平比较：放射免疫分析法结果经配对资料 t 检验可知，IL-2、瘦素、TNF-α 的 t 值分别为 1.283、0.109、0.906，P 值分别为 0.210、0.914、0.119，三者的 P 值皆 >0.05，提示三者治疗前后无统计学差异。说明经益肾降压颗粒干预后女性老年高血压病肾气亏虚证患者的血清 IL-2、瘦素、TNF-α 的水平虽有所回落，但皆统计学意义（表 6-31）。

表 6-31　女性患者治疗前后放射免疫分析法比较

性激素受体指标	肾气亏虚组（30 例）	
	治疗前	治疗后
IL-2/(ng•mL⁻¹)	4.71±1.27	4.33±1.33
瘦素/(ng•mL⁻¹)	6.03±2.00	5.98±2.90
TNF-α/(ng•mL⁻¹)	1.60±0.38	1.59±0.42

注：经 t 检验，与治疗前比较，＊$P<0.05$，有显著性统计学差异；＊＊$P<0.01$，有非常显著性统计学差异。

酶联免疫吸附法结果经配对资料 t 检验可知，IL-2、瘦素、TNF-α、促性腺激素释放激素、硫酸脱氢表雄酮的 t 值分别为 1.578、1.774、1.015、3.133、−1.036，P 值分别为 0.125、0.087、0.278、0.004、0.309，其中促性腺激素释放激素的 P 值分别为 0.004<0.01，提示治疗前后有非常显著性统计学差异，其余 4 项指标治疗前后皆无统计学差异。说明治疗前后性激素调控因素的 5 项指标中的只有促性腺激素释放激素的变化具有统计学意义，即经益肾降压颗粒干预后女性老年高血压病肾气亏虚证患者的血清促性腺激素释放激素的水平有所回落，此变化有统计学意义（表 6-32）。

表 6-32　女性患者治疗前后酶联免疫吸附法比较

性激素受体指标	肾气亏虚组(30 例)	
	治疗前	治疗后
IL-2/(pg・mL^{-1})	542.80±74.60	514.97±97.89
瘦素/(ug・L^{-1})	6.07±1.08	5.45±1.74
TNF-α/(ng・L^{-1})	108.13±14.20	104.69±12.57
促性腺激素释放激素/(pg・mL^{-1})	133.02±22.20	128.90±22.43**
硫酸脱氢表雄酮/(pg・mL^{-1})	757.69±69.70	776.44±83.80

注：经 t 检验，与治疗前比较，* $P<0.05$,有显著性统计学差异；** $P<0.01$,有非常显著性统计学差异。

10.男性老年高血压病肾气亏虚证(治疗前)特征性性激素与其相关调控因素的关系研究

通过对男性老年高血压病肾气亏虚证(治疗前)性激素水平变化的研究发现,与健康男性老年人比较,血清雌二醇、卵泡刺激素是男性肾气亏虚证患者的特征性性激素指标;而通过对男性老年高血压病肾气亏虚证(治疗前)性激素相关调控因素的研究发现,与健康男性老年人比较,血清 IL-2、瘦素、促性腺激素释放激素、硫酸脱氢表雄酮是男性肾气亏虚证患者的特征性性激素相关调控因素,在此基础上,应用多重线性回归法建立多重线性回归模型,分别探析血清雌二醇、卵泡刺激素与 IL-2、瘦素、促性腺激素释放激素、硫酸脱氢表雄酮的相关程度,从而找到男性老年高血压病肾气亏虚证患者特征性血清性激素指标的敏感性调控因素并确定其影响程度。

(1)雌二醇与 IL-2、瘦素、促性腺激素释放激素、硫酸脱氢表雄酮的多重线性回归分析:设定 Y 是因变量代表雌二醇,X_1、X_2、X_4、X_5 为自变量分别代表 IL-2、瘦素、促性腺激素释放激素、硫酸脱氢表雄酮,应用多重线性回归分析,采用逐步回归法,逐步引入自变量,反复对引入变量的偏回归系数进行 F 检验,直到既没有自变量引入方程,也没有自变量从方程中剔除为止,从而得到一个局部最优回归方程,$a=0.05$ 水准。

多重线性回归分析发现,经反复筛选后只有 IL-2 一个自变量进入回归方程,提示男性老年高血压病肾气亏虚证患者的血清中雌二醇与 IL-22 种指标存在明显的线性回归关系,两者的复相关系数为 0.453,决定系数为 0.205,校正决定系数为 0.176,影响强度取决于决定系数的大小,越接近于 1 表示影响强度越大(图 6-21)。

多元线性回归方差分析显示:$F=7.211$,$P=0.012<0.05$,故此线性回归模

型有统计学意义,回归方程成立(图 6-22)。

根据 IL-2 的偏回归系数的显著性检验结果,$t = -2.69$,$P = 0.012 < 0.05$,IL-2 的偏回归系数有统计学意义,建立回归方程为 $Y = 40.251 - 3.298 \times IL$(图 6-23)。

由上可知,IL-2 是男性老年高血压病肾气亏虚证患者血清雌激素的敏感性调控因素,雌二醇含量变异的 20.5% 可由 IL-2 的变化来解释,且二者成负相关关系。

Model Summy^b

Model	R	R Square	Adjusted R Square	Std. Error of the Estimate
1	0.453^a	0.205	0.176	10.046 223 3

a. Predictors: (Constant), X_1IL

b. Dependent Variable: y雌激素

图 6-21　雌二醇与有关变量复相关关系

ANOVA^b

Model		Sum of Squares	df	Mean Square	F	Sig.
1	Regression	727.771	1	727.771	7.211	0.012^a
	Residual	2 825.945	28	100.927		
	Total	3 553.715	29			

a. Predictors: (Constant), X_1IL

b. Dependent Variable: y雌激素

图 6-22　雌二醇与有关变量多元线性回归方差分析(F 检验)

Coeficients^a

Model		Unstandardized Coefficients		Standardized Coefficients	t	Sig.	95% Confidence Interval for B		Collinearity Statistics	
		B	Std. Error	Beta			Lower Bound	Upper Bound	Tolerance	VIF
1	(Constant)	40.251	5.268		7.641	0.000	29.460	51.042		
	X_1IL	-3.298	1.228	-0.453	-2.690	0.012	-5.813	-0.782	1.000	1

a. Dependent Variable: y雌激素

图 6-23　雌二醇与有关变量自变量偏回归系数的显著性检验

(2)卵泡刺激素与 IL-2、瘦素、促性腺激素释放激素、硫酸脱氢表雄酮的多重线性回归分析:设定 Y 是因变量代表卵泡刺激素,X_1、X_2、X_4、X_5 为自变量分别代表 IL-2、瘦素、促性腺激素释放激素、硫酸脱氢表雄酮,应用多重线性回归分析,采用逐步回归法,$a = 0.05$ 水准。

多重线性回归分析发现,经反复筛选后只有瘦素一个自变量进入回归方程,提示男性老年高血压病肾气亏虚证患者的血清中卵泡刺激素与瘦素 2 种指标存在明显的线性回归关系,两者的复相关系数为 0.428,决定系数为 0.183,校正决定系数为 0.154,影响强度取决于决定系数的大小,越接近于 1 表示影响强度越大(图 6-24)。

多元线性回归方差分析显示:$F=6.270,P=0.018<0.05$,故此线性回归模型有统计学意义,回归方程成立(图 6-25)。

根据瘦素的偏回归系数的显著性检验结果,$t=2.504,P=0.018<0.05$,瘦素的偏回归系数有统计学意义,建立回归方程为 $Y=-5.213+5.269×瘦素$(图 6-26)。

由上可知,瘦素是男性老年高血压病肾气亏虚证患者血清卵泡刺激素的敏感性调控因素,卵泡刺激素含量变异的 18.3% 可由瘦素的变化来解释,且二者成正相关关系。

Model Summy[b]

Model	R	R Square	Adjusted R Square	Std. Error of the Estimate
1	0.428[a]	0.183	0.154	8.783 927 997

a. Predictors:(Constant), X_1IL

b. Dependent Variable:y卵泡刺激素

图 6-24　卵泡刺激素与有关变量复相关关系

ANOVA[b]

Model		Sum of Squares	df	Mean Square	F	Sig.
1	Regression	483.756	1	483.756	6.270	0.018[a]
	Residual	2 160.407	28	77.157		
	Total	2 644.165	29			

a. Predictors:(Constant), X_2瘦素

b. Dependent Variable:y卵泡刺激素

图 6-25　卵泡刺激素与有关变量多元线性回归方差分析(F检验)

11.女性老年高血压病肾气亏虚证(治疗前)特征性性激素与其相关调控因素的关系研究

通过对女性老年高血压病肾气亏虚证(治疗前)性激素水平变化的研究发现,与健康女性老年人比较,血清雌二醇、卵泡素刺激素是女性肾气亏虚证患者的特征性性激素指标;而通过对女性老年高血压病肾气亏虚证(治疗前)性激素相关调控因素的研究发现,与健康女性老年人比较,血清 IL-2 是女性肾气亏虚证患者的特征性性激素相关调控因素,在此基础上,应用线性回归法建立直线回归模型,分别探析血清雌二醇、卵泡刺激素与 IL-2 的相关程度,从而找到女性老

年高血压病肾气亏虚证患者血清性激素的敏感性调控因素并确定其影响程度。

Coefficients[a]

Model		Unstandardized Coefficients		Standardized Coefficients	t	Sig.	95% Confidence Interval for B		Collinearity Statistics	
		B	Std. Error	Beta			Lower Bound	Upper Bound	Tolerance	VIF
1	(Constant)	-5.213	7.874		-0.662	0.513	-21.342	10.917	1.000	1.000
	X_2瘦素	5.269	2.104	0.428	2.504	0.018	0.959	9.579		

a. Dependent Variable: y卵泡刺激素

图 6-26　卵泡刺激素与有关变量自变量偏回归系数的显著性检验

(1)雌二醇与 IL-2 的直线回归分析:设定 Y 是因变量代表雌二醇,X_1 为自变量代表 IL-2,应用直线回归分析,$a=0.05$ 水准。

直线回归分析发现,女性老年高血压病肾气亏虚证患者的血清中雌二醇与IL-2 2 种指标存在明显的直线回归关系,两者的相关系数为 0.721,决定系数为0.519,校正决定系数为 0.502,影响强度取决于决定系数的大小,越接近于 1 表示影响强度越大(图 6-27)。

直线回归方差分析显示:$F=30.246$,$P=0.000<0.05$,故此直线回归模型有统计学意义,回归方程成立(图 6-28)。

根据的 IL-2 回归系数的显著性检验结果,$t=-5.500$,$P=0.000<0.05$,IL-2的回归系数有统计学意义,建立回归方程为 $Y=39.871-5.442\times IL$(图 6-29)。由上可知,IL-2 是女性老年高血压病肾气亏虚证患者血清的雌二醇敏感性调控因素,雌二醇含量变异的 51.9% 可由 IL-2 的变化来解释,且二者成负相关关系。

Model Summy[b]

Model	R	R Square	Adjusted R Square	Std. Error of the Estimate
1	0.721[a]	0.519	0.502	6.763 737 029

a. Predictors: (Constant), X_1IL

b. Dependent Variable: y雌激素

图 6-27　雌二醇与 IL-2 的相关关系

ANOVA[b]

Model		Sum of Squares	df	Mean Square	F	Sig.
1	Regression	1383.676	1	1383.676	30.246	0.000[a]
	Residual	1280.948	28	45.748		
	Total	2664.623	29			

a. Predictors: (Constant), X_1IL

b. Dependent Variable: y雌激素

图 6-28　雌二醇与 IL-2 直线回归方差分析(F 检验)

Coeficients[a]

Model		Unstandardized Coefficients		Standardized Coefficients	t	Sig.	95% Confidence Interval for B	
		B	Std. Error	Beta			Lower Bound	Upper Bound
1	(Constant)	39.871	4.802			0.000	30.034	49.707
	X_1IL	-5.422	0.986	-0.721	-5.500	0.000	-7.442	-3.403

a. Dependent Variable:y雌激素

图 6-29　雌二醇与 IL-2 自变量回归系数的显著性检验

（2）卵泡刺激素与 IL-2 的相关性分析：设定 Y 是因变量代表雌二醇，X_1 为自变量代表 IL-2，应用直线回归分析，$a = 0.05$ 水准。

直线回归方差分析显示：$F = 0.693$，$P = 0.412 > 0.05$，故此直线回归模型无统计学意义；自变量回归系数的显著性检验结果显示：t 值为 -0.832，P 值分别为 $0.412 > 0.05$，自变量的回归系数无统计学意义，故回归方程不成立（图 6-30、图 6-31）。

由上可知，IL-2 不是女性老年高血压病肾气亏虚证患者血清卵泡刺激素的敏感性调控因素。

ANOVA[b]

Model		Sum of Squares	df	Mean Square	F	Sig.
1	Regression	155.025	1	155.035	0.693	0.412[a]
	Residual	6268.255	28	223.866		
	Total	6423.289	29			

a. Predictors:(Constant),X_1IL

b. Dependent Variable:y促卵泡素

图 6-30　卵泡刺激素与 IL-2 直线回归方差分析（F 检验）

Coeficients[a]

Model		Unstandardized Coefficients		Standardized Coefficients	t	Sig.	95% Confidence Interval for B	
		B	Std. Error	Beta			Lower Bound	Upper Bound
1	(Constant)	77.213	20.400		3.785	0.001	35.425	119.000
	X_1IL	-0.031	0.037	-0.155	-0.823	0.412	-0.107	0.045

a. Dependent Variable:y促卵泡素

图 6-31　卵泡刺激素与 IL-2 自变量回归系数的显著性检验

12.老年高血压病肾气亏虚证应用益肾降压颗粒干预后降压疗效研究

（1）老年高血压病肾气亏虚证患者治疗期间血压变化比较：男性组在 1～

2周起效较快,药后第7天收缩压即有明显下降,与治疗前相比有非常明显性差异($P=0.001<0.01$),至14天降至较低水平,降压效果最明显的时期是用药后前两周($P=0.000<0.01$),其后逐渐而平稳地下降,无血压的明显波动现象;舒张压药在用药7天后开始明显下降,其后随用药时间的不断延续,血压持续下降至第4周末降至较低水平,而后基本趋于稳定。

女性组药后第7天收缩压开始明显下降($P=0.003<0.01$),与治疗前比较有非常明显性统计学差异,第2周开始至第4周结束,收缩压下降比较缓慢,至第4周结束时达到最大的降压效果;舒张压在用药后第7天开始明显下降($P=0.000<0.01$),用药第2周时持续下降($P=0.000<0.01$),其后降压幅度有所放缓,至第4周末降至较低水平,而后基本趋于稳定。

男性组与女性组组间比较,第2周末2组收缩压比较有显著性统计学差异($P=0.013<0.05$),提示药物治疗中期男性组收缩压的水平低于女性组,但疗程结束时2组的收缩压的水平相当,无统计学差异($P=0.133>0.05$),说明在治疗中期药物对男性患者收缩压的降压效应优于女性,到治疗末期降压效应持平;第1周末2组舒张压比较有非常显著性统计学差异($P=0.005<0.01$),第2周末2组舒张压比较有显著性统计学差异($P=0.015<0.05$),第4周末2组舒张压比较有非常显著性统计学差异($P=0.009<0.01$),提示自第1周末开始至疗程结束男性组舒张压的水平低于女性组,说明药物对男性患者舒张压的降压效应优于女性(表6-33)。

表6-33　老年高血压病肾气亏虚证患者治疗期间血压变化比较

周次	男性组(30例)		女性组(30例)	
	收缩压/mmHg	舒张压/mmHg	收缩压/mmHg	舒张压/mmHg
0	159.13±10.29	93.63±6.14	157.70±10.41	96.97±7.65
1	152.87±5.10**	89.10±4.29**	150.33±6.36**	92.60±5.06**△△
2	144.60±4.92**	86.67±4.00**	148.13±5.75△	89.50±4.59**△
4	140.37±9.88*	83.47±5.86**	144.37±10.43	87.77±6.38*△△

注:经t检验,组内比较,与治疗前相比,*$P<0.05$,有显著性统计学差异;**$P<0.01$,有非常显著性统计学差异;组间比较,与男性组相比,△$P<0.05$,有显著性统计学差异;△△$P<0.01$,有非常显著性统计学差异。

(2)老年高血压病肾气亏虚证患者经益肾降压颗粒干预后降压总疗效比较:男性组30例中,显效18例(60%)、有效7例(23.33%)、无效5例(16.67%),总有效率83.33%;女性组30例中,显效10例(33.3%)、有效10例(33.3%)、无效

10例（33.3％），总有效率66.7％。经等级资料两样本比较的秩和检验，$Z=$
$-2.072，P=0.038，2$ 组降压总疗效比较有显著性统计学差异（$P<0.05$），男性
组的降压总疗效优于女性组（表6-34）。

表6-34　肾气亏虚证患者男性组与女性组降压总疗效比较（例，％）

组别	例数	显效	有效	无效	总有效率/％
男性组	30	18(60)	7(23.33)	5(16.67)	83.33
女性组	30	10(33.33)	10(33.33)	10(33.33)	66.67

注：经秩和检验，$Z=-2.072，P=0.038<0.05，2$ 组降压总疗效比较有显著性统计学差异。

13.老年高血压病肾气亏虚证应用益肾降压颗粒干预后改善临床症状和体征的
疗效研究

（1）老年高血压病肾气亏虚证患者治疗期间中医症状总积分变化比较：治疗前
后2组组内比较，男性组治疗1周与治疗前比较有非常显著性统计学差异（$P=$
$0.000<0.01$），治疗2周与治疗1周比较有非常显著性统计学差异（$P=$
$0.000<0.01$），治疗4周与治疗两周比较有非常显著性统计学差异（$P=$
$0.000<0.01$）；女性组治疗1周与治疗前比较有非常显著性统计学差异（$P=$
$0.000<0.01$），治疗2周与治疗1周比较有非常显著性统计学差异（$P=$
$0.000<0.01$），治疗4周与治疗2周比较有非常显著性统计学差异（$P=$
$0.000<0.01$）。男性组与女性组治疗各阶段的中医症状总积分相近，无统计学差异
（$P>0.05$）。说明益肾降压颗粒能够显著降低老年高血压病肾气亏虚证患者的中
医临床症状总积分；但没有性别差异，即药物对男性和女性患者的中医症状总积分
改善程度相近，无统计学差异（表6-35）。

表6-35　肾气亏虚证患者治疗期间男性组与女性组中医症状总积分变化比较

周次	症状积分	
	男性组（30例）	女性组（30例）
0	19.47±4.80	20.80±6.11
1	16.20±4.60**	16.83±4.14**
2	12.70±4.30**	13.63±3.81**
4	8.23±2.93**	7.47±2.74**

注：经t检验，组内比较，与治疗前相比，$*P<0.05$，有显著性统计学差异；$**P<0.01$，有非常显著性统计学差异；组间比较，与男性组相比，$\triangle P<0.05$，有显著性统计学差异；$\triangle\triangle P<0.01$，有非常显著性统计学差异。

（2）老年高血压病肾气亏虚证患者经益肾降压颗粒干预后中医疗效指数比较：
男性组30例中，显效3例（10％）、有效27例（90％）、无效0例（0％），总有效率

100%;女性组 30 例中,显效 10 例(33.3%)、有效 19 例(63.33%)、无效 1 例(3.33%),总有效率 96.7%。经等级资料两样本比较的秩和检验,$Z=-0.857$,$P=0.065$,2 组中医疗效指数比较无统计学差异($P>0.05$),无性别差异(表 6-36)。

表 6-36　肾气亏虚证患者男性组与女性组中医疗效指数比较(例,%)

组别	例数	显效	有效	无效	总有效率/%
男性组	30	3(10)	27(90)	0(0)	100
女性组	30	10(33.33)	19(63.33)	1(3.33)	96.7

注:经秩和检验,$Z=-0.857$,$P=0.065>0.05$,2 组降压总疗效比较无统计学差异。

(3)老年高血压病肾气亏虚证男性与女性患者主要症状、体征疗效比较:经秩和检验,老年高血压病肾气亏虚证男性组与女性组的主要症状、体征治疗后均有不同程度改善,2 组之间的头晕、头胀、头痛、神疲懒言、肢体倦怠、耳鸣、心慌、胸闷、健忘、腰膝酸软、不耐寒热、尿后余沥或失禁等症状、体征的改善程度比较,Z 值分别为 -0.043、-0.628、-1.273、-0.066、-0.616、-0.096、-0.673、-0.811、-0.219、0.000、-1.096、-0.108,P 值分别为 0.966、0.530、0.203、0.947、0.538、0.923、0.501、0.417、0.826、1.000、0.273、0.914,P 值皆 >0.05,无统计学差异,说明药物对肾气亏虚证男性和女性的中医症状、体征改善效果相当,无性别差异(表 6-37)。

表 6-37　肾气亏虚证患者男性组与女性组的主要症状、体征疗效比较(例,%)

主要症状体征	男性组					女性组				
	例数	显效	有效	无效	总有效率	例数	显效	有效	无效	总有效率
头晕	22	3	15	4	81.82%	24	2	19	3	87.50%
头胀	24	4	13	7	70.83%	25	6	13	6	76.00%
头痛	20	2	14	4	80.00%	22	6	13	3	86.36%
神疲懒言	14	1	7	6	57.14%	17	2	7	8	52.94%
肢体倦怠	25	0	15	10	60.00%	25	2	14	9	64.00%
耳鸣	22	4	8	10	54.55%	16	2	7	7	56.25%
心慌	20	4	11	5	75.00%	21	5	7	9	57.14%
胸闷	21	3	8	10	52.38%	22	3	12	7	68.18%
健忘	25	4	14	7	72.00%	30	8	12	10	66.67%
腰膝酸软	29	1	13	15	48.28%	29	1	13	15	48.28%
不耐寒热	20	0	13	7	65.00%	19	0	9	10	47.37%
尿后余沥或失禁	13	3	4	6	53.85%	18	3	7	8	55.56%

注:经秩和检验,$P>0.05$,2 组各症状、体征比较均无统计学差异。

(4)老年高血压病肾气亏虚证患者经补肾方干预后的舌象、脉象变化比较：经 χ^2 检验发现，治疗后男性组、女性组的舌象、脉象都有改善，舌象组间比较 $\chi^2 = 0.657$，$P = 0.418$，故认为益肾降压颗粒在改善舌象方面无性别差异（$P > 0.05$）；脉象组间比较 $\chi^2 = 2.144$，$P = 0.143$，可以认为益肾降压颗粒在改善脉象方面亦无性别差异（$P > 0.05$）（表 6-38）。

表 6-38　肾气亏虚证患者经补肾方干预后的舌象、脉象变化比较(例,%)

项目	男性组			女性组		
	治疗前	治疗后	消失率	治疗前	治疗后	消失率
舌象	25	10	60.00%	21	6	71.47%
脉象	22	13	40.91%	24	9	62.50%

注：经 χ^2 检验,2 组舌象、脉象的消失率比较, χ^2 分别为 0.657、2.144,P 值分别为 0.418、0.143,$P > 0.05$,无统计学差异。

(四)研究结论

(1)男性老年高血压病肾气亏虚证患者的特征性性激素指标有血清雌二醇和卵泡刺激素；特征性性激素受体指标是雌激素受体；特征性性激素相关调控因素指标有血清 IL-2、瘦素、促性腺激素释放激素和硫酸脱氢表雄酮；人体血液中雌二醇水平的下降、卵泡刺激素水平的升高、雌激素受体数目的减少、IL-2 水平的升高、瘦素水平的升高、促性腺激素释放激素水平的升高和血清硫酸脱氢表雄酮含量的下降共同提示男性老年高血压病肾气亏虚证的形成。结果表明，男性患者的特征性性激素水平异常变化及主导性激素（雄激素）与非主导性激素（雌激素）比例失衡、特征性性激素受体数目的异常变化和特征性性激素相关调控因素水平的异常变化是男性老年高血压病肾气亏虚证形成的病理基础。

(2)女性老年高血压病肾气亏虚证患者的特征性性激素指标有血清雌二醇、卵泡刺激素；特征性性激素受体指标是雄激素受体；特征性性激素相关调控因素指标是血清 IL-2；人体血液中雌二醇水平的下降、卵泡刺激素水平的升高、雄激素受体数目的减少及 IL-2 水平的升高共同提示女性老年高血压病肾气亏虚证的形成。结果表明，女性患者的特征性性激素水平异常变化及主导性激素（雌激素）与非主导性激素（雄激素）比例失衡、特征性性激素受体数目的异常变化和特征性性激素相关调控因素水平的异常变化是女性老年高血压病肾气亏虚证形成的病理基础。

(3)IL-2 是男性老年高血压病肾气亏虚证患者血清雌激素的敏感性调控因

素,且 IL-2 对雌二醇具有负向调控作用;瘦素是男性老年高血压病肾气亏虚证患者血清卵泡刺激素的敏感性调控因素,且瘦素对卵泡刺激素具有正向调控作用。

(4)IL-2 是女性老年高血压病肾气亏虚证患者血清雌二醇的敏感性调控因素,且 IL-2 对雌二醇具有负向调控作用。

(5)益肾降压颗粒不仅能够平稳、有效地降低男性老年高血压病肾气亏虚证患者的血压水平(总有效率达 83.33%),而且能显著改善患者的症状及体征(总有效率达 100%)。其作用机制:益肾降压颗粒能够升高男性患者雌二醇、硫酸脱氢表雄酮的水平,增加雌激素受体、雄激素受体的数目,降低卵泡刺激素、瘦素和促性腺激素释放激素的水平;其在性激素水平上的作用靶点(靶成分)为血清雌二醇和卵泡刺激素,在性激素受体水平上的作用靶点为外周血雌激素受体和雄激素受体,在性激素受体水平上的作用靶点为外周血雌激素受体和雄激素受体,在性激素相关调控因素水平上的作用靶点为瘦素、促性腺激素释放激素和硫酸脱氢表雄酮。

(6)益肾降压颗粒不仅能够平稳、有效地降低女性老年高血压病肾气亏虚证患者的血压水平(总有效率达 66.7%),而且能显著改善患者的症状及体征(总有效率达 96.7%)。其作用机制:益肾降压颗粒能够升高女性患者的雌二醇水平,增加雌激素受体、雄激素受体的数目,降低促性腺激素释放激素的水平及睾酮/雌二醇值;其在性激素水平上的作用靶点(靶成分)为血清雌二醇和睾酮/雌二醇值,在性激素受体水平上的作用靶点为外周血雌激素受体和雄激素受体,在性激素相关调控因素水平上的作用靶点为促性腺激素释放激素。

二、老年高血压病肾气亏虚证血浆蛋白质组学研究

郭伟星教授团队前期已经从性激素相关水平对老年高血压病肾气亏虚证的证候实质进行了研究,但尚欠缺系统生物学层面的研究对二者在整体水平上予以把握。蛋白质组学以基因组表达的全部蛋白质为研究对象,对其表达水平、相互作用、翻译后修饰等情况等进行研究,旨在基于蛋白质水平研究疾病发生、细胞代谢过程的本质。通过研究老年高血压病肾气亏虚证可能存在的血浆特征性蛋白,在蛋白质组学层面上进一步揭示老年高血压病肾气亏虚证的证候本质。同时观察益肾降压方临床应用的降压疗效及安全性,探索益肾降压方作用于老年高血压病肾气亏虚证患者的可能的血浆靶蛋白,从而揭示益肾降压方可能的作用靶点和机制。

(一)资料与标准

1.病例来源与分组方法

本研究收集 2018 年 9 月至 2020 年 1 月在山东中医药大学附属医院心内科门诊及病房就诊或住院的老年高血压病阴虚阳亢证患者 30 例和老年高血压病肾气亏虚证患者 30 例;在心内科普通门诊就诊的健康老年志愿者 30 例。本课题已通过山东中医药大学附属医院伦理委员会的审批。

本研究横向设置了肾气亏虚组(SQKX)、阴虚阳亢组(YXYK)及正常对照组(ZCDZ)3 组人群作为研究对象进行研究,每组各 30 人;设经益肾降压方干预后的肾气亏虚证患者为补肾方药组(BSFY)。

2.一般资料

(1)受试者的性别与年龄比较:本次研究共有受试者 90 例,其中肾气亏虚组 30 例(男性 16 例,女性 14 例)平均年龄 73.60 岁,阴虚阳亢证患者 30 例(男性 17 例,女性 13 例),平均年龄 72.83 岁,正常对照组 30 例(男性 15 例,女性 15 例),平均年龄 73.13 岁,3 组受试者在性别、年龄方面的构成无统计学差异($P>0.05$),具有可比性(表 6-39、表 6-40)。

表 6-39 性别构成

组别	例数	男	女
肾气亏虚组	30	16(53.33%)	14(46.67%)
阴虚阳亢组	30	17(56.67%)	13(43.33%)
正常对照组	30	15(50.00%)	15(50.00%)

注:经 χ^2 检验,$\chi^2=0.268$,$P=0.875>0.05$,3 组受试者性别构成比无统计学意义,具有可比性。

表 6-40 年龄构成

组别	例数	年龄/岁
肾气亏虚组	30	73.60±3.73
阴虚阳亢组	30	72.83±3.63
正常对照组	30	73.13±4.25

注:经 F 检验,F 值为 0.293,$P=0.747>0.05$,2 组受试者年龄构成比无统计学意义,具有可比性。

(2)肾气亏虚组与阴虚阳亢组患者的血压与病程比较:肾气亏虚组和阴虚阳亢组的收缩压和舒张压对比无统计学差异($P>0.05$),见表 6-41;肾气亏虚组与阴虚阳亢组的病程对比无统计学差异($P>0.05$),见表 6-42。

表 6-41　血压信息

组别	例数	收缩压/mmHg	舒张压/mmHg
肾气亏虚组	30	159.33±10.49	99.03±7.07
阴虚阳亢组	30	156.37±11.28	96.13±7.65

注:经检验,肾气亏虚组与阴虚阳亢组比较,收缩压 $t=1.054$,$P=0.296>0.05$,舒张压 $t=1.525$,$P=0.133>0.05$,均无统计学差异。

表 6-42　病程统计

组别	例数	病程/月
肾气亏虚组	30	123.95±34.81
阴虚阳亢组	30	111.28±32.12

注:经检验,$t=1.465$,$P=0.148>0.05$,2 组受试者病程相比无统计学意义,具有可比性。

3.研究标准

(1)高血压病诊断标准:参照《中国高血压防治指南(2018 年修订版)》,见表 6-43。

表 6-43　血压水平分类和定义

分类	收缩压/mmHg		舒张压/mmHg
正常血压	<120	和	<80
正常高值	120～139	和/或	80～89
高血压病	≥140	和/或	≥90
1 级高血压(轻度)	140～159	和/或	90～99
2 级高血压(中度)	160～179	和/或	100～109
3 级高血压(重度)	≥180	和/或	≥110
单纯收缩期高血压	≥140	和/或	<90

注:当收缩压和舒张压分别属于不同级别时,以较高的分级为准。

　　(2)老年高血压病肾气亏虚证诊断标准:参考《老年高血压病肾气亏虚证诊断规范化研究》及《中药新药临床研究指导原则》结合山东省中医院多名专家的共识,确定老年高血压病肾气亏虚证的诊断标准如下。①主证:头痛、头晕、不耐寒热、神疲懒言、肢体倦怠。②次证:头胀、健忘、耳鸣、腰膝酸软、心慌、胸闷、尿后余沥或尿失禁。③舌脉:舌淡苔白、脉沉迟。④辨证标准:符合高血压西医诊断标准,并具备以上主症 2 项,次症 3～4 项,同时参考舌脉即可确诊为肾气亏虚证。

　　参照《中医诊断疗效标准》《中药新药临床研究指导原则》和《老年高血压病肾气亏虚证诊断量表》,结合多名中医专家的意见而拟定的单项症状评分标准如下。①头晕:0 分——无;2 分——头晕眼花,时作时止;4 分——视物旋转,不能行走;6分——眩晕欲扑,不能站立。②头胀:0分——无;1分——轻微头胀,时作时止;2分——头胀可忍,持续不止;3分——头胀难忍。③头痛:0分——无;2分——轻微头痛,时作时止;4分——头痛可忍,持续不止;6分——头痛难忍,上冲额顶。④神疲懒言:0分——无;2分——精神不振,不喜多言,不问不答;4分——精神疲乏,思睡,懒于言语,多问少答;6分——精神极度疲乏,偶语。⑤肢体倦怠:0分——无;2分——稍倦,不耐劳力,可坚持轻体力劳动;4分——倦怠较甚,勉强支持日常活动;6分——四肢无力,不能坚持日常活动。⑥耳鸣:0分——无;1分——耳鸣间歇发作,或仅在夜间或安静环境下出现,且程度轻,不伴有听力障碍;2分——耳鸣持续发作,程度较重,在嘈杂环境中仍有耳鸣或伴有轻度听力障碍;3分——耳鸣程度重,常影响工作和睡眠,或伴中度以上听力障碍。⑦心慌:0分——无;1分——偶见轻微心慌;2分——心慌阵作,一周数次;3分——心悸怔忡,一日数次。⑧胸闷:0分——无;1分——轻微胸闷;2分——胸闷明显,时见太息;3分——胸闷如窒。⑨健忘:0分——无;1分——一周内事情难以回忆;2分——前一日事情难以回忆;3分——当日事情难以回忆。⑩腰膝酸软:0分——无;1分——可坚持,不影响日常活动;2分——活动不便;3分——影响日常活动一月以上。⑪不耐寒热:0分——无;2分——有。⑫尿后余沥或失禁:0分——无;1分——偶尔发生;2分——经常发生,一周数次;3分——频繁发生,一日数次。⑬舌象:3分——舌淡苔白,其他不记分。⑭脉象:3分——脉沉迟,其他不记分。

(3)老年高血压病阴虚阳亢证诊断标准:参考《中药新药治疗高血压病的临床研究指导原则》的内容,确定老年高血压病阴虚阳亢证的中医诊断标准:符合高血压病的西医诊断标准的前提下,具备2项主症,3~4项次症,并参考舌脉即可诊断为阴虚阳亢证(主症:眩晕、头痛、五心烦热、腰酸、膝软。次症:健忘、心悸、失眠、耳鸣、舌红少苔、脉弦细而数)。

(4)纳入标准:①受试者男女不限,65岁≤年龄≤80岁,均为自愿参加并签署知情同意书。②肾气亏虚组和阴虚阳亢组病例均需符合1级高血压或2级高血压的临床诊断标准,且满足老年高血压病肾气亏虚证或阴虚阳亢证诊断标准,病程超过3个月,且经过2周"洗脱"期后仍符合上述条件。③选择理化检查均正常且收缩压<18.7 kPa(140 mmHg),舒张压<12.0 kPa(90 mmHg)的健康老年志愿者30例作为正常对照。

(5)排除标准:①年龄<65岁或年龄>80岁。②精神病患者。③患有中、重度糖尿病、冠心病、心力衰竭、动脉夹层、动脉闭塞性疾病、呼吸系统疾病、脑血管疾病、免疫系统疾病及恶性肿瘤等严重疾病者。④3级原发性高血压、继发性高血压。⑤不能停用其他降压药物者。⑥严重肝、肾功能不全者。⑦合并肝炎、结核、艾滋病等传染性疾病者。⑧半年内有心肌梗死或明显脑卒中史。⑨近3个月内参与过其他临床研究者。⑩过敏体质或对多种药物过敏者。以上各项具有一项即可排除。

(6)剔除标准：①受试者依从性差，未能按研究要求服用中药或未能连续服药者。②因个人原因自动退出试验者。③入组后发生严重不良反应者。

(7)脱落标准：①要求撤回知情同意书者。②未按规定回访者。

(二)研究方法

1.仪器与试剂

L-3000 HPLC、EASY-nLCTM1200 纳升级 UHPLC、Q ExactiveTM HF-X 质谱仪、恒温混匀器、低温离心机、冷冻干燥机、C18除盐柱、电泳仪、电泳槽、电子天平、涡旋混合器、RT-6100 酶标仪、制冰机、3k超滤管、组织研磨仪、超声波细胞破碎仪、Bradford 蛋白定量试剂盒、TMT Ⓡ Mass Tagging Kits and Reagents、考马斯亮蓝 R-250、二硫苏糖醇、碘乙酸、质谱级胰酶、LC-MS级超纯水、LC-MS级乙腈、LC-MS级甲酸、丙酮、氨水、水饱和酚、Proteominer 蛋白质浓缩试剂盒、人髓过氧化物酶 ELISA 试剂盒、类风湿因子 ELISA 试剂盒、人中期因子 ELISA 试剂盒、免疫球蛋白 G1ELISA 试剂盒。

2.试验步骤

(1)血浆样本采集及处理：清晨空腹采集肾气亏虚组(治疗前)、阴虚阳亢组、正常对照组和补肾方药组(治疗后)的静脉血 4 mL 至 EDTA 抗凝管中(依次标记为 SQKX 组、YXYK 组、ZCDZ 组、BSFY 组)，颠倒混匀，离心15分钟(4 ℃、3 000 rpm)，取上清液；将血浆 0.2 mL/管分装至8个1.5 mL离心管中。用封口膜密封好，−80 ℃冻存。

(2)血浆样本分组：为避免个体差异带来的误差，我们在 SQKX、YXYK、ZCDZ 组中分别随机选取15份样品进行组内混合，最终得到6份血浆样品(治疗前：SQKX1、SQKX2、YXYK1、YXYK2、ZCDZ1、ZCDZ2)，BSFY 组随机选取10份样品进行组内混合，最终得到3份血浆样品(治疗后：BSFY1、BSFY2、BSFY3)，−80 ℃冻存。

(3)总蛋白提取：每亚组样本取 200 μL 去除高丰度蛋白(Proteominer 蛋白质浓缩试剂盒)，加入蛋白裂解液，冰水浴超声5分钟，离心取上清液，加入二硫苏糖醇 red 反应1小时(56 ℃条件下)，加入吲哚乙酸，避光反应。加入4倍体积的丙酮沉淀(-20 ℃)2 小时,离心,收集沉淀。之后加入预冷丙酮(1 mL,-20 ℃)重悬并清洗沉淀,离心收集沉淀,风干,加入蛋白溶解液溶解沉淀。

(4)蛋白质检:使用 Bradford 蛋白质定量试剂盒,配制标准蛋白溶液,取标准蛋白溶液(不同浓度梯度)及待测样品溶液(不同稀释倍数)加入 96 孔板中,每个浓度梯度重复 3 次,补足 20 μL 体积。加入 G250 染色液 5 分钟后测定吸亮度,计算待测样品的蛋白浓度。

(5)电泳:取蛋白待测样品(30 μg)进行 12%SDS-PAGE 凝胶电泳,其中浓缩胶电泳和分离胶电泳条件分别为 80 V、20 分钟和 150 V、60 分钟。电泳结束后进行考马斯亮蓝 R-250 染色,脱色直到条带清晰。

(6)肽段标记:在蛋白样品(100 μg)中加入蛋白溶解液直到体积达到 100 μL,加入 TEAB 缓冲液、胰酶混匀,酶切过夜,加甲酸,离心,取上清液缓慢通过 C18 除盐柱,之后使用 1 mL 清洗液清洗 3 次、洗脱液洗脱 2 次,洗脱样合并后冻干。加入 TEAB 缓冲液复溶,并加入乙腈溶解的 TMT 标记试剂,室温下反应 1 小时(颠倒混匀);之后加入氨水终止反应,取等体积标记后的样品混合,除盐后冻干。本次样品的标记信息如下。①第一次上机(RUN1):127C-ZCDZ2,127N-ZCDZ1,128C-NA,128N-YXYK1,128C-NA,129N-YXYK2,130C-NA,130N-SQKX1,131-SQKX2。②第二次上机(RUN2):127C-BSFY2,127N-BSFY1,128C-BSFY3。

(7)馏分分离:配制流动相 A 液(2%乙腈、98%水,氨水调至 pH=10)和 B 液(98%乙腈、2%水,氨水调至 pH=10)。使用 A 液溶解标记后的混合样品粉末,离心并取 1 mL 体积上清液进样。使用 L-3000HPLC 系统,柱温设为 50 ℃,具体洗脱梯度如表 6-44 所示。每分钟收集 1 管,合并为 15 个馏分,冻干后各加入 0.1%甲酸溶解。

表 6-44 多肽馏分分离液相色谱洗脱梯度表

时间/min	流速/(mL·min^{-1})	流动相 A/%	流动相 B/%
0	1	97	3
5	1	97	3
5.1	1	92	8
17	1	82	18
28	1	68	32
35	1	55	45
38	1	20	80

续表

时间/min	流速/(mL·min⁻¹)	流动相 A/%	流动相 B/%
43	1	20	80
43.1	1	95	5
50	1	95	5

(8)液质检测:配制流动相 A 液(100%水、0.1%甲酸)和 B 液(80%乙腈、0.1%甲酸)。取得各样品馏分上清液 2 μg 进样,液质检测。使用 EASY-nLCTM1200 纳升级 UHPLC 系统,液相色谱洗脱条件如表 6-45 所示。使用 EASY-SprayTM 离子源、QExactiveTMHF-X 质谱仪,在 2.3 kV 离子喷雾电压、离子传输管温度为 320 ℃的条件下,应用数据依赖型采集模式检测,得到质谱检测原始数据。

表 6-45　液相色谱洗脱梯度表

时间/min	流速/(mL·min⁻¹)	流动相 A/%	流动相 B/%
0	600	95	5
2	600	90	10
107	600	60	40
112	600	50	50
115	600	10	90
120	600	0	100

(9)蛋白鉴定和功能分析。①Proteome Discoverer 2.2 检索:质谱下机数据为存放质谱数据完整的扫描信息,格式是 * raw,下机后的 raw 文件直接导入到 Proteome Discoverer 2.2 软件进行数据库检索。②蛋白质 TMT 定量信息统计:蛋白在 2 组间的差异倍数达到 1.2 倍以上或 0.83 以下(>1.2 或 <0.83),且经统计学检验其 P-value<0.05 时,视为组间差异蛋白,即为本课题中需要重点观察的蛋白。③重复性分析:为了避免因个体差异造成的误差,将正常对照组、阴虚阳亢组、肾气亏虚组进行组内混样,最终每一组分为 2 个亚组,将补肾方药组进行组内混样,最终分为 3 个亚组,从而确保本次试验的可信度和稳定性。④生物信息学分析。a.Uniprot 生物功能查询:本次研究的所有鉴定蛋白均来自 Uniprot 数据库,其可查询蛋白质详细的生物功能介绍。b.Gene Ontology(GO)分析:主要查询蛋白分子的细胞组分、分子功能和生物过程三部分。c.KEGG 数据库:检索蛋白在人体内的代谢通路和信号传导途径。d.COG 注释:COG 即蛋白相邻类的聚簇,每一簇 COG 由直系同源序列构成,通过比对可以将某个蛋白

序列注释到某一个 COG 中,从而可以推测该序列的功能。e.GO 富集分析和 KEGG 富集分析:通过分析在差异蛋白质中显著富集的 GO 功能条目,可以确定差异蛋白行使的主要生物学功能;通过分析在差异蛋白中显著性富集的 KEGG 通路,可以发现差异蛋白参与的最主要生化代谢途径和信号转导途径。f.String 蛋白互作分析:构建差异蛋白的直接相互作用网络图,将所得 String 网络图导入 Cytoscope 软件中进行可视化展示,得出 Cytoscope 蛋白互作网络图,图中节点的颜色越深代表该节点连接度(degree 值)越大,即与其他蛋白的相互作用越强。

血浆蛋白质组学的完整实验流程见图 6-32,通过差异蛋白的筛选、差异蛋白与老年高血压发病机制关联文献的检索以及参考生物学分析结果,最终从组间差异蛋白中筛选出影响老年高血压病肾气亏虚证形成的候选蛋白及益肾降压方作用的候选靶蛋白。

(10)酶联免疫分析:本次课题采用酶联免疫吸附测定(enzyme-linked immunosorbent assay,ELISA)进行验证,其通过酶标仪测量血清样品的 OD 值,并与标准曲线相对比,得到血清样本的各蛋白浓度值。实验步骤:试剂盒室温平衡 30 分钟以上,血清样品室温下解冻;并将洗涤液、辣根过氧化物酶工作液、生物素化抗体工作液按说明书在规定时间内配制好,分别将标准品及待测样品依次进行加样、孵育、加生物素化抗体工作液、洗涤、加辣根过氧化物酶工作液、孵育并洗涤,加底物溶液、孵育、加终止液,用酶标仪在 450 mm 波长处测 OD 值并计算各蛋白浓度值。

3.益肾降压方干预方法

(1)药物干预:肾气亏虚组服用"益肾降压方"。组成:槲寄生、女贞子、生黄芪、泽泻、淫羊藿、酸枣仁(炒)、黄精、怀牛膝。将益肾降压方制备成颗粒剂,每袋 6 g,口服,一次 1 袋,每天 2 次,1 个疗程为 12 周。为排除其他降压药物因素的干扰,在治疗期间停用其他降压的药物和措施。

(2)干预时间:①洗脱期:在试验开始前需停服降压药物或疗法 2 周,在第 3 周进行 3 次血压测量。若在洗脱期间血压达到既往血压峰值,则提前结束洗脱期,开始进行临床试验。②治疗期:洗脱期结束后,血压仍符合纳入标准的受试者进入试验,肾气亏虚组给予益肾降压方干预,干预 12 周。

4.疗效性观测

(1)血压测量:收集阴虚阳亢组、正常对照组的血压信息及肾气亏虚组受试者干预前后的血压信息。血压测量按照《老年高血压病肾气亏虚证诊断规范化研究》提供的测量方法,取血压读数较高的一侧上臂进行重复测量(间隔 1～2 分钟),取 2 次读数的平均值。如果 2 次血压测量的差值在 0.7 kPa(5 mmHg)以上应再测第 3 次,取 3 次读数的平均值。参照《中药新药治疗高血压病的临床试验指导原则》进行降压疗效评定,见表 6-46。

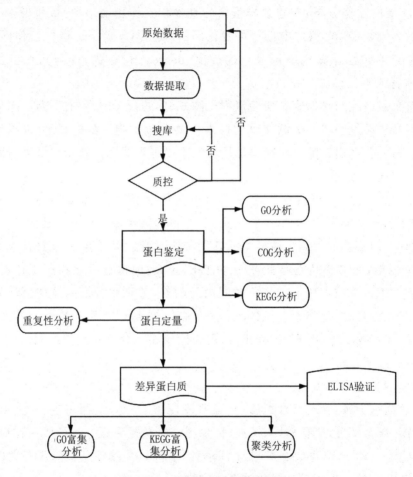

图 6-32　血浆蛋白质组学流程图

表 6-46　疗效判定标准

疗效判定	降压水平		其他条件
显效	舒张压下降＞1.3 kPa(10 mmHg)	和	血压恢复正常
	舒张压下降≥2.7 kPa(20 mmHg)	和	血压尚未正常
有效	舒张压下降＜1.3 kPa(10 mmHg)	和	血压恢复正常
	1.3 kPa(10 mmHg)≤舒张压下降≤2.5 kPa(19 mmHg)	和	血压尚未正常

续表

疗效判定	降压水平		其他条件
	收缩压下降≥4.0 kPa(30 mmHg)	和	无
无效	以上都不符合		

(2)临床症状及舌象、脉象的观察:选择老年高血压病肾气亏虚证患者的14项常见症状、体征进行观察,分别采集患者治疗前后的症状、体征信息,并根据上文中单项症状评分标准予以评定分值,最终将各症状、体征分值相加即为患者的证候总积分。最后,由2名中医心血管病专家对上述评定结果进行再次审核评定。

5.不良反应及安全性观测

(1)不良反应观测:干预前后观测受试者的呼吸、心率、体温、脉搏、心电图等一般信息,密切观察并记录可能出现的不良事件,判断是否与药物的应用具有因果关系。

(2)安全性观测:治疗前后各进行1次血常规、肝功能检查、肾功能检查,血常规检查主要包括红细胞、白细胞、血红蛋白、血小板;肝、肾功能检查主要包括血尿素氮、肌酐、谷草转氨酶、谷丙转氨酶,并分析。

6.统计学分析方法

本文所有统计分析皆采用 SPSS Statistics 22.0 软件。对计量资料,以均数±标准差做描述性统计,服从正态分布时,采用单因素方差分析进行3组数据的组间比较,采用t检验进行2组数据的组间比较;若不服从正态分布则采用秩和检验;对计数资料采用各类别例数进行描述性统计,用χ^2检验。所有检验以双侧$P<0.05$为差异有统计学意义。

(三)研究结果

1.益肾降压方的疗效评价及安全性研究结果

(1)降压疗效:用药12周后,肾气亏虚证患者的收缩压和舒张压有明显降低,较用药前差异显著($P<0.05$),见表6-47。降压显效14例(46.67%),有效15例(50%),无效1例(3.33%),总有效率96.67%。

(2)证候积分结果:服益肾降压方12周后肾气亏虚组患者的证候积分较治疗前明显下降,差异显著($P<0.05$),见表6-48。

表 6-47　益肾降压方干预前后血压变化

肾气亏虚组	收缩压	舒张压
干预前	159.33±10.49	99.03±7.07
干预后	132.70±8.28	86.67±6.05

注:经检验,干预前后舒张压相比,$t=25.86$,$P=0.000<0.01$,有显著性差异;干预前后收缩压相比,$t=25.69$,$P=0.00<0.01$,有显著性差异。

表 6-48　益肾降压方干预前后证候积分比较

肾气亏虚组	例数	证候积分
干预前	30	18.37±2.63
干预后	30	7.47±1.41

注:经 t 检验,益肾降压方干预前后证候积分比较,$t=29.51$,$P=0.000<0.01$,有显著性差异。

(3)安全性监测。①不良反应观察:干预前后定时随访受试者的心率、呼吸、心电图等一般生命体征的变化,监测可能出现的不良事件,并进行记录。肾气亏虚组经益肾降压方干预 12 周后,30 例患者均未见不良反应发生。②安全性观测:采集 30 例肾气亏虚组患者干预前后的血常规、肝功能检查、肾功能检查的指标,结果显示干预前各项指标均正常,且干预前后的上述指标相比无统计学差异($P>0.05$),可见益肾降压方在临床应用中安全可靠(表 6-49、表 6-50)。

表 6-49　肾气亏虚组患者干预前后血常规的变化情况

血常规指标	男性组(16 例)		女性组(14 例)	
	干预前	干预后	干预前	干预后
红细胞/($\times10^{12}\cdot L^{-1}$)	4.63±0.23	4.70±0.27	4.55±0.21	4.60±0.23
白细胞/($\times10^{9}\cdot L^{-1}$)	7.09±0.58	7.17±0.55	7.18±0.55	7.09±0.71
血红蛋白/($g\cdot L^{-1}$)	135.00±3.35	137.25±7.45	128.79±2.72	131.07±5.30
血小板/($\times10^{9}\cdot L^{-1}$)	206.31±35.24	214.69±37.34	212.93±24.69	209.43±23.97

注:经检验,男性组干预前后,$t=2.095,1.842,1.596,2.017$,$P$ 均>0.05,无统计学差异,女性组干预前后,$t=1.722,0.603,1.529,1.276$,$P$ 均>0.05,无统计学差异。

表 6-50　肾气亏虚组患者干预前后肝、肾功能指标的变化情况

肝、肾功能指标标	男性组(16 例)		女性组(14 例)	
	干预前	干预后	干预前	干预后
谷丙转氨酶/($U\cdot L^{-1}$)	21.69±3.65	20.25±3.51	22.57±4.48	20.79±2.91
谷草转氨酶/($U\cdot L^{-1}$)	22.94±5.37	21.44±3.97	21.86±5.14	19.86±3.90
血尿素氮/($mmol\cdot L^{-1}$)	5.28±0.96	5.22±0.86	5.40±0.85	5.36±0.88

续表

肝、肾功能指标标	男性组(16 例)		女性组(14 例)	
	干预前	干预后	干预前	干预后
肌酐/(μmol·L^{-1})	76.38±4.94	76.06±4.65	84.43±6.86	83.64±6.32

注:经 t 检验,男性组干预前后, t =2.017、1.964、1.046、1.458, P 均>0.05,无统计学差异,女性组干预前后, t =1.737、1.624、0.631、1.438, P 均>0.05,无统计学差异。

2.血浆蛋白质组学研究结果

(1)样品质量检测结果。①去除高丰度蛋白后样品胶图信息:图中可见去除高丰度蛋白后,蛋白条带大小分布均匀,条带清晰,无弥散且与 Marker 对应的位置均有对应的条带显现,去除高丰度蛋白后的剩余蛋白即为本课题重点探讨的血浆蛋白(图 6-33)。泳道和样品对应表见表 6-51。②定量结果:采用 Bradford 法对样品(去除高丰度蛋白后)进行定量检测,血浆蛋白定量结果见表 6-52。结果显示血浆样本(去除高丰度蛋白后)中的蛋白总量满足上机试验要求。

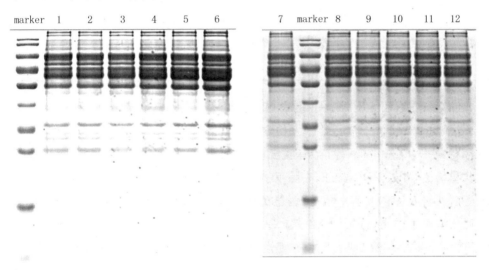

图 6-33 样品去除高丰度蛋白后胶图

表 6-51 泳道和样品对应表

泳道	提取编号	样品名称
M	Mark	
1	DBTM2019010324-1	ZCDZ
2	DBTM2019010324-2	ZCDZ
3	DBTM2019010325-1	YXYK

泳道	提取编号	样品名称
4	DBTM2019010325-2	YXYK
5	DBTM2019010326-1	SQKX
6	DBTM2019010326-2	SQKX
7	DBTM2019010327-1	BSFY
M	Mark	
8	DBTM2019010327-2	BSFY
9	DBTM2019010327-3	BSFY

表 6-52　血浆混合样品定量

分组	亚组	样品浓度/$(\mu g \cdot \mu L^{-1})$	体积/μL
ZCDZ	ZCDZ1	1.79	111.6
	ZCDZ2	1.75	111.4
YXYK	YXYK1	1.45	109.6
	YXYK2	1.15	107.0
SQKX	SQKX1	1.15	108.6
	SQKX2	0.88	102.9

　　(2)蛋白鉴定与质控。①蛋白鉴定:质谱下机的 * raw,导入到 Proteome Discoverer 2.2 软件中进行数据库检索。可信谱肽为可信度在 95% 以上的谱肽,包含至少一个 unique 肽段(特有肽段)的蛋白为可信蛋白,本研究只保留可信的谱肽和蛋白,并做 FDR 验证,去除 FDR>5% 的肽段和蛋白后,本次试验鉴定到的蛋白见表 6-53。②蛋白质控:为避免因个体差异造成的误差,进行组内混样后得到 8 组血浆样品,分别为 ZCDZ1、ZCDZ2、YXYK1、YXYK2、SQKX1、SQKX2、BSFY1、BSFY2、BSFY3。上述样品分为两批次进行上机试验(RUN1 为 ZCDZ 组、YXYK 组、SQKX 组,RUN2 为 BSFY 组)。质谱测量到的母离子的分子量和肽段实际分子量通常有一定偏差,偏差的大小是衡量鉴定结果质量的一项重要参考指标,本试验中质量偏差的峰型集中在 0 附近,说明质量偏差较小(图 6-34)。因质谱仪能检测到的肽段长短有一定范围,若鉴定结果出现肽段长度普遍过低或普遍过高,则考虑是蛋白酶选用不当。本试验中肽段长度分布较广,在 7～25 之间较为集中(图 6-35)。图 6-36 为蛋白分子量分布图,显示了不同分子量的蛋白分布个数,可知 RUN1 和 RUN2 中分子量分布在 10～20 KDa 的蛋白数量较多,鉴定的蛋白分子量分布范围较宽;将含有的肽段完全一致的蛋

白,称之为同一个 group 的蛋白,其中独有的肽段为 Unique 肽段,Unique 肽段越多,代表鉴定到的蛋白越可靠。由图 6-37 可知在 8≤Unique 肽段个数≤22 时,随着 Unique 肽段个数增多时,含有 Unique 肽段的蛋白占总蛋白的累积占比增长较为缓慢,说明鉴定到的蛋白含有 Unique 肽段较多,鉴定结果可靠;对于某一鉴定到的蛋白,若包含支持该蛋白的肽段数目越多,则该结果更高的可信度,本次 RUN1 和 RUN2 样品检测出的肽段覆盖的蛋白长度占蛋白全长的比例均集中在 0.1~0.6 之间,且 RUN1 的蛋白覆盖度略优于 RUN2(图 6-38)。

表 6-53　蛋白鉴定总览

Run name	Total Spectra	Peptide	Protein
RUN1	368 174	4 783	761
RUN2	334 267	4 273	674
ALL			897

注:Runname,上机的批次名称;Total Spectra,二级谱图总数;Peptide,鉴定到的肽段总数;Protein,鉴定到的蛋白总数。

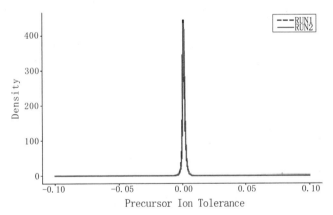

图 6-34　母离子质量容差分布

注:横坐标为质量偏差,纵坐标为母离子密度分布。

(3)蛋白定量。①蛋白的相对定量统计:本研究将显著差异蛋白的判定差异倍数设定为>1.2 或<0.83,且同时满足 P-value≤0.05 时,则认为该蛋白为显著上调或下调蛋白。在设定区间内的差异蛋白数量和差异水平分布如图 6-39 所示,老年高血压病肾气亏虚证与正常对照组组间显著差异蛋白共 49 个,阴虚阳亢组与正常对照组组间差异蛋白共 43 个,两证型组间差异蛋白共 39 个,补肾方药组和肾气亏虚组组间差异蛋白共有 69 个。同时结合组间差异蛋白火山图将所检测到的蛋白的差异显著性进行了可视化展示。②生物学重复分析结果:为

确保结果的稳定性与可信性,本次试验证型组及正常对照组设计了 2 次生物学重复,补肾方药组设计了 3 次生物学重复。变异系数(coefficient of variance, CV)是标准差与均值的比率,用来衡量变异程度,可以反映数据的离散程度,CV 值越小说明重复性越好。

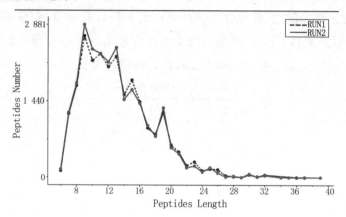

图 6-35　肽段长度范围分布图

注:横坐标代表肽段氨基酸残基数,纵坐标代表该长度肽段的个数。

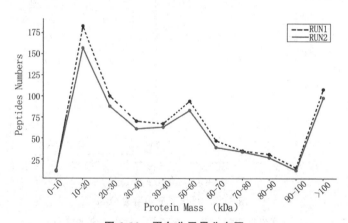

图 6-36　蛋白分子量分布图

注:横坐标代表鉴定到的蛋白质分子质量(kDa),纵坐标代表对应的蛋白数量。

(4)聚类分析:是一种有效的数据分析工具,广泛应用于基因或蛋白表达数据的分析,其分析结果以直观的颜色变化呈现,较为简洁明了,当其颜色发生由红转蓝或者由蓝转红时则为差异性表达蛋白。这里我们对差异蛋白进行聚类,其结果与蛋白定量结果相同。

(5)蛋白 GO 功能分析:通过蛋白的 GO 注释情况,可以看出这些蛋白广泛存在于细胞器、细胞膜、细胞核内,或为分泌颗粒存在于细胞外,并通过氧化还原酶活性、清道夫受体活性、生长因子活性、连接作用和酶的调节等分子功能,参与到蛋白质水解、运输、脂质转运、信号转导、炎症反应等生物过程中,说明了血浆蛋白功能的复杂性。同时结合 KEGG 数据库检索可发现该蛋白所涉及的相关疾病、作用通路及通路上的相关蛋白,注释结果显示差异蛋白涉及多条代谢通路,多与内分泌及代谢疾病、心血管疾病等相关。综上可知,老年高血压病的形成和发展是通过多种分子功能参与到多重生物学进程中引发的,而相应治疗药物的作用也应同样具有多靶点、多通路的特色。

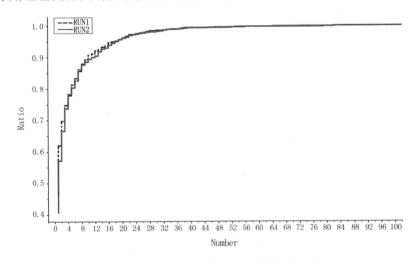

图 6-37　鉴定蛋白中的 unique 肽段数分布图

注:横坐标是含有 Unique 肽段的个数,纵坐标代表含有 Unique 肽段的蛋白占总蛋白的累积占比。

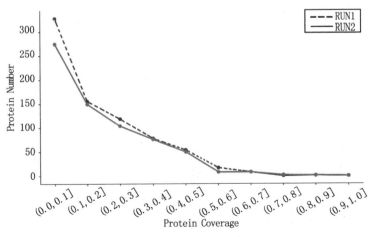

图 6-38　蛋白覆盖度分布图

注:横坐标为蛋白覆盖度的区间,纵坐标为蛋白数目。

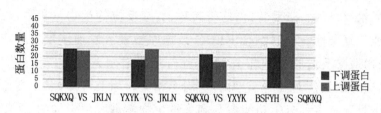

图 6-39　组间差异蛋白的数量

注:横坐标为组别,纵坐标为蛋白数目。

(6)蛋白 COG 功能分析:通过此次 COG 注释分析结果可知本次所选蛋白的功能途径主要为翻译后修饰、信号传导、细胞内运输、分泌、能源生产和转换等。

(7)蛋白 GO 富集分析和 KEGG 富集分析:GO 功能显著性富集分析给出与所有鉴定到的蛋白质背景相比,差异蛋白质中显著富集的 GO 功能条目(以 P-value≤0.05 为阈值),满足此条件的 GOterm 定义为在差异蛋白质中显著富集的 GOterm。通过 GO 显著性分析可确定差异蛋白行使的主要生物学功能。

KEGG Pathway 显著性富集是以 KEGG Pathway 为单位,应用超几何检验,找出与所有鉴定到蛋白背景相比,在差异蛋白中显著性富集的 Pathway。通过 Pathway 显著性富集能确定差异蛋白参与的最主要信号转导和生化代谢途径。根据富集结果绘制 KEGG 富集气泡图,其中点的颜色代表超几何检验的 P-value值,值越小,说明检验的可靠性越大,点的大小代表相应通路中差异蛋白的数目,点越大,代表该通路内差异蛋白就越多。

(8)蛋白筛选。①肾气亏虚组、阴虚阳亢组、正常对照组组间差异蛋白的横向筛选:参考国际蛋白质组学常用的筛选方法,通过查找 200 个差异蛋白在 KEGG 数据库中所涉及的相关疾病、通路及发生相互作用的蛋白及检索 Pubmed 数据库中的文献,初步筛选出 19 个蛋白作为老年高血压病肾气亏虚证的证候关键蛋白。最终通过 GO、KEGG、COG 等功能数据库的注释及 Pubmed 数据库的文献检索,结合 String 网络图和 Cytoscope 蛋白互作网络图,从有识别意义的 19 个候选蛋白筛选出免疫球蛋白重链可变区 4-4、免疫球蛋白重链可变区、类风湿因子-ET6、免疫球蛋白 G1Fab 重链可变区、人中期因子作为老年高血压病肾气亏虚证可能的特征性蛋白。②肾气亏虚组益肾降压方干预前后差异蛋白的筛选:通过查找 140 个差异蛋白在 KEGG 数据库中所涉及的相关疾病、通路及与其发生相互作用的蛋白,检索 Pubmed 数据库中的文献,初步筛选出16个蛋白作为益肾降压方作用的靶蛋白。最终,通过 GO、KEGG、COG 等功能数据库的注释及 Pubmed 数据库的文献检索,结合 String 网络图和 Cytoscape 蛋白互作网络图,从有识别意义的 16 个候选靶蛋白中进一步筛选出免疫球蛋白重链可变区 4-4、类风湿因子-ET6、免疫球蛋白 G1Fab 重链可变区、髓过氧化物酶作为益肾降压方作用可能的靶蛋白。

(9)ELISA 验证:为进一步对肾气亏虚证特征性差异蛋白类风湿因子-ET6、免疫球蛋白 G1Fab 重链可变区、人中期因子进行验证,采用 ELISA 检测老年高血压病肾气亏虚组(30 例)、阴虚阳亢组(30 例)及正常对照组(30 例)人群中的上述蛋白在血浆中的含量,并进行统计分析。测定结果如表 6-54 所示。3 组人群组间比较,肾气亏虚组、阴虚阳亢组和正常对照组相比,免疫球蛋白 G1 的水平依次下降,有显著性差异($P < 0.01$);蛋白类风湿因子-ET6 和人中期因子的含量水平两证型组相比,P 均 < 0.01,有显著性差异,肾气亏虚组与正常对照组比较,P 均 < 0.01,有显著性差异,两蛋白在阴虚阳亢组与正常对照组中含量基本相同($P = 0.354$、$P = 0.670$),P 均 > 0.05 无统计学差异;以上差异蛋白采用 ELISA 验证得到的结果与蛋白质组学定量的结果一致。

表 6-54　3 组人群血清差异蛋白含量

差异蛋白	肾气亏虚组 (30 例)	阴虚阳亢组 (30 例)	正常对照组 (30 例)	F	P
免疫球蛋白 G1/(mg・mL^{-1})	3.79 ± 0.23	2.53 ± 0.26	1.46 ± 0.34	175.62	0.000
类风湿因子-ET6/(ng・mL^{-1})	$4.07 \pm 0.18^{\triangle\triangle **}$	$3.32 \pm 0.18^{\blacktriangle\blacktriangle}$	3.23 ± 0.21	53.53	0.000
人中期因子/(pg・mL^{-1})	$187.01 \pm 21.67^{\triangle\triangle **}$	$259.91 \pm 28.08^{\blacktriangle\blacktriangle}$	264.47 ± 29.79	37.95	0.000

注:免疫球蛋白 G1 3 组组间比较,P 均 < 0.01,有显著性差异;蛋白类风湿因子-ET6 和人中期因子的含量水平两证型组相比,$\triangle\triangle P$ 均 < 0.01,有显著性差异,SQKX 与 ZCDZ 比较,$** P$ 均 < 0.01,有显著性差异,YXYK 与 ZCDZ 相比,前者 $\blacktriangle\blacktriangle P = 0.354$,后者 $\blacktriangle\blacktriangle P = 0.670$,$P$ 均 > 0.05,均无统计学差异。

采用同样的方法检测老年高血压病肾气亏虚组患者 30 例经益肾降压方干预前后类风湿因子-ET6、免疫球蛋白 G1Fab 重链可变区、髓过氧化物酶的血浆含量,并进行统计学分析,检测结果如表 6-55 所示:益肾降压方干预前后相比,血清蛋白髓过氧化物酶、类风湿因子-ET6、免疫球蛋白 G1 的血浆水平下降,均有显著性差异($P < 0.01$),以上差异蛋白采用 ELISA 验证得到的结果与蛋白质

组学定量的结果一致。

表 6-55　老年高血压病肾气亏虚证患者干预前后血清差异蛋白的含量

差异蛋白	肾气亏虚组	补肾方药后组	t	P
免疫球蛋白 G1/(mg·mL^{-1})	3.84±0.23	1.91±0.36**	10.34	0.000
类风湿因子-ET6/(ng·mL^{-1})	4.06±0.19	2.78±0.26**	12.32	0.000
髓过氧化物酶/(ng·mL^{-1})	97.95±10.13	75.36±6.58**	7.10	0.000

注:经 t 检验,肾气亏虚组经益肾降压方干预后上述 3 种蛋白血浆含量均下降,** P 均<0.01,有显著性差异。

(四)研究结论

1.益肾降压方的临床疗效及安全性分析

本次研究表明,益肾降压方能够明显降低老年高血压病肾气亏虚证患者的血压水平,并可有效改善患者的临床症状,提高生活质量,干预过程中未见不良反应,疗效安全可靠,可广泛应用于临床。

(1)降压及中医证候积分疗效结果分析:对老年高血压病患者来说合理、有效的降压方案除平稳、安全地降低血压外,还应该具有简单易操作、依从性好、个体化、针对性强的特征。本次研究对老年高血压病肾气亏虚证患者的诊室血压进行测量,结果显示,益肾降压方的降压总有效率达 96.7%,干预后该病证患者的收缩压和舒张压平稳降低,具有统计意义(P<0.05),以上说明益肾降压方对肾气亏虚型老年高血压病患者的血压控制效果较好。

老年高血压病肾气亏虚证患者的中医证候积分干预后较干预前明显降低,有统计学意义(P<0.05),说明该中药在改善患者头晕、腰酸、神疲乏力、气短等临床症状方面疗效显著。在临床治疗中,症状的改善可以调畅患者情志,改善因病痛出现的焦虑状态,对提高用药的依从性、降低对治疗过程的排斥心理及提高患者的生活质量有重要的现实意义。

(2)安全性分析:老年高血压病肾气亏虚组患者在益肾降压方干预期间无不良事件发生,无脱落病例。治疗前后 2 组患者的血常规、肝功能、肾功能等指标无异常变化,与治疗前相比无统计学意义(P>0.05),表明该中药临床应用安全,可进行推广应用。

益肾降压方是本课题组针对老年高血压病肾气亏虚证专门创立的方药,该中药从肾气亏虚、阴阳失调、气血失和的角度出发,紧扣肾气亏虚致眩的病机,以平补肾气、燮理阴阳、调和气血为基本治则,组方较为科学合理,君臣佐使配伍严谨有度,既能安全、有效、平稳地降低血压,又能明显改善临床症状,经本课题检验,益肾降压方对治疗该病证有很好的临床应用价值。

2.老年高血压病肾气亏虚证特征性蛋白及益肾降压方靶蛋白的筛选结果

本研究以老年高血压病阴虚阳亢证患者、健康老年人(正常对照组)及老年高血压病肾气亏虚证患者药物干预前后的血浆为主要研究对象,采用 TMT-UHPLC-Q-Exactive 技术对差异蛋白质进行鉴定。对证型组及健康组进行横向对比发现在 752 个蛋白中,组间差异蛋白共 200 个,其中表达上调蛋白有 66 个,表达下调蛋白有 134 个;通过 GO、KEGG、COG 等功能数据库的注释及 Pubmed 数据库的文献检索,结合 String 网络图和 Cytoscope 蛋白互作网络图,从有识别意义的 19 个候选蛋白筛选出免疫球蛋白重链可变区 4-4、免疫球蛋白重链可变区、类风湿因子-ET6、免疫球蛋白 G1Fab 重链可变区、人中期因子作为老年高血压病肾气亏虚证可能的特征性蛋白;继而选取了类风湿因子-ET6、免疫球蛋白 G1Fab 重链可变区、人中期因子作为目的蛋白进行了 ELISA 验证,ELISA 验证结果与蛋白质组学相对定量的结果一致。

对老年高血压病肾气亏虚证患者用益肾降压方干预前后进行纵向对比,结果发现在 520 个蛋白中,治疗前后的差异蛋白共 140 个,其中表达上调蛋白有 110 个,表达下调蛋白有 30 个;通过 GO、KEGG、COG 等功能数据库的注释及 Pubmed 数据库的文献检索,结合 String 网络图和 Cytoscope 蛋白互作网络图,从有识别意义的 16 个候选靶蛋白中进一步筛选出免疫球蛋白重链可变区 4-4、类风湿因子-ET6、免疫球蛋白 G1Fab 重链可变区、髓过氧化物酶作为益肾降压方可能的靶蛋白;继而选取了类风湿因子-ET6、免疫球蛋白 G1Fab 重链可变区、髓过氧化物酶作为目的蛋白进行了 ELISA 验证,ELISA 验证结果与蛋白质组学相对定量结果一致。将老年高血压病肾气亏虚证的特征性蛋白与益肾降压方的靶蛋白相重合,得到如下 3 种蛋白:免疫球蛋白重链可变区 4-4、类风湿因子-ET6、免疫球蛋白 G1Fab 重链可变区。

综上所述,我们发现血浆蛋白免疫球蛋白重链可变区 4-4、免疫球蛋白重链可变区、类风湿因子-ET6、免疫球蛋白 G1Fab 重链可变区、人中期因子为老年高血压病肾气亏虚证可能的血浆特征性蛋白标志物,可能通过影响免疫系统、激活补体等途径影响高血压的发生。发现血浆蛋白免疫球蛋白重链可变区 4-4、类风湿因子-ET6、免疫球蛋白 G1Fab 重链可变区、髓过氧化物酶为益肾降压方可能的作用靶点;益肾降压方可能通过调节免疫系统、干预炎症/氧化应激反应等机制发挥降低血压的作用。

三、老年高血压病肾气亏虚证证效关联的代谢组学研究

郭伟星教授团队进一步研究老年高血压病肾气亏虚证的代谢组学特征，探寻该病证的特征性生物标记物及代谢模式，构建特征性的代谢网络，寻找该病证的标志性的代谢靶标，综合分析该病证的代谢特征和变化趋势，从更深层次理解中医证候的网络代谢本质。应用益肾降压方对老年高血压病肾气亏虚证患者进行有效干预，观察干预前后功能模块和生物节点的变化，检验干预前后代谢网络信息流的变化及回归趋势，探明益肾降压方在代谢网络层面上的多点干预靶标和治疗机制。在以上研究基础上，经模式识别技术，采用多种统计分析手段，建立益肾降压方干预老年高血压病肾气亏虚证的"证效关联"数学模型，构建符合中医证候自身特点（系统性和动态性）和具有普适性的"证效关联"体系，从而为探索体现中医证候整体特征和方剂药效评价的研究方法提供新思路。

（一）资料与标准

1.病例来源与分组方法

从 2017 年 6 月 1 日至 2018 年 6 月 1 日，项目组成员按照老年高血压病肾气亏虚证、阴虚阳亢证的病例纳入和排除标准及健康老年人的研究标准，共搜集到老年高血压病肾气亏虚证患者 60 例（男、女各 30 例）纳入肾气亏虚组（SQKX），采用随机数字表的完全随机设计方法随机分为 2 组，即补肾方药组（BSFY）和氨氯地平组（ALDP），每组 30 例；老年高血压病阴虚阳亢证患者 60 例（男、女各 30 例）纳入阴虚阳亢组（YXYK），健康老年人共收集到 60 人（男、女各 30 人）纳入正常对照组（ZCDZ）。

老年肾气亏虚证、阴虚阳亢证患者全部通过山东中医药大学第一附属医院、山东中医药大学第二附属医院、山东中医药大学中鲁医院（现山东新中鲁中医医院）及山东省立医院由门诊及住院患者中仔细筛选后分别纳入。健康老年人是项目组成员专门赶赴山东省济南市历下区所辖社区，通过组织健康咨询及义诊活动而召集。课题横向设置了老年高血压病肾气亏虚证组、老年高血压病阴虚阳亢组及正常对照组 3 组作为研究对象分别进行研究；纵向方面主要对老年高血压病肾气亏虚证组患者进行益肾降压颗粒和左旋氨氯地平片干预前后的对比研究（本研究已经通过山东中医药大学附属医院伦理委员会审批）。

2.一般资料

对 3 组老年人的年龄构成、平均年龄、体重、身高、体重指数、工作性质构成，

以及肾气亏虚证与阴虚阳亢证患者的病程、合并其他疾病的情况、入选时的血压分级及水平进行统计学分析，比较情况见表6-56至表6-64。

表6-56 3组人群年龄构成比较

组别	例数	年龄分布			最小年龄	最大年龄	平均年龄
		65～69	70～75	75～80			
正常对照组	60	14	21	25	65	80	72.93±4.15
阴虚阳亢组	60	13	23	24	65	80	73.33±4.25
肾气亏虚组	60	9	21	30	65	80	74.12±4.12

注：3组人群年龄分布比较，经 χ^2 检验，$\chi^2=2.075$，$P=0.722>0.05$，无统计学差异；3组平均年龄比较，经方差分析 $F=1.248$，$P=0.290>0.05$，组间差异无统计学意义。

表6-57 3组人群性别构成比较(例，%)

组别	例数	男性	女性
正常对照组	60	33(55)	27(45)
阴虚阳亢组	60	35(58.33)	25(41.67)
肾气亏虚组	60	32(53.33)	28(46.67)

注：3组人群性别构成比较，经 χ^2 检验，$\chi^2=0.315$，$P=0.854>0.05$，无统计学差异。

表6-58 3组人群体重、身高及体重指数比较

组别	例数	体重/kg	身高/m	体重指数/$(kg \cdot m^{-2})$
正常对照组	60	73.42±6.83	1.68±0.11	26.11±2.93
阴虚阳亢组	60	73.95±6.57	1.67±0.12	26.54±3.03
肾气亏虚组	60	72.82±6.56	1.69±0.11	25.82±3.49

注：3组人群体重、身高及体重指数比较，经方差分析，F 值分别为 0.429、0.165、0.794，P 值分别为 0.652、0.848、0.453，因 P 值皆 >0.05，故无统计学差异。

表6-59 3组人群工作性质构成比较(例，%)

组别	例数	体力劳动者	脑力劳动者
正常对照组	60	21(35)	39(65)
阴虚阳亢组	60	20(33.33)	40(66.67)
肾气亏虚组	60	19(31.67)	41(68.33)

注：3组人群工作性质构成比较，经 χ^2 检验，$\chi^2=0.150$，$P=0.928>0.05$，无统计学差异。

表6-60 阴虚阳亢组与肾气亏虚组患者病程比较

组别	例数	<60个月	60～120个月	>120个月	平均病程/月
阴虚阳亢组	60	16	14	30	112.73±62.33

续表

组别	例数	<60个月	60~120个月	>120个月	平均病程/月
肾气亏虚组	60	13	9	38	128.07±65.47

注:2组患者病程构成比较,经χ^2检验,$\chi^2=2.338$,$P=0.311>0.05$,无统计学差异;2组平均病程比较,经t检验,$t=-1.294$,$P=0.198>0.05$,组间差异无统计学意义。

表6-61　阴虚阳亢组与肾气亏虚组患者合并其他疾病情况比较(例,%)

组别	例数	冠心病	高脂血症
阴虚阳亢组	60	21(35)	21(35)
肾气亏虚组	60	23(38.33)	18(30)

注:2组患者合并其他疾病情况比较,经χ^2检验,$\chi^2=0.349$,$P=0.840>0.05$,无统计学差异。

表6-62　阴虚阳亢组与肾气亏虚组患者治疗史情况比较(例,%)

组别	例数	有	无
阴虚阳亢组	60	37(61.67)	23(38.33)
肾气亏虚组	60	31(51.67)	29(48.33)

注:2组患者治疗史情况比较,经χ^2检验,$\chi^2=1.222$,$P=0.269>0.05$,无统计学差异。

表6-63　阴虚阳亢组与肾气亏虚组患者(治疗前)血压分级比较(例,%)

组别	例数	1级	2级
阴虚阳亢组	60	21(35)	39(65)
肾气亏虚组	60	23(38.33)	37(61.67)

注:2组患者治疗史情况比较,经χ^2检验,$\chi^2=0.144$,$P=0.705>0.05$,无统计学差异。

表6-64　阴虚阳亢组与肾气亏虚组患者(干预前)血压水平比较

组别	例数	收缩压/mmHg	舒张压/mmHg
阴虚阳亢组	60	157.30±12.86	96.03±8.35
肾气亏虚组	60	156.35±11.69	97.21±8.31

注:2组患者收缩压、舒张压水平比较,经t检验,t值分别为0.586、-0.776,P值为0.559、0.439,皆>0.05,无统计学差异。

　　从以上资料分析可知,3组人群的年龄构成、平均年龄、体重、身高、体重指数、工作性质构成及肾气亏虚证与阴虚阳亢证患者的病程、合并其他疾病的情况、入选时的血压分级、水平等方面皆无统计学差异($P>0.05$),具有可比性。

　　3.老年高血压病肾气亏虚证研究标准

　　(1)高血压病西医诊断标准。①高血压病诊断标准:参照2014年中国国家心血管病中心和高血压联盟制定的《中国高血压基层管理指南》。在未用抗高血压药的情况下,非同日 3 次测量,收缩压≥18.7 kPa(140 mmHg)和/或舒张压≥12.0 kPa(90 mmHg),并除外继发性高血压,即可确诊。目前正在服用抗高血压药,血压虽低于 18.7/12.0 kPa(140/90 mmHg),也应诊断为高血压病。②高血压病临床分级标准:参照 2014 年中国国家心血管病中心和高血压联盟制定的《中国高血压基层管理指南》。③老年高血压病的诊断标准:参照 2010 年中国高血压防治指南修订委员会制定的《中国高血压防治指南》规定。老年人高血压是指年龄≥65 岁,血压持续升高或 3 次非同日坐位收缩压≥18.7 kPa(140 mmHg)和/或舒张压≥12.0 kPa(90 mmHg),可定义为老年高血压。若收缩压≥18.7 kPa(140 mmHg),舒张压<12.0 kPa(90 mmHg),则定义为老年单纯收缩期高血压。

(2)中医辨证标准:根据课题组前期已经建立的老年高血压病肾气亏虚证的证候诊断标准体系,即《老年高血压病肾气亏虚证诊断量表》及 2002 年国家药品监督管理局编写的《中药新药临床研究指导原则》,结合山东省中医院、山东省立医院、山东省中医药研究院多名专家的共识,制定了老年高血压病肾气亏虚证的量化诊断标准。①证候诊断模型:$Y = 7$ 头晕＋8 腰酸＋8 膝软＋4 健忘＋4 听力减退＋3 发脱＋4 齿摇＋7 夜尿频多＋5 尿有余沥＋8 神疲＋9 乏力＋7 气短＋2 嗜卧＋7 诸症遇劳加重＋3 舌质淡白＋5 脉沉＋5 脉细＋5 脉弱。②充分条件:具备肾虚指标(头晕、腰酸、膝软、健忘、听力减退、发脱、齿摇、夜尿频多、尿有余沥)和气虚指标(神疲、乏力、气短、嗜卧、诸症遇劳加重)至少各 1 项。③必要条件:各指标积分和≥220。

(3)中医单项症状评分标准:参照《中医诊断疗效标准》《中药新药治疗高血压病的临床研究治疗原则》和《老年高血压病肾气亏虚证诊断量表》,结合多名中医专家的意见而拟定。① 头晕:1 分——根本没有。2 分——有,较轻。3 分——有,一般。4 分——比较严重。5 分——很严重。②腰酸:1 分——根本没有。2 分——有,较轻。3 分——有,一般。4 分——比较严重。5 分——很严重。③ 膝软:1 分——根本没有。2 分——有,较轻。3 分——有,一般。4 分——比较严重。5 分——很严重。④健忘:1 分——根本没有。2 分——有,较轻。3 分——有,一般。4 分——比较严重。5 分——很严重。⑤听力减退:1 分——根本没有。2 分——有,较轻。3 分——有,一般。4 分——比较严重。5 分——很严重。⑥发脱:1 分——根本没有。2 分——有,较轻。3 分——有,一般。4 分——比较严重。5 分——很严重。⑦ 齿摇:1 分——根本没有。2 分——有,较轻。3 分——有,一般。4 分——比较严重。5 分——很严重。

⑧夜尿频多：1 分——根本没有。2 分——有，较轻。3 分——有，一般。4 分——比较严重。5 分——很严重。⑨尿有余沥：1 分——根本没有。2 分——有，较轻。3 分——有，一般。4 分——比较严重。5 分——很严重。⑩神疲：1 分——根本没有。2 分——有，较轻。3 分——有，一般。4 分——比较严重。5 分——很严重。⑪乏力：1 分——根本没有。2 分——有，较轻。3 分——有，一般。4 分——比较严重。5 分——很严重。⑫气短：1 分——根本没有。2 分——有，较轻。3 分——有，一般。4 分——比较严重。5 分——很严重。⑬嗜卧：1 分——根本没有。2 分——有，较轻。3 分——有，一般。4 分——比较严重。5 分——很严重。⑭诸症遇劳加重：1 分——根本没有。2 分——有，较轻。3 分——有，一般。4 分——比较严重。5 分——很严重。⑮舌质淡白：1 分——无。3 分——有。⑯脉沉：1 分——无。3 分——有。⑰脉细：1 分——无。3 分——有。⑱脉弱：1 分——无。3 分——有。

（4）纳入标准：①年龄在 65-80 岁之间；②同时符合高血压病西医诊断标准和肾气亏虚证中医证候辨证标准；③经高血压病临床风险分层确定为 1 级或 2 级原发性高血压病的患者，血压符合：收缩压 18.7～23.9 kPa（140～179 mmHg），舒张压 12.0～14.5 kPa（90～109 mmHg），既往未服用任何降压药物，未见心脑肾等并发症；已明确诊断为原发性高血压，经改善生活方式或者其他形式的非药物治疗 3 个月血压仍未达标，维持在（18.7～23.9）/（12.0～14.5）kPa〔（140～179）/（90～109）mmHg〕者；已明确诊断原发性高血压，经改善生活方式或者其他形式的非药物治疗并口服降压药物治疗 3 个月血压仍未达标，维持在（18.7～23.9）/（12.0～14.5）kPa〔（140～179）/（90～109）mmHg〕者，拒绝再加其他降压药者；符合以上 3 条中的任意 1 条；④患者明确诊断为高血压病的病程必须＞3 个月；⑤知情同意并签署知情同意书者。

（5）排除标准：①年龄在 65 岁以下或 80 岁以上；②3 级原发性高血压、各种继发性高血压患者；③近 3 个月内曾接受其他新药临床试验者；④半年内有心肌梗死或有脑卒中史者；⑤中、重度糖尿病患者；⑥既往对多种药物过敏者或者过敏体质者；⑦合并有精神病、酗酒和/或精神活性物药物滥用者和依赖者；⑧同时合并以下器官损害或疾病者：心绞痛、心力衰竭、短暂脑缺血发作、高血压性脑病、视网膜病变（伴或不伴有视盘水肿）、血肌酐浓度 0.1 mmol/L 以上肾功能衰竭、肝功能衰竭、主动脉夹层或主动脉瘤、造血系统严重疾病、动脉闭塞性疾病症状明显者。

（6）剔除标准：①误诊、误纳者；②符合排除标准；③一次药未用者；④无任何检测记录者;⑤使用某种禁用的药物或疗法,以致无法评价药效者。

(7)病例退出标准及处理。①研究者决定的退出:a.试验期间受试者病情持续加重,有可能发生危险事件,根据医师判断应该停止该病例的临床试验。为了保护受试者,受试者应退出临床试验,并接受其他治疗。该病例疗效判定为无效,列入全分析集和安全集。b.试验中,受试者发生了某些合并症、并发症或特殊生理变化,不适宜继续接受试验。c.试验中,受试者依从性差、自动中途换药或合并使用方案规定的禁用药品,影响疗效和安全性判断。d.发生不良事件或严重不良事件,根据医师判定不宜继续接受试验治疗。e.试验中,各种原因中途破盲病例。②受试者自行退出:a.受试者觉得疗效不佳;b.对某些不良反应感到难以耐受;c.无论何种原因,不愿意或不可继续进行临床试验;d.未明原因,不再接受用药及检查而失访者。③病例脱落:a.所有填写了知情同意书并筛选合格进入随机化试验的受试者,无论何时何因退出,没有完成方案所规定观察周期的受试者,均为脱落病例。它包括受试者自行退出和研究者决定受试者退出2种情况。b.发生严重不良事件或不良事件与并发症,含药物不良反应和变态反应,不宜继续接受临床试验;缺乏疗效;严重违背试验方案;失访;受试者撤回知情同意书;其他原因所致的脱落。c.当受试者脱落后,研究者应采取预约、电话等方式,尽可能与受试者联系询问理由记录最后一次用药时间完成所能完成的评估项目;因变态反应、不良事件、治疗无效而退出试验病例,研究者应根据受试者实际情况采取相应的治疗措施;研究者应填写研究/病例报告表,记录脱落的主要原因;凡是入选并已使用编号药物的患者无论是否脱落,均应记录和保留研究病例和研究病例报告表,既做留档,也是进行全分析所需。所有脱落病例均应交临床研究负责单位汇总,进行统计分析。

(8)中止试验条件:试验中止是指临床试验尚未按计划结束,中途停止全部试验。试验中止的目的主要是为了保护受试者权益,保证试验质量,避免不必要的经济损失。在如下情况下,将中止试验。①试验中发生严重安全性问题,研究者认为受试者的安全性可能受到损害时,应及时中止试验。②试验中发现药物治疗效果太差,甚至无效,不具有临床价值,应中止试验,一方面避免延误受试者的有效治疗,同时避免不必要的经济损失。③在试验中发现临床试验方案有重大失误,难以评价药物效应;或者一项设计较好的方案,在实施中发生了重要偏差,再继续下去,难以评价药物效应。④申办者要求中止。⑤药品监督管理部门要求中止。提出中止试验的理由,通知所有研究者,收集所有剩余药物,收集所有病例报告表,总结,报伦理委员会。

(9)降压疗效评定标准(2002年国家药品监督管理局《中药新药临床研究指导原则》)。①显效:a.舒张压下降1.3 kPa(10 mmHg)以上,并达到正常范围;b.舒张压虽未降至正常,但已下降2.7 kPa(20 mmHg)或以上;c.收缩压较治疗前下降4.0 kPa(30 mmHg)以上,而且达到正常范围。需具备其中一项。②有效:a.舒张压下降不及1.3 kPa(10 mmHg),但已达到正常范围;b.舒张压较治疗前下降1.3~2.5 kPa(10~19 mmHg),但未达到正常范围;c.收缩压较治疗前下降4.0 kPa(30 mmHg)以上。须具备其中一项。③无效:a.未达到以上标准者;b.用药超过7天无效者。

(10)中医疗效判断标准。①症候疗效判断标准(参照2002年国家药品监督管理局编写的《中药新药临床研究指导原则》中规定的标准):疗效指数n=[(治疗前积分−治疗后积分)/治疗前积分]×100%。a.显效:治疗后所有症状消失,或中医证候疗效指数n≥70%;b.有效:中医证候疗效指数30%≤n<70%;c.无效:中医证候疗效指数n<30%。②单项症状、体征疗效评定标准:a.显效:治疗后症状消失或改善在2级以上;b.有效:治疗后症状减轻或症状改善1级而未消失;c.无效:治疗后症状无变化或加重。

(11)安全性评定标准。①1级:安全,无任何不良反应,安全性指标检查无异常。②2级:比较安全,有轻度不良反应,不需做任何处理可继续给药,安全性指标检查无异常。③3级:有安全性问题,有中等程度的不良反应,或安全性指标检查有轻度异常,做处理后可继续给药。④4级:因严重不良反应中止试验,或安全性指标检查明显异常。

4.老年高血压病阴虚阳亢证研究标准

(1)高血压西医诊断标准:高血压病诊断标准、高血压病临床分级标准及老年高血压病诊断标准同老年高血压病肾气亏虚证研究标准。

(2)中医辨证标准:根据《中药新药治疗高血压病的临床研究指导原则》的规定并结合专家共识而拟定。①主证:眩晕、头痛、腰酸、膝软、五心烦热。②次证:心悸、失眠、耳鸣、健忘、舌红少苔、脉弦细而数。③辨证标准:符合高血压西医诊断标准,并具备以上主症2项,次症3~4项,同时参考舌脉即可确诊为阴虚阳亢证。

(3)试验病例标准:此处的纳入标准和排除标准同老年高血压病肾气亏虚证研究试验病例标准的纳入标准和排除标准。病例剔除标准有以下几点。①不符合纳入标准,资料不全(如主要项目缺如)者。②观察中自然脱落、失访者。③受试者依从性差、发生并发症,不宜继续接受试验。

(4)疗效判断标准:因课题设计时没有安排阴虚阳亢组服药,故对阴虚阳亢组不进行疗效的评价。

5.健康老年人研究标准

(1)纳入标准。①年龄在65～80岁之间的老年男性或女性(包括65岁、80岁)。②血压必须符合:收缩压<18.7 kPa(140 mmHg)及舒张压<12.0 kPa(90 mmHg)。③无严重视觉不良、语言或听力障碍、认知障碍和精神疾病史及其他妨碍测试结果的疾病。④小学及以上文化。⑤均知情同意、志愿入组。⑥血生化检查项目:肝功能、肾功能、血脂、血糖等指标皆处于正常范围内。以上各项均符合,方可入选。

(2)排除标准:①智力障碍,不能合作者。②文化水平低,对条目内容不能正确理解者。③因各种原因不能或不愿参与量表调查者。④依从性差者。⑤排除西医诊断为高血压病的老年人。⑥排除患有影响性激素水平疾病的老年人,这些疾病包括糖尿病、高脂血症、甲亢、肝硬化、卵巢肿瘤、乳腺肿瘤、多囊卵巢综合征、子宫肌瘤、进行过妇科手术的女性如子宫或卵巢切除等。⑦中医证型排除阴虚阳亢证和肾气亏虚证。中医辨证参照上面选定的老年高血压肾气亏虚证、阴虚阳亢证中医辨证标准。以上各项中具备任意一项,即可排除。

6.中止试验标准

(1)疗程未结束而出现变态反应或严重不良反应者,根据医师判断应该停止临床试验者,即刻中止该病例临床试验;但已超过2/3疗程者应统计疗效。

(2)试验期间患者病情持续恶化,有可能发生危险事件,根据医师判断应该停止临床试验者,即刻中止该病例临床试验;但已超过2/3疗程者应统计疗效。

(3)患者在临床试验过程中不愿意继续进行临床试验,向研究者提出中止试验要求者,可以中止该病例临床试验;但已超过2/3疗程者应统计疗效。

(4)研究者要认真记录试验中止的原因,与试验的关系:①自动退出(不能坚持治疗者);②患者未按时来医院复诊,应电话询问并调查事情的经过;③出现严重不良反应的患者;④试验过程中出现严重的其他并发症者;⑤症状恶化,必须采取紧急措施者;⑥其他。需注意的是,研究者应详细记录中止试验时的治疗评价。

(二)研究方法

1.主要仪器及软件

Ultimate 3000 超高效液相色谱仪、四级杆-静电场轨道阱超高分辨质谱仪、40～200 μL 微量移液器、100～1 000μL 微量移液器、高速台式离心机、Vortex-

Genie 2 涡旋振荡器、台式水银血压计、Millipore 水纯化系统、Proteo Wizard、XCMS、Metabo Analys 4.0、HMDB。

2.实验试剂

甲醇(HPLC 级)、乙腈(HPLC 级)、甲酸(色谱纯)、蒸馏水、其他试剂均为进口色谱纯。

3.实验步骤

(1)血浆样本采集及处理。①样本采集:纳入受试者在 2 周"洗脱"期结束后(即停用所有降压药物并接受严格生活方式干预)及药物干预 12 周后,使用一次性负压抗凝采血管采取受试者清晨空腹静脉血 5 mL,静置 1 小时,4 ℃下 3 500 rpm 离心 10 分钟,取上清液于 4 ℃下 10 000 rpm 离心 5 分钟,将各组所提取的血浆样本分装至 1.5 mL 的 EP 管中,完成相关安全性检测后置于冰箱 −80 ℃保存备用。②血浆样品前处理:用时室温解冻、摇匀;使用微量移液器取 100 μL,溶入 200 μL 乙腈,涡旋 2 分钟,充分混匀,置于冰箱 4 ℃冷藏 6 小时,4 ℃下 10 000 r/min 离心 15 分钟,取上清液于液相小瓶中,置于冰箱 −20 ℃,保存备用。

(2)色谱与质谱条件。①色谱条件:液相色谱为 Ultimate 3000 超高效液相色谱仪;色谱分离选择 Thermo-C18 柱(100 mm×2.1 mm,1.9 μm)色谱柱;流速为 0.30 mL/min;柱温为 45 ℃,进样器温度 15 ℃;每次进样量为 6 μL。流动相 A 为水(含 0.05% 甲酸);B 为乙腈(含 0.05% 甲酸)。采用梯度洗脱的方法,每针进样前以初始流动相平衡 5 分钟,具体洗脱条件见表 6-65。②质谱条件:质谱为四级杆-静电场轨道阱超高分辨质谱仪,分别采用正负离子模式进行检测。正、负离子模式检测条件:离子源 HESI;毛细管电压 3 500 V;毛细管温度 320 ℃;源内温度 350 ℃;鞘气 45 arb;辅助气 10 arb;质谱采集范围 80～800 m/z;分辨率为 70 000;S-Lens RF Level 为 55。潜在生物标记物离子进一步进行 MS/MS 检测,根据离子情况自动优化碰撞能量。

表 6-65　流动相洗脱条件

时间/min	A/%	B/%
0	98	2
1	80	20
6	60	40
8	2	70
17	12	88

时间/min	A/%	B/%
17.1	98	2
22	98	2

（3）数据质量评估：通过将生物质量控制（quality control，QC）样品插入到 UPLC-Q-Exactive MS/MS 谱分析检测序列中，并考察其主成分分析（principal component analysis，PCA）结果，以监测从样品前处理到样品检测过程中方法的稳定性和重复性。QC 样品为所有血浆样品的混合样品，在进行大批量血浆样品检测前，连续进行 2 次 QC 样品的检测以平衡系统，然后每间隔约 6 个待检测样品，插入 1 个 QC 样品进行检测。将所获得的包含 QC 样品的数据矩阵进行 PCA 分析，考察 QC 样品的聚类效果，以评估数据质量的可靠性以及检测结果的可重复性。

（4）数据预处理和多变量分析。①数据格式转换：质谱分析原始谱图数据为".Raw"的格式，无法匹配 XCMS 软件对其数据格式上的要求，因此在进行数据的预处理之前，需要应用 Proteo Wizard 软件将".Raw"格式的原始文件转换成能够被 XCMS 软件识别的".mzXML"格式。②质谱数据峰筛选：将".mzXML"格式的质谱数据文件导入开源数据处理软件 XCMS，设置参数为 ppm＝10，bw＝10，snthresh＝20，其余设置均保持默认值，进行峰识别、对齐、校正和保留时间校正，最终获得一个由保留时间、质荷比和峰强度组成的三维数据矩阵，用于进一步的多变量分析。③多变量分析：Metabo Analyst 4.0 具有强大的图像绘制功能和可视化操作界面，能较全面地满足代谢组学数据处理的各种需求。应用 Microsoft excel 软件将三维数据矩阵转化为".CSV"格式文件，然后导入 Metabo Analys4.0 软件进行代谢组学数据的预处理及多变量分析。选择 Metabo Analys4.0 数据分析模块提供 t 检验、方差分析、PCA 及偏最小二乘判别分析（partial least squares-discriminant analysis，PLS-DA）等方法，完成数据矩阵完整性检验、缺失值估算、数据滤过及标准化等预处理工作，在此基础上分别进行 PCA、PLS-DA、层次聚类分析等模式识别分析，检验样本分类效果。通过 PLS-DA 变量投影重要性（variable importancein projection，VIP）筛选出 VIP ＞1 的变量，得到其保留时间和质核比信息，并结合单因素方差分析，去除 $P＞0.05$ 的变量，获得最终差异变量，即潜在生物标记物。④差异性生物标记物鉴定：根据潜在代谢标志物的精确分子量在 HMDB、METLIN、KEGG 等多种数据库中的进行检索，查找候选结果，同时与相关文献结合参照，解析差异性化合物的质谱结构,并将二级质谱碎片信息在 Mass Bank、Chem Spider 等数据库中进行检索验证。⑤代谢通路分析:应用 Metabo Analyst 4.0 软件中以 KEGG 代谢通路数据库为背景知识库的通路分析模块进行代谢通路的智能分析,其整合了通路富集分析与通路拓扑分析等多种通路分析算法,能够确定与本研究最相关的代谢途径。此外,该模块提供的谷歌地图风格的交互式可视化操作系统,能够帮助我们更直观地获取通路分析的结果。

4.治疗方法

(1)洗脱期:进行实验前停服治疗高血压病的药物或疗法 2 周,并在第 3 周测量血压 3 次。洗脱期间,血压回升达到或超过既往最高血压水平时提前结束洗脱期,开始进行临床试验。

(2)治疗期。①肾气亏虚组:该组随机分为补肾方药组和氨氯地平组各30 例,应用益肾降压颗粒对补肾方药组患者进行干预,同时应用马来酸左旋氨氯地平片对氨氯地平组患者进行干预。补肾方药组服用"益肾降压方"。组成:槲寄生、女贞子、淫羊藿、黄芪、泽泻、酸枣仁(炒)、怀牛膝、黄精。由山东中医药大学附属医院药学部制剂室按配比制备成颗粒剂,每袋 6 g,口服,一次 1 袋,每天 2 次。氨氯地平组服用马来酸左旋氨氯地平片,每片 2.5 mg,口服,1~2 片/次,每天 1 次。均 12 周为 1 个疗程。为排除药物因素的干扰,在治疗期间停用其他抗高血压的药物和措施。②阴虚阳亢组与正常对照组:2 组不做任何处理。

5.疗效性观测

(1)代谢趋势评价:观测老年高血压肾气亏虚证患者经益肾降压方干预前后整体代谢网络的变化趋势。

(2)降压疗效评价:观测老年高血压病肾气亏虚证患者经益肾降压颗粒干预前后偶测血压、24 小时动态血压并做比较。

(3)中医症状疗效评价:观测老年高血压病肾气亏虚证患者经肾降压颗粒干预前后中医症状和体征的积分并做比较。

6."证效关联"数学模型构建

应用偏最小二乘回归(partial least squares regression,PLSR)分析整合老年高血压病肾气亏虚证患者的宏观表征(中医证候)、微观表征(血压、代谢组学)的特征性数据,构建"证效关联"的老年高血压病肾气亏虚证综合判别数学模型。

7.安全性观测

(1)血常规检测:红细胞、白细胞、血红蛋白、血小板等。

（2）肝功能、肾功能检测：谷丙转氨酶、谷草转氨酶、血尿素氮、血肌酐等。

（3）不良反应的观察：用药期间出现任何异常症状、体征都应记录，应将其出现时间、持续时间、处理措施、经过等如实记录，并判断不良反应与药物的因果关系。发现不良反应时，应根据病情决定是否中止观察，对因不良反应而停药的病例详细记录处理经过及结果。

8.统计学方法

对有效病例进行总结、整理、统计，资料须客观、全面、准确，对资料数据不得随意舍取，全部数据均应用 SPSS 22.0 统计软件进行统计学处理，根据观察指标和数据的不同，分别采用 χ^2 检验、t 检验、单因素方差分析、秩和检验、偏最小二乘回归分析和判别分析等相应的统计处理方法。所有计量资料均以平均数±标准差表示。以 $P < 0.05$ 为具有显著性统计学差异，$P < 0.01$ 为具有非常显著性统计学差异，检验水准 $\alpha = 0.05$。

（三）研究结果

1.高血压病肾气亏虚证、阴虚阳亢证患者及健康人群血浆代谢组学研究结果

（1）3 组受试人群血浆代谢轮廓的 UPLC-MS 分析：分别对高血压病肾气亏虚证（干预前）、阴虚阳亢证患者及健康人群 3 组受试人群正、负离子下血浆样品的代谢轮廓进行检测，2 种模式下的总离子流色谱图（total ion chromatorgraphy，TIC）。TIC 能够从整体上把握 3 组样品的代谢特点，说明 3 组受试人群谱峰之间存在着一定的差异，但差异谱峰所对应的生物标记物及其生物学意义仍需进一步鉴别区分，并通过多元统计分析的方法进一步观察。

（2）数据质量控制：为实时监测仪器稳定性，确保检测结果可重复性，检测过程中将生物 QC 样品插入到 UPLC-Q-Exactive MS/MS 谱分析检测序列中，并进行 PCA 建模。老年高血压病肾气亏虚组、阴虚阳亢组及正常对照组各 60 个样本，大批量进样检测之前，先进行 2 针 QC 样品的检测，确保系统达到平衡状态，后每间隔约 6 个待检测样品，插入 1 个 QC 样品对系统平衡性进行复测。将包含 QC 样品的数据矩阵做 PCA 模型分析，通过考察 QC 样品聚类效果，判断数据质量的可信度。结果显示，在正、负离子 2 种检测模式下，QC 样品均可明显地聚在一起，且集中分布于 95% 置信区间内，表明数据质量可靠，正、负离子 2 种检测方法的稳定性和重复性均较好。

（3）肾气亏虚组与正常对照组血浆代谢组学数据处理和模式识别结果。①数据标准化：将获得的各组正负离子检测模式的 UPLC-MS 谱，经 R 语言预处理后，获得包括 m/z、RT 及其峰面积的二维数据矩阵，其中正离子数据中获得

1 182 个变量,负离子数据中获得 1 331 个变量。为提高传统的非机器学习统计方法(如 Bayes 判别、PLS-DA 等)的分类准确率,本研究使用 Metabo Analyst 4.0 的数据标准化模块对正负离子检测所产生的原始数据进行标准化与归一化处理。标准化方法选择均数标准化,数据转换选择对数转换,数据标度化选择自动标度化。数据标准化结果显示,正、负离子检测模式下 UPLC-Q-Exactive MS/MS 谱所产生的原始数据矩阵均呈偏态分布,经数据标准化后,数据呈对称正态分布。②PCA 分析:对标准化后的肾气亏虚组与正常对照组数据矩阵进行 PCA 建模,观察其分组趋势。正离子模式下 2 组数据矩阵经无监督的 PCA 分析结果显示,PCA 分析模型共提取处的 5 个主成分,从 1~5 的解释方差分别为 20.2%、13.6%、8.9%、6.6% 和 4.2%,累积解释总方差为 53.5%,说明模型解释能力尚可;PCA 二维及三维得分图同样显示,2 组样本能呈现明显的分离趋势,说明肾气亏虚证组与正常对照组存在明显差异。负离子模式下 2 组数据矩阵经无监督的 PCA 分析结果显示,PCA 分析模型共提取的 5 个主成分,从 1~5 的解释方差分别为 25.9%、11.3%、6.9%、5% 和 4.5%,累积解释总方差为 53.6%,说明模型解释能力尚可,PCA 二维及三维得分图显示,2 组组样本之间虽呈现出分离趋势,但仍有较少部分重合,分组效果未达到理想状态,原因可能为检测样本为人体血浆,成分复杂,PAC 作为一种无监督模型,消除因组内差异引起偏差的能力较弱,须通过建立有监督的 PLS-DA 模型在一定程度上进一步扩大组间分离。③PLS-DA 分析:对标准化后的肾气亏虚组与正常对照组数据矩阵进行有监督的识别,建立 PLS-DA 模型以增强分组聚类效果。正离子检测模式下 2 组数据矩阵的 PLS-DA 分析模型显示,PLS-DA 分析模型共提取 5 个主成分,从 1~5 的解释方差分别为 31.6%、12.5%、10.2%、7.6% 和 5.3%,PLS-DA 二维及三维得分图显示,两样本间呈现明显分离效果。十倍交叉验证法评估结果显示,当提取 5 个主成分时 PLS-DA 模型效果最佳,平均预测能力 Q^2 为 92.42%,预测准确性为 100%。说明 2 组样本间可能存在内源性代谢模式差异。负离子模式下 2 组数据矩阵的 PLS-DA 分析模型显示,前 5 个解释方差分别为 34.8%、10.7%、8.9%、6.3% 和 4.6%,PLS-DA 二维及三维得分图显示,两样本间呈现明显分离效果。十倍交叉验证法评估结果显示,当提取 5 个主成分时 PLS-DA 模型效果最佳,平均预测能力 Q^2 为 90.33%,准确性为 100%。说明 2 组样本间可能存在内源性代谢模式差异。④层次聚类:对标准化后的数据矩阵采用层次聚类方法进行建模,进一步考察肾气亏虚组与正常对照组样本的分组聚类效果。正离子检测模式所获得的数据矩阵的层次聚类结果显示:每组样本各自聚为一类,组别

样本无交叉,说明样本分类效果良好。负离子检测模式所获得的数据矩阵的层次聚类结果显示:2组样本呈现出明显的分类趋势,每组样本各自聚为一类,组别样本无交叉,说明样本分类效果良好。⑤差异生物标记物筛选:通过上述对肾气亏虚组和正常对照组的代谢物分析,表明人体血浆中确实存在可以区分高血压病肾气亏虚患者和健康人群的潜在标志物,然而要确定潜在标志物需要对差异代谢进行层层筛选提取。本研究首先使用基于 OPLS-DA 产生的 S-Plot 进行差异变量的筛选。S-Plot 是一种综合协方差(X 轴)和相关度(Y 轴)的方法,每个点代表一个变量,具有较高的 p 和 p(corr)值的变量是对 OPLS-DA 模型贡献最大的变量。在正离子模式下,选取数据矩阵中 $|p| > 4$ 以及 $|p(corr)| > 0.3$ 的变量作为最具有潜力的标志物,共 155 个;在负离子模式下,选取数据矩阵中 $|p| > 5$ 以及 $|p(corr)| > 0.5$ 的变量作为最具有潜力的标志物,共 218 个。采用 Volcano Plot 进行差异分析,在正离子模式下,选取数据矩阵中 $|\log_2(FC)| > 1$ 的变量作为最具有潜力的标志物;在负离子模式下,选取数据矩阵中 $|\log_2(FC)| > 1$ 的变量作为最具有潜力的标志物。然后,对 PLS-DA 筛选出的变量的 VIP 值进行筛查,由于 VIP > 1 的变量是对结合模型有贡献的变量,因此排除 VIP < 1 的变量。最后,对剩余差异变量采用 Fold Change 与 t-test 相结合的方法,筛选具有显著差异性的标志物,本研究我们在正离子模式下选取表达相差 1.0 倍以上并且 $P < 0.05$ 的变量为显著差异性变量,在正离子模式下选取表达相差 1.4 倍以上并且 $P < 0.05$ 的变量为显著差异性变量,经筛查正离子模式下,共筛查出 59 个差异代谢标志物;经筛查负离子模式下,共筛查出 53 个差异代谢标志物。

(4)阴虚阳亢组与正常对照组血浆代谢组学数据处理和模式识别结果。①数据标准化:将获得的各组正负离子检测模式的 UPLC-MS 谱,经 R 语言预处理后,获得包括 m/z、RT 及其峰面积的二维数据矩阵,其中正离子数据中获得1 184 个变量,负离子数据中获得 1 333 个变量。使用 Metabo Analyst 4.0 的数据标准化模块对正负离子检测所产生的原始数据进行标准化与归一化处理,数据标准化结果显示,正、负离子检测模式下 UPLC-Q-Exactive MS/MS 谱所产生的原始数据矩阵均呈偏态分布,经数据标准化后,数据呈对称正态分布。②PCA分析:对标准化后的阴虚阳亢组与正常对照组数据矩阵进行 PCA 建模,观察其分组趋势。正离子模式下 2 组数据矩阵经无监督的 PCA 分析结果显示,PCA分析模型共提取处的 5 个主成分,从 1～5 的解释方差分别为 32.7%、9.8%、5.4%、4% 和 3.2%,累积解释总方差为 55.1%,说明模型解释能力尚可;PCA 二

维及三维得分图同样显示,2组组样本之间虽呈现出分离趋势,但仍有较少部分重合,分组效果未达到理想状态,原因可能为检测样本为人体血浆,成分复杂,PAC作为一种无监督模型,消除因组内差异引起偏差的能力较弱,须通过建立有监督的PLS-DA模型在一定程度上进一步扩大组间分离。负离子模式下2组数据矩阵经无监督的PCA分析结果显示,PCA分析模型共提取的5个主成分,从1~5的解释方差分别为30.4%、9.3%、6.9%、5.5%和4.5%,累积解释总方差为56.6%,说明模型解释能力尚可,PCA二维及三维得分图显示,2组组样本之间虽呈现出分离趋势,但仍有较少部分重合,分组效果未达到理想状态,原因可能为检测样本为人体血浆,成分复杂,PAC作为一种无监督模型,消除因组内差异引起偏差的能力较弱,须通过建立有监督的PLS-DA模型在一定程度上进一步扩大组间分离。③PLS-DA分析:对标准化后的阴虚阳亢组与正常对照组数据矩阵进行有监督的识别,建立PLS-DA模型以增强分组聚类效果。正离子检测模式下2组数据矩阵的PLS-DA分析模型显示,PLS-DA分析模型共提取5个主成分,从1~5的解释方差分别为32.6%、18.7%、5.3%、3.4%和2%,PLS-DA二维及三维得分图显示,两样本间呈现明显分离效果。十倍交叉验证法评估结果显示,当提取5个主成分时PLS-DA模型效果最佳,平均预测能力Q^2为95.9%,预测准确性为100%。说明2组样本间可能存在内源性代谢模式差异。负离子模式下2组数据矩阵的PLS-DA分析模型显示,前5个解释方差分别为33.1%、16.6%、9.4%、3.9%和2.9%,PLS-DA二维及三维得分图显示,两样本间呈现明显分离效果。十倍交叉验证法评估结果显示,当提取5个主成分时PLS-DA模型效果最佳,平均预测能力Q^2为91.75%,准确性为100%。说明2组样本间可能存在内源性代谢模式差异。④层次聚类:对标准化后的数据矩阵采用层次聚类方法进行建模,进一步考察阴虚阳亢组与正常对照组样本的分组聚类效果。正离子检测模式所获得的数据矩阵的层次聚类结果显示:2组样本呈现出明显的分类趋势,每组样本各自聚为一类,组别样本无交叉,说明样本分类效果良好。负离子检测模式所获得的数据矩阵的层次聚类结果显示:2组样本虽然呈现出明显的分类趋势,但仍存在个别样本未能分开的情况,这可能与人体样本复杂性或层次聚类算法的局限性有关。⑤差异生物标记物筛选:通过上述对阴虚阳亢组和正常对照组的代谢物分析,表明人体血浆中确实存在可以区分高血压病阴虚阳亢证患者和健康人群的潜在标志物,然而要确定潜在标志物需要对差异代谢进行层层筛选提取。我们首先使用基于OPLS-DA产生的S-Plot进行差异变量的筛选,在正离子模式下,选取数据矩阵中 $|p| > 15$ 以及 $|p(corr)|$

>0.6 的变量作为最具有潜力的标志物,共 131 个;在负离子模式下,选取数据矩阵中|p|>9 以及|p(corr)|>0.4 的变量作为最具有潜力的标志物,共 194 个。其次,采用 Volcano Plot 进行差异分析,在正离子模式下,选取数据矩阵中|log₂(FC)|>1 的变量作为最具有潜力的标志物;在负离子模式下,选取数据矩阵中|$\log_2$(FC)|>1 的变量作为最具有潜力的标志物。然后,对 PLS-DA 筛选出的变量的 VIP 值进行筛查,由于 VIP>1 的变量是对结合模型有贡献的变量,因此排除 VIP<1 的变量。最后,对剩余差异变量采用 Fold Change 与 t-test 相结合的方法,筛选具有显著差异性的标志物,本研究我们在正离子模式下选取表达相差 1.8 倍以上并且 $P<0.05$ 的变量为显著差异性变量,经筛查正离子模式下,共筛查出 68 个差异代谢标志物;在负离子模式下选取表达相差 1.4 倍以上并且 $P<0.05$ 的变量为显著差异性变量,经筛查负离子模式下,共筛查出 45 个差异代谢标志物。

(5)高血压肾气亏虚组与阴虚阳亢组差异血浆代谢标志物的判别分析:通过上述代谢物分析、筛选,获得的肾气亏虚组差异生物标记物共计 112 个,其中正离子模式下筛出 59 个,负离子模式下筛出 53 个;阴虚阳亢组差异生物标记物共计 113 个,其中正离子模式下筛出 68 个,负离子模式下筛出 45 个。将肾气亏虚组和阴虚阳亢组的差异生物标记物进行重复项筛查,正离子模式下的肾气亏虚组共筛查出 32 个差异代谢标志物,与阴虚阳亢组的重复项共计 27 个;负离子模式下的肾气亏虚组共筛查出 27 个差异代谢标志物,与阴虚阳亢的重复项共计 26 个。

为进一步筛选具有区分老年高血压肾气亏虚证与阴虚阳亢证的代谢标志物,将正、负离子模式下的两证型的重复项分别进行判别分析。①正离子模式下肾气亏虚组与阴虚阳亢组差异血浆代谢标志物的判别分析:设定 Y 是因变量,1 为肾气亏虚组,2 为阴虚阳亢组;X_1、X_2……X_{26}、X_{27} 为自变量分别代表肾气亏虚组和阴虚阳亢组的 27 个重复代谢标志物,应用判别分析法进行分析,$a=0.05$,判别分析过程采用非标准化典则判别和 Fisher 线性判别 2 种判别分析方法,经过层层筛选最后将对老年高血压肾气亏虚证、阴虚阳亢证影响最大的 X_3、X_4、X_9、X_{11} 和 X_{25} 纳入判别函数,非标准化典则判别可以得到非标准化的规范判别函数值>0 判为 1 类(肾气亏虚),<0 判为 2 类(阴虚阳亢),见表 6-66。Fisher 线性判别可以得到 Fisher 线性判别函数值 $Y_1>Y_2$ 为 1 类,$Y_1<Y_2$ 为 2 类,即 Y_1(肾气亏虚证)$=-8.495-(-1.065E-6)X_3+(5.070E-6)X_4+(5.228E-7)X_9+(5.941E-6)X_{11}+(-9.228E-8)X_{25}$,$Y_2$(阴虚阳亢证)$=-61.516+(-6.805E-6)X_3+(8.553E-6)X_4+(9.376E-6)X_9+(1.749E-5)$

$X_{11}+(-8.750E-6)X_{25}$，见表 6-67。2 种判别结果都提示：正离子模式下 27 个重复代谢标志物中 X_3、X_4、X_9、X_{11} 和 X_{25} 是可以区分高血压病肾气亏虚证、阴虚阳亢证的差异代谢标志物。②负离子模式下肾气亏虚组与阴虚阳亢组差异血浆代谢标志物的判别分析：设定 Y 是因变量，1 为肾气亏虚组，2 为阴虚阳亢组；X_1、X_2……X_{26} 为自变量分别代肾气亏虚组和阴虚阳亢组的 26 个重复代谢标志物，应用判别分析法进行分析，$a=0.05$，判别分析过程采用非标准化典则判别和 Fisher 线性判别 2 种判别分析方法，经过层层筛选最后将对高血压病肾气亏虚证、阴虚阳亢证影响最大的 X_2、X_5、X_6、X_7、X_{10}、X_{15}、X_{18}、X_{19}、X_{21} 和 X_{26} 纳入判别函数，非标准化典则判别可以得到非标准化的规范判别函数值 >0 判为 1 类（肾气亏虚），<0 判为 2 类（阴虚阳亢），见表 6-68；Fisher 线性判别可以得到 Fisher 线性判别函数值 $Y_1>Y_2$ 为 1 类，$Y_1<Y_2$ 为 2 类，即 Y_1（肾气亏虚证）$=-12.689+(-3.787E-8)X_2+(7.757E-7)X_5+(2.837E-7)X_6+(4.378E-7)X_7+(-1.909E-7)X_{10}+(3.930E-6)X_{15}+(6.855E-6)X_{18}+(2.318E-6)X_{19}+(1.997E-9)X_{21}+(-9.312E-9)X_{26}$，$Y_2$（阴虚阳亢证）$=-28.664+(-1.070E-7)X_2+(-5.655E-7)X_5+(9.855E-7)X_6+(-2.738E-7)X_7+(-1.500E-6)X_{10}+(5.273E-7)X_{15}+(2.029E-5)X_{18}+(3.771E-6)X_{19}+(3.813E-7)X_{21}+(2.280E-8)X_{26}$，见表 6-69。2 种判别结果都提示：负离子模式下 26 个重复代谢标志物中 X_2、X_5、X_6、X_7、X_{10}、X_{15}、X_{18}、X_{19}、X_{21} 和 X_{26} 是可以区分高血压病肾气亏虚证、阴虚阳亢证的差异代谢标志物。

表 6-66　正离子模式下非标准化典则判别分析结果

自变量	典型判别函数系数
X_3	0.000
X_4	0.000
X_9	0.000
X_{11}	0.000
X_{25}	0.000
（常数）	-5.809

表 6-67　正离子模式下 Fisher 线性判别分析结果

自变量	分类函数系数	
	肾气亏虚组	阴虚阳亢组
X_3	$-1.065E-6$	$-6.805E-6$

自变量	分类函数系数	
	肾气亏虚组	阴虚阳亢组
X_4	5.070E−6	8.553E−6
X_9	5.228E−7	9.376E−6
X_{11}	5.941E−6	1.749E−5
X_{25}	−9.228E−8	−8.750E−6
（常数）	−8.495	−61.516

表 6-68　负离子模式下非标准化典则判别分析结果

自变量	典型判别函数系数
X_2	0.000
X_5	0.000
X_6	0.000
X_7	0.000
X_{10}	0.000
X_{15}	0.000
X_{18}	0.000
X_{19}	0.000
X_{21}	0.000
X_{26}	0.000
（常数）	−3.993

表 6-69　负离子模式下 Fisher 线性判别分析结果

自变量	分类函数系数	
	肾气亏虚组	阴虚阳亢组
X_5	−3.787E−8	−1.070E−7
X_6	7.757E−7	−5.655E−7
X_7	2.837E−7	9.855E−7
X_{10}	4.378E−7	−2.738E−7
X_{15}	−1.909E−7	−1.500E−6
X_{18}	3.930E−6	5.273E−7
X_{19}	6.855E−6	2.029E−5
X_{21}	2.318E−6	3.771E−6
X_{26}	1.997E−9	3.813E−7

自变量	分类函数系数	
	肾气亏虚组	阴虚阳亢组
（常数）	$-9.312E-9$	$2.280E-8$
	-12.689	-28.664

　　综上所述,通过对代谢物的反复筛选,正离子模式下的肾气亏虚证的潜在差异代谢标志物计 37 个,负离子模式下的肾气亏虚证的潜在代谢标志物计 37 个,正、负离子模式下的肾气亏虚证的潜在差异代谢标志物共计 74 个。

　　(6)高血压病肾气亏虚证潜在差异血浆代谢标志物的鉴定:将上述正、负离子模型下获得的差异代谢标志物导入的 HMDB、METLIN、KEGG 等公共生物数据库中进行检索比照,同时结合相关文献进行讨论,结合二级质谱对化合物进行分析、确证,最终共鉴定出差异生物标记物 51 个,见表 6-70。

表 6-70　生物代谢标记物信息

No.	m/z	IdentificationResults	Plus-minus	ChemicalFormula	KEGG	HMDB	Trend
1	181.050 123	Vanillylmandelic acid	+	C9H10O5	C05584	HMDB 0000291	↑
2	341.269 185	12S-HHT	+	C17H28O3	C20388	HMDB 0012535	↑
3	406.325 435	SM(d18:1/18:1(9Z))	+	C41H81N2O6P	C00550	HMDB 0012101	↓
4	269.186 795	LysoPC(16:0)	+	C24H50NO7P	C04230	HMDB 0010382	↑
5	274.093 281	Acetylneuraminic acid	+	C11H19NO9	C19910	HMDB 0000230	↑
6	386.292 479	SM(d18:0/18:0)	+	C41H85N2O6P	C00550	HMDB 0012087	↓
7	250.128 511	2-Oxovaleric acid	+	C5H8O3	C06255	HMDB 0001865	↓
8	285.178 475	L-leucine	+	C6H13NO2	C00123	HMDB 0000687	↑
9	385.284 654	SM(d18:0/18:1(9Z))	+	C41H83N2O6P	C00550	HMDB 0012089	↓

续表

No.	m/z	IdentificationResults	Plus-minus	ChemicalFormula	KEGG	HMDB	Trend
10	257.227 53	Androstanediol	+	C19H32O2	C07632	HMDB 0000495	↓
11	618. 451 683	Dehydroepiandros-terone	+	C19H28O2	C01227	HMDB 0000077	↓
12	430.319 82	PC(22:6(4Z,7Z,10Z, 13Z,16Z,19Z)/P-18:0)	+	C48H84NO7P	C00157	HMDB 0008752	↑
13	429. 311 995	PC(22:6(4Z,7Z,10Z, 13Z,16Z,19Z)/P-18:1 (9Z))	+	C48H82NO7P	C00157	HMDB 0008754	↑
14	371. 242 815	Thromboxane B2	+	C20H34O6	C05963	HMDB 0003252	↑
15	391. 331 900	Eicosadienoic acid	+	C20H36O2	C16525	HMDB 0005060	↓
16	436. 244 210	Metanephrine	+	C10H15NO3	C05588	HMDB 0004063	↑
17	419. 290 430	5(S)-Hydroperoxyei-cosatetraenoic acid	+	C20H32NO4	C05356	HMDB 0001193	↑
18	369. 293802	PC(16:0/15:0)	+	C39H78NO8P	C00157	HMDB 0007967	↑
19	648. 176 005	CMP-N-glycoloylneu-raminate	+	C20H31N4O17P	C03691	HMDB 0012206	↑
20	665. 404 795	11b-Hydroxyprogest-erone	+	C20H28O4	C05498	HMDB 0004031	↓
21	238. 070 997	Xanthurenic acid	+	C10H7NO4	C02470	HMDB 0000881	↑
22	301. 079 644	5-Aminolevulinic acid	+	C5H9NO3	C00430	HMDB 0001149	↓
23	182. 081 169	L-Tyrosine	+	C9H11NO3	C00082	HMDB 0000158	↑

No.	m/z	IdentificationResults	Plus-mi-nus	ChemicalFor-mula	KEGG	HMDB	Trend
24	561. 387 133	Ganglioside GA2 (d18:1/20:0)	+	C18H34O4	C06135	HMDB 0004892	↓
25	481. 425 685	5-b-Cholestane-3a,7a, 12a-triol	+	C27H48O3	C05454	HMDB 0001457	↑
26	820.588 46	PC(16:1(9Z)/P-18:1 (11z)	+	C42H80NO7P	C00157	HMDB 0008029	↑
27	716. 559 455	PC(16:0/16:0)	+	C40H80NO8P	C00157	HMDB 0000564	↑
28	584.472 28	Gamma-Linolenic acid	+	C18H30O2	C06426	HMDB 0003073	↓
29	577. 371 949	LysoPC(16:1 (9Z)/0:0)	+	C24H48NO7P	C04230	HMDB 0010383	↑
30	385. 296 345	PE(O-18:1(1Z)/20:4 (5Z,8Z,11Z,14Z))	+	C43H78NO7P	C00350	HMDB 0005779	↑
31	315. 252 986	12,13-Dhome	+	C18H34O4	C14829	HMDB 0004705	↓
32	717. 554 113	PE(16:1(9Z)/P-18:1 (9Z))	+	C39H74NO7P	C00350	HMDB 0008985	↑
33	496. 425 469	TG(18:2(9Z,12Z)/18: 2(9Z,12Z)/20:1(11Z))	+	C59H104O6	C00422	HMDB 0005473	↑
34	524. 456 769	TG(20:0/20:1(11 Z)/20:4(5Z,8Z,11Z, 14Z))	+	C63H112O6	C00422	HMDB 0005419	↑
35	413.316 25	Docosapentaenoic acid (22n-3)	+	C22H34O2	C16513	HMDB 0006528	↑
36	365. 125 911	Phosphorylcholine	−	C5H15NO4P	C00588	HMDB 0001565	↑
37	266. 089 478	Adenosine	−	C10H13N5O4	C00212	HMDB 0000050	↓

No.	m/z	IdentificationResults	Plus-minus	ChemicalFormula	KEGG	HMDB	Trend
38	427.179 596	Dehydroepiandrosterone sulfate	—	C19H28O5S	C04555	HMDB0001032	↓
39	219.006 515	3，4-Dihydroxyhydrocinnamic acid	—	C9H10O4	C10447	HMDB0000423	↑
40	427.175 678	Estrone glucuronide	—	C24H30O8	C11133	HMDB0004483	↓
41	301.920 488	TG(16:1(9Z)/20:0/20:4(5Z,8Z,11Z,14Z))	—	C59H104O6	C00422	HMDB0005429	↑
42	190.027 585	Dopamine	—	C8H11NO2	C03758	HMDB0000073	↑
43	303.232 954	Arachidonic acid	—	C20H32O2	C00219	HMDB0001043	↑
44	279.232 954	Linoleic acid	—	C18H32O2	C01595	HMDB0000673	↓
45	167.107 754	11H-14,15-EETA	—	C20H32O4	C14813	HMDB0004693	↓
46	539.317 7038	Estrone	—	C18H22O2	C00468	HMDB0000145	↓
47	405.191 6231	Aldosterone	—	C21H28O5	C01780	HMDB0000037	↑
48	327.254 081	Vaccenic acid	—	C18H34O2	C08367	HMDB0003231	↓
49	562.315 04	LysoPC(18:3(6Z,9Z,12Z))	—	C26H48NO7P	C04230	HMDB0010387	↑
50	281.248 604	Elaidic acid	—	C18H34O2	C01712	HMDB0000573	↓
51	327.230 546	8,11,14-Eicosatrienoic acid	—	C20H34O2	C03242	HMDB0002925	↓

注：Plus-minus，"＋"为正离子模式，"－"为负离子模式；KEGG，KEGG 数据库中化合物的编号；HMDB，HMDB 数据库中化合物的编号；Trend，生物标记物水平在证候组中与正常对照组相比的变化趋势。

(7)代谢通路分析结果：将鉴定出的差异生物标记物的 HMDB ID 号输入

Metabo Analyst 4.0 软件提供的通路分析模块,通路分析模块对话框。选择物种:人;过表达分析选择:超几何分布检验;通路拓扑结构分析选择:两中心相关。然后提交进行代谢通路分析,绘制出代谢通路汇总图,生成代谢通路分析汇总表,以通路拓扑分析影响值>0.1 的通路作为潜在差异性代谢通路,共鉴定出甘油磷脂代谢、亚油酸代谢、花生四烯酸代谢、甾体类激素生物合成、酪氨酸代谢等5 条代谢通路(表 6-71)。进一步绘制各代谢通路结构图,筛选本研究鉴定出的代谢标记物。

表 6-71　代谢通路分析结果

No.	Pathway		Total	Expected	Hits	Impact
1	Arachidonic acid metabolism	花生四烯酸代谢	62	0.953 05	5	0.303 71
2	Linoleic acid metabolism	亚油酸代谢	15	0.230 58	4	0.656 25
3	Glycerophospholipid metabolism	甘油磷脂代谢	39	0.599 50	4	0.276 94
4	Steroid hormone biosynthesis	甾体类激素生物合成	99	1.521 80	6	0.115 02
5	Tyrosine metabolism	酪氨酸代谢	76	1.231 40	5	0.124 44

注:Total,通路中化合物的总数;Hits,上传的标志物数据中精确匹配的个数;Expected,通过拓扑分析得出的通路预期值;Impact,通过拓扑分析得出的通路影响值。

2.高血压病肾气亏虚证、补肾方药及健康人群血浆代谢组学研究结果

(1)3 组受试人群血浆代谢轮廓的 UPLC-MS 分析:分别对益肾降压方干预老年高血压病肾气亏虚证(干预前)、补肾方药(干预后)及健康人群正、负离子下血浆样品的代谢轮廓进行检测,2 种模式下的 TIC。TIC 能够从整体上把握 3 组样品的代谢特点,说明 3 组受试人群谱峰之间存在着一定的差异,但差异谱峰所对应的生物标记物及其生物学意义仍需进一步鉴别区分,并通过多元统计分析的方法进一步观察。

(2)数据质量控制:为实时监测仪器稳定性,确保检测结果可重复性,检测过程中将生物 QC 样品插入到 UPLC-Q-Exactive MS/MS 谱分析检测序列中,并进行 PCA 建模。老年高血压病肾气亏虚证组(干预前)、补肾方药组(干预后)及正常对照组各 30 个样本,大批量进样检测之前,先进行 2 针 QC 样品的检测,确保系统达到平衡状态,后每间隔约 6 个待检测样品,插入 1 个 QC 样品对系统平衡性进行复测。将包含 QC 样品的数据矩阵做 PCA 模型分析,通过考察 QC 样品聚类效果,判断数据质量的可信度。结果显示,在正、负离子 2 种检测模式下,QC 样品均可明显的聚在一起,且集中分布于 95% 置信区间内,表明数据质量可靠,正、负离子 2 种检测方法的稳定性和重复性均较好。

（3）3 组受试人群代谢组学数据处理和模式识别结果。①数据标准化：将获得的各组正负离子检测模式的 UPLC-MS 谱，经 R 语言预处理后，获得包括 m/z、RT 及其峰面积的二维数据矩阵，其中正离子数据各获得 1 165 个变量，负离子数据中获得 1 287 个变量。为提高传统的非机器学习统计方法（如 Bayes 判别、PLS-DA 等）的分类准确率，本研究使用 Metabo Analyst 4.0 的数据标准化模块对正负离子检测所产生的原始数据进行标准化与归一化处理。标准化方法选择均数标准化，数据转换选择对数转换，数据标度化选择自动标度化。数据标准化结果显示：正、负离子检测模式下 UPLC-Q-Exactive MS/MS 谱所产生的原始数据矩阵均呈偏态分布，经数据标准化后，数据呈对称正态分布。②PCA 分析：对标准化后的肾气亏虚证组（干预前）、补肾方药组（干预后）与正常对照组数据矩阵进行 PCA 建模，观察其分组趋势。正离子模式下 3 组数据矩阵经无监督的 PCA 分析结果显示，PCA 分析模型共提取处的 5 个主成分，从 1～5 的解释方差分别为 25.3%、11.8%、8.6%、6.2% 和 4.6%，累积解释总和为 56.5%，说明模型解释能力尚可；PCA 二维及三维得分图同样显示，3 组样本虽然有小部分重合，但呈现出明显的分类效果，补肾方药组（干预后）的样本和正常对照组样本散点图的距离更近，说明经益肾降压方干预后的样本有向健康状态回归的趋势。负离子模式下 2 组数据矩阵经无监督的 PCA 分析结果显示，PCA 分析模型共提取的 5 个主成分，从 1～5 的解释方差分别为 27.3%、10.6%、7.4%、5.1% 和 4.1%，累积解释总和为 54.5%，说明模型解释能力尚可，PCA 二维及三维得分图显示，3 组样本亦呈现出分类趋势，补肾方药组（干预后）的样本和正常对照组样本的距离更近且部分重合，说明经益肾降压方干预后的患者有向正常对照组回归的趋势。③PLS-DA 分析：对标准化后的肾气亏虚组（干预前）、补肾方药组（干预后）与正常对照组数据矩阵进行有监督的识别，建立 PLS-DA 模型以增强分组聚类效果。正离子检测模式下 3 组数据矩阵的 PLS-DA 分析模型显示，PLS-DA 分析模型共提取 5 个主成分，从 1～5 的解释方差分别为 24.7%、11.8%、8.2%、6.6% 和 4.8%，PLS-DA 二维及三维得分图显示，3 组样本间呈现明显分离效果。十倍交叉验证法评估结果显示，当提取 5 个主成分时 PLS-DA 模型效果最佳，平均预测能力 Q^2 为 96.89%，预测准确性为 100%。说明 3 组样本间可能存在内源性代谢模式差异。负离子模式下 2 组数据矩阵的 PLS-DA 分析模型显示，前 5 个解释方差分别为 21.3%、18.5%、6%、5.5% 和 4.7%，PLS-DA 二维及三维得分图显示，三样本间呈现一定的分离效果。十倍交叉验证法评估结果显示，当提取 4 个主成分时 PLS-DA 模型效果最佳，平均预测能力 Q^2 为

90.59%,准确性为 100%。说明 3 组样本间可能存在内源性代谢模式差异。

④层次聚类:对标准化后的数据矩阵采用层次聚类方法进行建模,进一步考察肾气亏虚证组(干预前后)与正常对照组样本的分组聚类效果。正离子检测模式所获得的数据矩阵的层次聚类结果显示:不同组别样本之间虽有少量交叉,这可能与血浆样本的复杂性有关,但每组样本仍能明显各为聚类,益肾降压方干预后的样本虽未能与正常对照组的样本聚为一类,且向正常对照组靠拢,说明干预后患者有向健康状态回归的趋势。负离子检测模式所获得的数据矩阵的层次聚类结果显示:不同组别样本之间虽有少量交叉,这可能与血浆样本的复杂性有关,但每组样本仍能明显各为聚类,益肾降压方干预后的部分样本与正常对照组的样本聚为一类,说明干预后患者有向健康状态回归的趋势。⑤差异生物标记物筛选:对 PLS-DA 筛选出的变量的 VIP 值进行筛查,由于 VIP>1 的变量是对结合模型有贡献的变量,因此通过 PLS-DA 分析筛选出 VIP 值>1 的变量,得到其保留时间和质核比信息,并对筛选出的变量进行单因素方差分析,去除 P 值>0.05 的变量,将差异变量作为潜在生物标记物,经筛查正离子模式下,初步筛查出 363 个差异代谢标志物;经筛查负离子模式下,初步筛查出 399 个差异代谢标志物。

(4)肾气亏虚组与补肾方药组血浆代谢组学数据处理和模式识别结果。①数据标准化:将获得的各组正负离子检测模式的 UPLC-MS 谱,经 R 语言预处理后,获得包括 m/z、RT 及其峰面积的二维数据矩阵,其中正离子数据中获得 1 165 个变量,负离子数据中获得 1 287 个变量。为提高传统的非机器学习统计方法(如 Bayes 判别、PLS-DA 等)的分类准确率,本研究使用 Metabo Analyst 4.0 的数据标准化模块对正负离子检测所产生的原始数据进行标准化与归一化处理。标准化方法选择均数标准化,数据转换选择对数转换,数据标度化选择自动标度化。数据标准化结果显示:正、负离子检测模式下 UPLC-Q-Exactive MS/MS谱所产生的原始数据矩阵均呈偏态分布,经数据标准化后,数据呈对称正态分布。②PCA 分析:对标准化后的肾气亏虚组(干预前)与补肾方药组(干预后)的数据矩阵进行 PCA 建模,观察其分组趋势。正离子模式下 2 组数据矩阵经无监督的 PCA 分析结果显示,PCA 分析模型共提取处的 5 个主成分,从 1~5 的解释方差分别为 19%、14.4%、8%、5.3% 和 4.4%,累积解释总方差为 51.1%,说明模型解释能力尚可;PCA 二维及三维得分图同样显示,2 组组样本之间虽呈现出分离趋势,但分组效果未达到理想状态,原因可能为检测样本为人体血浆,成分复杂,PAC 作为一种无监督模型,消除因组内差异引起偏差的能力

较弱,可以通过建立有监督的 PLS-DA 模型在一定程度上进一步扩大组间分离。负离子模式下 2 组数据矩阵经无监督的 PCA 分析结果显示,PCA 分析模型共提取的 5 个主成分,从 1～5 的解释方差分别为 18.8％、13.2％、10％、9.3％ 和 3.3％,累积解释总方差为 54.6％,说明模型解释能力尚可,PCA 二维及三维得分图显示,2 组组样本之间虽呈现出分离趋势,但仍有较少部分重合,分组效果未达到理想状态,原因可能为检测样本为人体血浆,成分复杂,PAC 作为一种无监督模型,消除因组内差异引起偏差的能力较弱,须通过建立有监督的 PLS-DA 模型在一定程度上进一步扩大组间分离。③PLS-DA 分析:对标准化后的肾气亏虚组(干预前)与补肾方药组(干预后)的数据矩阵进行有监督的识别,建立 PLS-DA 模型以增强分组聚类效果。正离子检测模式下 2 组数据矩阵的 PLS-DA 分析模型显示,PLS-DA 分析模型共提取 5 个主成分,从 1～5 的解释方差分别为 35％、15.4％、7.3％、5.1％ 和 3.5％,PLS-DA 二维及三维得分图显示,两样本间呈现明显分离效果。十倍交叉验证法评估结果显示,当提取 5 个主成分时 PLS-DA 模型效果最佳,平均预测能力 Q^2 为 98.60％,预测准确性为 100％。说明 2 组样本间可能存在内源性代谢模式差异。负离子模式下 2 组数据矩阵的 PLS-DA 分析模型显示,前 5 个解释方差分别为 23.6％、14.5％、8.7％、6.1％ 和 5.2％,PLS-DA 二维及三维得分图显示,两样本间呈现明显分离效果。十倍交叉验证法评估结果显示,当提取 4 个主成分时 PLS-DA 模型效果最佳,平均预测能力 Q^2 为 85.38％,准确性为 100％。说明 2 组样本间可能存在内源性代谢模式差异。④层次聚类:对标准化后的数据矩阵采用层次聚类方法进行建模,进一步考察肾气亏虚组(干预前)与补肾方药组(干预后)样本的分组聚类效果。正、负离子检测模式所获得的数据矩阵的层次聚类结果显示:2 组样本虽呈现出明显的分类趋势,但仍存在个别样本未能分开的情况,这可能与人体样本复杂性或层次聚类算法的局限性有关;说明经益肾降压方干预后的样本与干预前的出现分离趋势。⑤差异生物标记物筛选:通过上述对肾气亏虚组(干预前)与补肾方药组(干预后)的代谢物分析,表明人体血浆中确实存在可以评价益肾降压颗粒降压疗效的潜在标志物(即药物作用靶标),然而要确定潜在标志物需要对差异代谢进行层层筛选提取。我们首先使用基于 OPLS-DA 产生的 S-Plot 进行差异变量的筛选,在正离子模式下,选取数据矩阵中 $|p| > 5$ 以及 $|p(corr)| > 0.2$ 的变量作为最具有潜力的标志物,共有 257 个;在负离子模式下,选取数据矩阵中 $|p| > 5$ 以及 $|p(corr)| > 0.4$ 的变量作为最具有潜力的标志物,共 579 个。采用 Volcano Plot 进行差异分析,在正离子模式下,选取数据矩阵中 $|\log_2(FC)|$

>1 的变量作为最具有潜力的标志物；在负离子模式下，选取数据矩阵中 $|\log_2$
(FC)|>1 的变量作为最具有潜力的标志物。然后对 PLS-DA 筛选出的变量的
VIP 值进行筛查，由于 VIP>1 的变量是对结合模型有贡献的变量，因此排除
VIP<1 的变量。最后，对剩余差异变量采用 Fold Change 与 t-test 相结合的方
法，筛选具有显著差异性的标志物，本研究中，我们在正离子模式下选取表达相
差 1.0 倍以上并且 $P<0.05$ 的变量为显著差异性变量，经筛查正离子模式下，共
筛查出 69 个差异代谢标志物；在负离子模式下选取表达相差 1.5 倍以上并且
$P<0.05$ 的变量为显著差异性变量，经筛查负离子模式下，共筛查出 48 个差异
代谢标志物。

（5）肾气亏虚组与补肾方药组血浆差异代谢标志物的筛选：通过对肾气亏虚
证（干预前）、补肾方药组（干预后）及健康人群正、负离子下血浆样品的代谢轮廓
检测，结果显示：正离子模式下，初步筛查出 363 个差异代谢标志物；负离子模式
下，初步筛查出 399 个差异代谢标志物。通过对肾气亏虚干预前、后的代谢物分
析，结果显示：正离子模式下，共筛查出 69 个差异代谢标志物；负离子模式下，共
筛查出 48 个差异代谢标志物。将两次筛查的结果进行求重去异，最终筛查
30 个差异代谢标志物；其中，正离子模式下有 23 个差异代谢标志物，负离子模
式下有 7 个差异代谢标志物。

（6）益肾降压方干预老年高血压病肾气亏虚证的代谢靶标鉴定：将上述正、
负离子模型下获得的差异代谢标志物导入的 HMDB、METLIN、KEGG 等公共
生物数据库中进行检索比照，同时结合相关文献进行讨论，结合二级质谱对化合
物进行分析、确证，最终共鉴定出药物作用靶标 30 个，见表 6-72。

表 6-72 生物代谢标记物信息

No.	m/z	Identification Results	Plus-minus	Chemical Formula	KEGG	HMDB	Trend
1	481. 425 685	5-b-Cholestane-3a,7a,12a-tri-ol	+	C27H48O3	C05454	HMDB 0001457	↓
2	341. 266 795	Tetrahydrodeoxycorticoste-rone	+	C21H34O3	C13713	HMDB 0000879	↑
3	371. 242 815	Thromboxane B2	+	C20H34O6	C05953	HMDB 0003252	↓
4	777. 588 093	SM(d18:0/20:2(11Z,14Z))	+	C43H83N2O6P	C00550	HMDB 0013465	↑

No.	m/z	Identification Results	Plus-minus	Chemical Formula	KEGG	HMDB	Trend
5	673. 540 164	DG(18:2(9Z,12Z)/20:4(5Z, 8Z,11Z,14Z)/0:0)	+	C41H68O	C00165	HMDB 0007257	↓
6	430. 319 820	PC(22:6(4Z,7Z,10Z,13Z, 16Z,19Z)/P-18:0)	+	C48H84NO7P	C00157	HMDB 0008752	↓
7	391. 331 900	Eicosadienoic acid	+	C20H36O2	C16525	HMDB 0005060	↑
8	413. 316 250	Docosapentaenoic acid (22n-3)	+	C22H34O2	C16513	HMDB 0006528	↓
9	524. 456 769	TG(20:0/20:1(11Z)/20:4 (5Z,8Z,11Z,14Z))	+	C63H112O6	C00422	HMDB 0005419	↓
10	584. 472 280	Gamma-Linolenic acid	+	C18H30O2	C06426	HMDB 0003073	↑
11	496. 425 469	TG(18:2(9Z,12Z)/18:2(9Z, 12Z)/20:1(11Z))	+	C59H104O6	C00422	HMDB 0005473	↓
12	577. 371 949	LysoPC(16:1(9Z)/0:0)	+	C24H48NO7P	C04230	HMDB 0010383	↓
13	386. 292 479	SM(d18:0/18:0)	+	C41H85N2O6P	C00550	HMDB 0012087	↑
14	429. 311 995	PC(22:6(4Z,7Z,10Z,13Z, 16Z,19Z)/P-18:1(9Z)	+	C48H82NO7P	C00157	HMDB 0008754	↓
15	385. 296 345	PE(O-18:1(1Z)/20:4(5Z, 8Z,11Z,14Z))	+	C43H78NO7P	C00350	HMDB 0005779	↓
16	717. 554 113	PE(16:1(9Z)/P-18:1(9Z))	+	C39H74NO7P	C00350	HMDB 0008985	↓
17	820. 588 460	PC(16:1(9Z)/P-18:1(11z)	+	C42H80NO7P	C00157	HMDB 0008029	↓
18	315. 252 986	12,13-Dhome	+	C42H80NO7P	C14829	HMDB 0004705	↑
19	561. 387 133	Ganglioside GA2（d18:1/20: 0)	+	C18H34O4	C06135	HMDB 0004892	↑

续表

No.	m/z	Identification Results	Plus-minus	Chemical Formula	KEGG	HMDB	Trend
20	457. 341 676	Stigmasterol	+	C58H108N2O18	C05442	HMDB 0000937	↑
21	716. 559 455	PC(16:0/16:0)	+	C29H48O	C00157	HMDB 0000564	↓
22	319. 285 233	PI(20:3(8Z,11z,14Z)/20:3(5Z,8Z,11z)	+	C49H83O13P	C00626	HMDB 0009891	↓
23	501. 373 860	Hyperforin	+	C35H52O4	C07608	HMDB 0030463	↑
24	562. 315 040	LysoPC(18:3(6Z,9Z,12Z))	—	C26H48NO7P	C04230	HMDB 0010387	↓
25	303. 232 954	Arachidonic acid	—	C20H32O2	C00219	HMDB 0001043	↓
26	445. 332 332	Calcidiol	—	C27H44O2	C01561	HMDB 0003550	↑
27	279. 232 954	Linoleic acid	—	C18H32O2	C01595	HMDB 0000673	↑
28	327. 230 546	8,11,14-Eicosatrienoic acid	—	C20H34O2	C03242	HMDB 0002925	↑
29	281. 248 604	Elaidic acid	—	C14H26C18H34O2	C01712	HMDB 0000573	↑
30	327. 254 081	Vaccenic acid	—	C18H34O2	C08367	HMDB 0003231	↑

注:Plus-minus:"+"为正离子模式,"—"为负离子模式;KEGG:KEGG 数据库中化合物的编号;HMDB:HMDB 数据库中化合物的编号;Trend:生物标记物水平在补肾方药组中与干预前相比的变化趋势:"↑"。

(7)代谢通路分析结果:将鉴定出的差异生物标记物的 HMDB ID 号输入 Metabo Analyst 4.0 软件提供的通路分析模块,通路分析模块对话框。选择物种:人;过表达分析选择:超几何分布检验;通路拓扑结构分析选择:两中心相关。然后提交进行代谢通路分析,绘制出代谢通路汇总图,生成代谢通路分析汇总表,以通路拓扑分析影响值>0.1 的通路作为潜在差异性代谢通路,共鉴定出花生四烯酸代谢、亚油酸代谢、甘油磷脂代谢等 3 条代谢通路(表 6-73)。进一步绘制各代谢通路结构图,筛选本研究鉴定出的代谢标记物。

表 6-73 代谢通路分析结果

No.	Pathway		Total	Expected	Hits	Impact
1	Arachidonic acid metabolism	花生四烯酸代谢	62	0.566 680	3	0.225 50
2	Linoleic acid metabolism	亚油酸代谢	15	0.137 100	4	0.656 25
3	Glycerophospholipid metabolism	甘油磷脂代谢	39	0.356 460	3	0.231 23

注:Total,通路中化合物的总数;Hits,上传的标志物数据中精确匹配的个数;Expected,通过拓扑分析得出的通路预期值;Impact,通过拓扑分析得出的通路影响值。

3.高血压病肾气亏虚证、补肾方药组、氨氯地平组及健康人群血浆代谢组学研究结果

(1)4 组受试人群血浆代谢轮廓的 UPLC-MS 分析:分别对高血压病肾气亏虚证(干预前)、补肾方药组、氨氯地平组及健康人群 4 组受试人群正、负离子下血浆样品的代谢轮廓进行检测,2 种模式下的 TIC。TIC 能够从整体上把握 4 组样品的代谢特点,说明 4 组受试人群谱峰之间存在着一定的差异,但差异谱峰所对应的生物标记物及其生物学意义仍需进一步鉴别区分,并通过多元统计分析的方法进一步观察。

(2)数据质量控制:为实时监测仪器稳定性,确保检测结果可重复性,检测过程中将生物 QC 样品插入到 UPLC-Q-Exactive MS/MS 谱分析检测序列中,并进行 PCA 建模。老年高血压病肾气亏虚证组(干预前)、补肾方药组、氨氯地平组及正常对照组各 30 个样本,大批量进样检测之前,先进行 2 针 QC 样品的检测,确保系统达到平衡状态,后每间隔约 6 个待检测样品,插入 1 个 QC 样品对系统平衡性进行复测。将包含 QC 样品的数据矩阵做 PCA 模型分析,通过考察 QC 样品聚类效果,判断数据质量的可信度。结果显示:在正、负离子 2 种检测模式下,QC 样品均可明显地聚在一起,且集中分布于 95% 置信区间内,表明数据质量可靠,正、负离子 2 种检测方法的稳定性和重复性均较好。

(3)肾气亏虚组、补肾方药组、氨氯地平组血浆代谢组学数据处理和模式识别结果。①数据标准化:将获得的各组正负离子检测模式的 UPLC-MS 谱,经 R 语言预处理后,获得包括 m/z、RT 及其峰面积的二维数据矩阵,其中正离子数据中获得 1 165 个变量,负离子数据中获得 1 287 个变量。为提高传统的非机器学习统计方法(如 Bayes 判别、PLS-DA 等)的分类准确率,本研究使用 Metabo Analyst 4.0 的数据标准化模块对正负离子检测所产生的原始数据进行标准化与归一化处理。标准化方法选择均数标准化,数据转换选择对数转换,数据标度化选择自动标度化。数据标准化结果显示:正、负离子检测模式下 UPLC-Q-Exactive

MS/MS 谱所产生的原始数据矩阵均呈偏态分布,经数据标准化后,数据呈对称正态分布。②PCA 分析:对标准化后的肾气亏虚证组、补肾方药组、氨氯地平组数据矩阵进行 PCA 建模,观察其分组趋势。正离子模式下 3 组数据矩阵经无监督的 PCA 分析结果显示,PCA 分析模型共提取处的 5 个主成分,从 1~5 的解释方差分别为 18.7%、11.2%、8.2%、6.8% 和 5.6%,累积解释总方差为 50.5%,说明模型解释能力尚可;PCA 二维及三维得分图同样显示,3 组样本能呈现明显的分离趋势,说明肾气亏虚证组、补肾方药组、氨氯地平组 3 组之间存在明显差异,经益肾降压方干预后的样本和肾气亏虚组(干预前)样本散点图的距离更近,提示老年高血压病肾气亏虚证患者经益肾降压方、左旋氨氯地平片干预后代谢模式皆出现变化,且氨氯地平组的变化趋势更明显。负离子模式下 3 组数据矩阵经无监督的 PCA 分析结果显示,PCA 分析模型共提取的 5 个主成分,从 1~5 的解释方差分别为 38.4%、7.4%、4.7%、3.3% 和 2.7%,累积解释总方差为 56.5%,说明模型解释能力尚可,PCA 二维及三维得分图显示,3 组样本之间虽呈现出明显分离趋势,但仍有较少部分重合,分组效果未达到理想状态,原因可能为检测样本为人体血浆,成分复杂,PAC 作为一种无监督模型,消除因组内差异引起偏差的能力较弱,须通过建立有监督的 PLS-DA 模型在一定程度上进一步扩大组间分离。③PLS-DA 分析:对标准化后的肾气亏虚组、补肾方药组与氨氯地平组数据矩阵进行有监督的识别,建立 PLS-DA 模型以增强分组聚类效果。正离子检测模式下 2 组数据矩阵的 PLS-DA 分析模型显示,PLS-DA 分析模型共提取 5 个主成分,从 1~5 的解释方差分别为 18.5%、9.4%、8.7%、7.6% 和 6.8%,PLS-DA 二维及三维得分图显示,3 组样本间呈现明显分离效果。十倍交叉验证法评估结果显示,当提取 5 个主成分时 PLS-DA 模型效果最佳,平均预测能力 Q^2 为 98.51%,预测准确性为 100%。说明 3 组之间存在明显差异,经益肾降压方干预后的样本和肾气亏虚组(干预前)样本散点图的距离更近,提示老年高血压病肾气亏虚证患者经益肾降压方、左旋氨氯地平片干预后代谢模式皆出现变化,且氨氯地平组的变化趋势更明显。负离子模式下 2 组数据矩阵的 PLS-DA 分析模型显示,前 5 个解释方差分别为 35.1%、10.6%、2.1%、2.8% 和 2.8%,PLS-DA 二维及三维得分图显示,3 组样本间呈现明显分离效果。十倍交叉验证法评估结果显示,当提取 5 个主成分时 PLS-DA 模型效果最佳,平均预测能力 Q^2 为92.90%,准确性为 100%。说明 3 组之间存在明显差异,经益肾降压方干预后的样本和肾气亏虚组(干预前)样本散点图的距离更近,提示老年高血压病肾气亏虚证患者经益肾降压方、左旋氨氯地平片干预后代谢模式皆出现变化,且氨氯地平组的变化趋势更明显。④层次聚类:对标准化后的数据矩阵采用层次聚类方法进行建模,进一步考察 3 组样本的分组聚类效果。正离子检测模式所获得的数据矩阵的层次聚类结果显示:每组样本各自聚为一类,组别样本无交叉,说明样本分类效果良好。负离子检测模式所获得的数据矩阵的层次聚类结果显示:不同组别样本之间虽有少量交叉,这可能与血浆样本的复杂性有关,但每组样本仍能明显各为聚类。研究结果说明 3 组之间存在明显差异,经益肾降压方干预后的样本和肾气亏虚组(干预前)样本的距离更近,2 组聚为一大类,提示老年高血压病肾气亏虚证患者经益肾降压方、左旋氨氯地平片干预后代谢模式皆出现变化,且氨氯地平组的代谢模式与干预前肾气亏虚组的差异更大。

　　(4)正常对照组、补肾方药组、氨氯地平组血浆代谢组学数据处理和模式识别结果。①数据标准化:将获得的各组正负离子检测模式的 UPLC-MS 谱,经 R 语言预处理后,获得包括 m/z、RT 及其峰面积的二维数据矩阵,其中正离子数据中获得 1 165 个变量,负离子数据中获得 1 287 个变量。为提高传统的非机器学习统计方法(如 Bayes 判别、PLS-DA 等)的分类准确率,本研究使用 Metabo Analyst 4.0 的数据标准化模块对正负离子检测所产生的原始数据进行标准化与归一化处理。标准化方法选择均数标准化,数据转换选择对数转换,数据标度化选择自动标度化。数据标准化结果显示:正、负离子检测模式下 UPLC-Q-Exactive MS/MS 谱所产生的原始数据矩阵均呈偏态分布,经数据标准化后,数据呈对称正态分布。②PCA 分析:对标准化后的正常对照组、补肾方药组、氨氯地平组数据矩阵进行 PCA 建模,观察其分组趋势。正离子模式下 3 组数据矩阵经无监督的 PCA 分析结果显示,PCA 分析模型共提取处的 5 个主成分,从 1～5 的解释方差分别为 23.2%、9.8%、8.3%、7.4% 和 5.8%,累积解释总方差为 54.5%,说明模型解释能力尚可;PCA 二维及三维得分图同样显示,3 组样本能呈现明显的分离趋势,说明正常对照组、补肾方药组、氨氯地平组 3 组之间存在明显差异,经益肾降压方干预后的样本和正常对照组的样本散点图的距离更近,提示老年高血压病肾气亏虚证患者经益肾降压方、左旋氨氯地平片干预后代谢模式皆出现变化,且补肾方药组向健康状态回归的趋势更明显。负离子模式下 3 组数据矩阵经无监督的 PCA 分析结果显示,PCA 分析模型共提取的 5 个主成分,从 1～5 的解释方差分别为 34.7%、12.6%、4.6%、3.8% 和 2.7%,累积解释总方差为 58.4%,说明模型解释能力尚可,PCA 二维及三维得分图显示,3 组样本之间虽呈现出明显分离趋势,但仍有部分重合,分组效果未达到理想状态,原因可能为检测样本为人体血浆,成分复杂,PAC 作为一种无监督模型,消除因组内差异引起偏差的能力较弱,须通过建立有监督的 PLS-DA 模型在一定程度上进一步扩大组间分离。③PLS-DA 分析:对标准化后的正常对照组补肾方药组与氨氯地平组数据矩阵进行有监督的识别,建立 PLS-DA 模型以增强分组聚类效果。正离子检测模式下 2 组数据矩阵的 PLS-DA 分析模型显示,PLS-DA 分析模型共提取 5 个主成分,从 1～5 的解释方差分别为 23.1%、4.5%、8.3%、7.8% 和 6.6%,PLS-DA 二维及三维得分图显示,3 组样本间呈现明显分离效果。十倍交叉验证法评估结果显示,当提取 5 个主成分时 PLS-DA 模型效果最佳,平均预测能力 Q^2 为 97.96%,预测准确性为 100%。3 组样本能呈现明显的分离趋势,说明正常对照组、补肾方药组、氨氯地平组 3 组之间存在明显差异,经益肾降压方干预后的样本和正常对照组的样本散点图的距离更近,提示老年高血压病肾气亏虚证患者经益肾降压方、左旋氨氯地平片干预后代谢模式皆出现变化,且补肾方药组向健康状态回归的趋势更明显。负离子模式下 2 组数据矩阵的 PLS-DA 分析模型显示,前 5 个解释方差分别为 24.7%、22.4%、2.9%、2.2% 和 1.6%,PLS-DA 二维及三维得分图显示,3 组样本间呈现明显分离效果。十倍交叉验证法评估结果显示,当提取 5 个主成分时 PLS-DA 模型效果最佳,平均预测能力 Q^2 为 94.31%,准确性为 100%。说明 3 组之间存在明显差异,经益肾降压方干预后样本和正常对照组的样本散点图的距离更近,提示老年高血压病肾气亏虚证患者经益肾降压方、左旋氨氯地平干预后代谢模式皆出现变化,且补肾方药组向健康状态回归的趋势更明显。④层次聚类:对标准化后的数据矩阵采用层次聚类方法进行建模,进一步考察 3 组样本的分组聚类效果。正离子检测模式所血浆获得的数据矩阵的层次聚类结果显示:每组样本各自聚为一类,组别样本无交叉,说明样本分类效果良好。负离子检测模式所获得的数据矩阵的层次聚类结果显示:不同组别样本之间虽有少量交叉,这可能与样本的复杂性有关,但每组样本仍能明显各为聚类。研究结果说明 3 组之间存在明显差异,经益肾降压方干预后的样本和正常对照组样本的距离更近,2 组聚为一大类,提示提示老年高血压病肾气亏虚证患者经益肾降压方、左旋氨氯地平片干预后代谢模式皆出现变化,且补肾方药组向健康状态回归的趋势更明显。

4.降压疗效评价

(1)老年高血压病肾气亏虚证患者治疗期间血压变化比较:采用配对资料 t 检验,对补肾方药组患者用药前后的收缩压变化进行比较,结果显示:在用药 6 周后收缩压下降较快,与干预前相比有非常显著性差异($t = 6.412$, $P = 0.000 < 0.01$),至 12 周时收缩压降至较低水平($t = 12.616$, $P = 0.000 < 0.01$),降压效果最明显的时期是

用药后第 12 周,无血压的明显波动现象。对氨氯地平组患者用药前、后的收缩压变化进行比较,结果显示:在用药后 6 周后收缩压下降较快,与干预前相比有非常显著性差异($t=6.019, P=0.000 < 0.01$),至 12 周时收缩压降至较低水平($t=10.303, P=0.000 < 0.01$),降压效果最明显的时期是用药后前 6 周,其后逐渐而平稳地下降,无血压的明显波动现象。采用成组资料秩和检验,首先对补肾方药组、氨氯地平组患者用药前的收缩压水平进行比较,结果提示无统计学差异,具有可比性;其次,对补肾方药组、氨氯地平组患者用药后相同时间段的收缩压水平进行比较,结果显示:在用药后 6 周后氨氯地平组患者的收缩压与补肾方药组相比有下降趋势,但无统计学差异($Z=-1.807, P=0.071 > 0.05$);在用药后 12 周后氨氯地平组患者的收缩压与补肾方药组相比有下降趋势,但无统计学差异($Z=-1.021, P=0.307 > 0.05$)。

采用配对资料 t 检验或秩和检验,对补肾方药组患者用药前后的舒张压变化进行比较,结果显示:在用药后 6 周后舒张压下降较快,与干预前相比有非常显著性差异($Z=-4.641, P=0.000 < 0.01$),至 12 周时舒张压降至较低水平($t=9.154, P=0.000 < 0.01$),降压效果最明显的时期是用药后第 12 周,无血压的明显波动现象。对氨氯地平组患者用药前后的舒张压变化进行比较,结果显示:在用药后 6 周收缩压下降较快,与干预前相比有非常显著性差异($t=7.514, P=0.000 < 0.01$),至 12 周时舒张压降至较低水平($t=9.293, P=0.000 < 0.01$),降压效果最明显的时期是用药后前 6 周,其后逐渐而平稳地下降,无血压的明显波动现象。采用成组资料 t 检验,首先对补肾方药组、氨氯地平组患者用药前的舒张压水平进行比较,结果提示无统计学差异,具有可比性;其次,对补肾方药组、氨氯地平组患者用药后相同时间段的舒张水平进行比较,结果显示:在用药后 6 周后氨氯地平组患者的舒张压与补肾方药组相比有下降趋势,但无统计学差异($t=0.495, P=0.622 > 0.05$);在用药后 12 周后氨氯地平组患者的舒张压与补肾方药组相比有下降趋势,但无统计学差异($t=0.524, P=0.602 > 0.05$),见表 6-74。说明补肾降压方可以有效降低老年高血压病肾气亏虚证患者的收缩压及舒张压,其降压疗效与左旋氨氯地平片相当。

(2)老年高血压病肾气亏虚证患者经药物干预前后 24 小时动态血压变化比较:采用配对资料 t 检验,对补肾方药组患者用药前后的 24 小时平均收缩压变化进行比较,结果显示:在用药后 12 周后 24 小时平均收缩压下降明显,与干预前相比有非常显著性差异($t=5.577, P=0.001 < 0.01$)。对氨氯地平组患者用药前后的 24 小时平均收缩压变化进行比较,结果显示:在用药后 12 周后收缩压下

降较快,与干预前相比有非常显著性差异($t=6.112,P=0.000<0.01$)。采用成组资料t检验,首先对补肾方药组、氨氯地平组患者用药前的24小时平均收缩压水平进行比较,结果提示无统计学差异,具有可比性;其次,对补肾方药组、氨氯地平组患者用药后相同时间段的24小时平均收缩压水平进行比较,结果显示:在用药后12周后氨氯地平组患者的24小时平均收缩压与补肾方药组相比有下降趋势,但无统计学差异($t=0.789,P=0.171>0.05$)。

表6-74　老年高血压病肾气亏虚证患者治疗期间血压变化比较

周次	补肾方药组(30例)		氨氯地平组(30例)	
	收缩压/mmHg	舒张压/mmHg	收缩压/mmHg	舒张压/mmHg
0	157.00±11.37	96.77±8.45	157.53±9.31	97.27±7.65
6	153.03±11.06**	93.47±6.77**	148.4±8.12**	92.70±5.11**
12	144.03±9.76**	90.00±5.31**	141.77±7.20**	89.37±3.94**

注:经配对资料秩和检验或t检验,与治疗前相比,** $P<0.01$,有非常显著性统计学差异。

采用配对资料t检验,对补肾方药组患者用药前后的24小时平均舒张压变化进行比较,结果显示:在用药后12周后24小时平均舒张压下降明显,与干预前相比有非常显著性差异($t=5.791,P=0.000<0.01$)。对氨氯地平组患者用药前后的24小时平均舒张压变化进行比较,结果显示:在用药后12周后舒张压下降较快,与干预前相比有非常显著性差异($t=5.931,P=0.000<0.01$)。采用成组资料秩和检验,首先对补肾方药组、氨氯地平组患者用药前的舒张压水平进行比较,结果提示无统计学差异,具有可比性;其次,对补肾方药组、氨氯地平组患者用药后相同时间段的24小时平均舒张压水平进行比较,结果显示:在用药后12周后氨氯地平组患者的24小时平均舒张压与补肾方药组相比有下降趋势,但无统计学差异($Z=-1.318,P=0.441>0.05$),见表6-75。

表6-75　老年高血压病肾气亏虚证患者治疗期间24小时动态血压变化比较

周次	补肾方药组(30例)		氨氯地平组(30例)	
	平均收缩压/mmHg	平均舒张压/mmHg	平均收缩压/mmHg	平均舒张压/mmHg
0	156.78±12.44	97.47±9.66	156.99±11.08	97.78±7.57
12	142.36±11.62**	90.08±8.19**	141.81±10.95**	89.68±6.07**

注:经配对资料t检验,与治疗前相比,** $P<0.01$,有非常显著性统计学差异。

(3)老年高血压病肾气亏虚证患者经药物干预前后降压总疗效比较:补肾方药组30例中,显效2例(6.67%)、有效7例(66.67%)、无效8例(26.67%),总有效率(73.33%);女性组30例中,显效4例(13.33%)、有效21例(70%)、无效5例

（16.67%），总有效率 83.33%。经等级资料两样本比较的秩和检验，$Z=-1.156$，$P=0.248$，2 组降压总疗效比较无统计学差异（$P>0.05$），益肾降压方的降压总疗效与左旋氨氯地平片相当（表 6-76）。

表 6-76　肾气亏虚证患者补肾方药组与氨氯地平组降压总疗效比较(例，%)

组别	例数	显效	有效	无效	总有效率/%
补肾方药组	30	2(6.67)	20(66.67)	8(26.67)	73.33
氨氯地平组	30	4(13.33)	21(70)	5(16.67)	83.33△

注：经秩和检验，与补肾方药组相比，△$P>0.05$，无统计学差异。

5.中医症状疗效评价

（1）老年高血压病肾气亏虚证患者治疗期间中医证候总积分变化比较：采用配对资料 t 检验，对补肾方药组患者用药前后的中医证候总积分变化进行比较，结果显示：在用药后 6 周后中医证候总积分下降明显，与干预前相比有非常显著性差异（$t=12.626$，$P=0.000<0.01$），至 12 周时中医证候总积分降至较低水平（$t=19.906$，$P=0.000<0.01$），症状改善效果最明显的时期是用药 12 周后。对氨氯地平组患者用药前后的中医证候总积分变化进行比较，结果显示：在用药后 6 周后中医证候总积分下降明显，与干预前相比有非常显著性差异（$t=14.415$，$P=0.000<0.01$），至 12 周时中医证候总积分降至较低水平（$t=23.736$，$P=0.000<0.01$）。采用成组资料 t 检验或秩和检验，首先对补肾方药组、氨氯地平组患者用药前的中医证候总积分水平进行比较，结果提示无统计学差异，具有可比性；其次，对补肾方药组、氨氯地平组患者用药后相同时间段的中医证候总积分水平进行比较，结果显示：在用药后 6 周后补肾方药组患者的中医证候总积分水平与氨氯地平组相比有下降趋势，有非常显著性统计学差异（$Z=-3.277$，$P=0.001<0.01$）；在用药后 12 周后补肾方药组患者的中医证候总积分水平与氨氯地平组相比有下降趋势，有显著性统计学差异（$t=-2.147$，$P=0.037<0.05$），见表 6-77。说明益肾降压方和左旋氨氯地平片皆能改善老年高血压病肾气亏虚证患者的中医临床症状，且益肾降压方在改善中医临床症状方面的疗效优于左旋氨氯地平片。

表 6-77　老年高血压病肾气亏虚证患者治疗期间中医证候总积分变化比较

周次	中医症候积分	
	补肾方药组(30 例)	氨氯地平组(30 例)
0	334.73±26.68	335.77±23.69
6	285.60±14.39**	297.07±13.98**△△

周次	中医症候积分	
	补肾方药组(30 例)	氨氯地平组(30 例)
12	235.00±9.74	241.93±14.76**△

注:经配对资料秩和检验或 t 检验,与治疗前相比, **$P<0.01$,有非常显著性统计学差异;经成组资料秩和检验或 t 检验,与补肾方药组相比,△$P<0.05$,有显著性统计学差异;△$P<0.01$,有非常显著性统计学差异。

(2)老年高血压病肾气亏虚证患者经药物干预后中医疗效指数比较:补肾方药组 30 例中,显效 2 例(6.67%)、有效 23 例(76.66%)、无效 5 例(16.67%),总有效率 83.33%;氨氯地平组 30 例中,显效 0 例(0%)、有效 19 例(63.33%)、无效 11 例(36.67%),总有效率 63.33%。经等级资料两样本比较的秩和检验,$Z=-2.017$,$P=0.044$,2 组中医疗效指数比较有显著统计学差异($P<0.05$),说明益肾降压方在改善中医临床症状方面的疗效优于左旋氨氯地平片(表 6-78)。

表 6-78　补肾方药组与氨氯地平组患者经药物干预后中医疗效指数比较(例,%)

组别	例数	显效	有效	无效	总有效率/%
补肾方药组	30	2(6.67)	23(76.66)	5(16.67)	83.33
氨氯地平组	30	0(0)	19(63.33)	11(36.67)	63.33*

注:经秩和检验,与补肾方药组相比,*$P<0.05$,有显著性统计学差异。

(3)老年高血压病肾气亏虚证患者经药物干预后主要症状、体征疗效比较:经秩和检验,老年高血压病肾气亏虚证补肾方药组与氨氯地平组的主要症状、体征干预后均有不同程度改善,2 组之间的头晕、腰酸、膝软、健忘、听力减退、发脱、齿摇、夜尿频多、尿有余沥、神疲、乏力、气短、嗜卧、诸症遇劳加重等症状、体征的改善程度比较,Z 值分别为 -2.041、-0.772、-2.152、-0.427、-0.711、-0.522、-0.167、-1.933、-2.272、-0.362、-2.291、-2.928、-0.963、-2.109,P 值分别为 0.041、0.440、0.031、0.669、0.477、0.602、0.868、0.046、0.023、0.718、0.022、0.003、0.336、0.035。其中,腰酸、健忘、听力减退、发脱、齿摇、尿有余沥、嗜卧的 P 值皆>0.05,无统计学差异,说明益肾降压方在改善上述症状、体征方面与左旋氨氯地平片疗效相当,无差异;头晕、膝软、夜尿频多、神疲、乏力、气短、诸症遇劳加重的 P 值皆<0.05,有统计学差异,说明益肾降压方在改善头晕、膝软、夜尿频多、神疲、乏力、气短、诸症遇劳加重等方面优于左旋氨氯地平片(表 6-79)。

(4)老年高血压病肾气亏虚证患者经药物干预后的舌象、脉象变化比较:经卡方检验,老年高血压病肾气亏虚证补肾方药组与氨氯地平组的舌象、脉象都有改善,舌质淡白组间比较$\chi^2=1.705$,$P=0.192$,故认为益肾降压方在改善舌质淡白方面与左旋氨氯地平片无统计学差异($P>0.05$);脉象组间比较,2组之间的脉沉、脉细、脉弱的χ^2值分别为1.118、4.507、10.608,P值分别为0.290、0.034、0.001,其中脉细、脉弱的P值皆<0.05,故认为益肾降压方在改善老年高血压病肾气亏虚证患者的脉细、脉弱方面优于左旋氨氯地平片(表6-80)。

表6-79　补肾方药组与氨氯地平组患者经药物干预后主要症状、体征疗效比较(例,%)

主要症状体征	补肾方药组					氨氯地平组				
	例数	显效	有效	无效	总有效率	例数	显效	有效	无效	总有效率
头晕	30	11	14	5	83.33%△	30	6	12	12	60.00%
腰酸	29	2	20	7	75.86%	29	3	15	11	62.07%
膝软	29	4	19	6	79.31%△	29	2	13	14	51.72%
健忘	29	2	19	8	72.41%	30	2	18	10	66.67%
听力减退	29	2	17	10	65.52%	29	2	14	13	55.17%
发脱	30	2	15	13	56.67%	30	0	16	14	53.33%
齿摇	28	3	15	10	64.29%	28	1	14	13	53.57%
夜尿频多	28	3	16	9	67.86%△	28	2	9	17	39.29%
尿有余沥	30	2	21	7	76.67%	30	5	14	11	63.33%
神疲	29	6	17	6	79.31%△	28	1	15	12	57.14%
乏力	29	2	22	5	82.76%△	29	1	14	14	51.72%
气短	29	4	22	3	89.66%△△	29	2	13	14	51.72%
嗜卧	30	4	12	14	53.33%	30	0	14	16	46.67%
诸症遇劳加重	30	8	14	8	73.33%△	30	3	12	15	50.00%

注:经秩和检验,与氨氯地平组相比,△△$P<0.01$,有非常显著性统计学差异;△$P<0.05$,有显著性统计学差异。

表6-80　补肾方药组与氨氯地平组患者经药物干预后的舌脉变化比较(例,%)

项目	补肾方药组			氨氯地平组		
	干预前	干预后	消失率	干预前	干预后	消失率
舌质淡白	23	11	52.17%	24	16	33.33%
脉沉	21	10	52.38%	22	14	36.36%
脉细	29	9	68.97%△	27	16	40.74%
脉弱	28	7	75%△△	26	18	30.77%

注:经χ^2检验,与氨氯地平组相比,△△$P<0.01$,有非常显著性统计学差异;△$P<0.05$,有显著性统计学差异。

6."证效关联"数学模型构建

通过上述实验,我们多层次的采集了老年高血压病肾气亏虚证患者的中医证候、血压、代谢组学的特征性数据,并从中提取了核心判别因子,在此基础上以PLSR构建老年高血压病肾气亏虚证的"证效关联"数学模型。

(1)变量的归一化:由于中医证候积分指标为计数资料,其他指标为计量资料,为避免对模型构建造成影响,故首先对以上数据进行归一化处理。①中医证候指标的归一化:中医证候指标共计 18 项,头晕(权重系数 7)、腰酸(权重系数 8)、膝软(权重系数 8)、健忘(权重系数 4)、听力减退(权重系数 4)、发脱(权重系数 3)、齿摇(权重系数 4)、夜尿频多(权重系数 7)、尿有余沥(权重系数 5)、神疲(权重系数 8)、乏力(权重系数 9)、气短(权重系数 7)、嗜卧(权重系数 2)、诸症遇劳加重(权重系数 7)、舌质淡白(权重系数 3)、脉沉(权重系数 5)、脉细(权重系数 5)、脉弱(权重系数 5)。在进行数据归一化时,应先将肾气亏虚组干预前的中医证候积分及正常对照组的中医证候积分除以本类别 2 组证候积分的最大值,将获得的比值作为中医证候的归一化数据纳入下一步研究。②血压数值的归一化:将老年高血压病肾气亏虚证患者和正常对照人群的血压数值(包括收缩压和舒张压),分别进行归一化处理,具体方法如下:将每一位受试者的收缩压数值除以所有受试者收缩压的最大值,所获得的比值作为收缩压的归一化数据,纳入下一步研究;舒张压数值的归一化处理方法同上。③代谢组学数据的归一化:通过代谢组学筛选,共获得的 23 个老年高血压病肾气亏虚证特征性差异代谢标志物,其中包括 17 个正离子代谢标志物和 6 个负离子代谢标志物。将每一种代谢物所对应的 60 例肾气亏虚组峰度值和 60 例正常对照组峰度值除以 2 组人群代谢物的最大峰度值,所获得的比值作为特征性差异代谢标志物的归一化数据,纳入下一步研究。

(2)变量标识:本研究采用 PLSR 对数据进行建模分析,首先对中医证候指标、血压数值、代谢组学数据等变量进行标识(表 6-81)。老年高血压病肾气亏虚组和正常对照组的自变量 X 分别以 T(1-26) 和 C(1-26) 标识;肾气亏虚组和正常对照组的因变量 Y 分别以 -1 和 1 标识;随机选取 6 个肾气亏虚组样本和 6 个正常对照组样本作为测试集,不进行标识。

表 6-81　老年高血压病肾气亏虚证模型指标变量标识表

变量标识	变量	变量标识	变量
X_1	中医证候积分	X_4	SM(d18:0/18:0)峰度值
X_2	收缩压数据	X_5	PC(22:6(4Z,7Z,10Z,13Z,16Z,19Z)/P-18:1(9Z))峰度值
X_3	舒张压数据	X_6	Thromboxane B2 峰度值

变量标识	变量	变量标识	变量
X_7	Ganglioside GA2 (d18:1/20:0)峰度值	X_{17}	TG(20:0/20:1(11Z)/20:4(5Z,8Z,11Z,14Z))峰度值
X_8	5-b-Cholestane-3a,7a,12a-triol 峰度值	X_{18}	Docosapentaenoic acid (22n-3)峰度值
X_9	PC(16:1(9Z)/P-18:1(11z)峰度值	X_{19}	Eicosadienoic acid 峰度值
X_{10}	PC(16:0/16:0)峰度值	X_{20}	PC(22:6(4Z,7Z,10Z,13Z,16Z,19Z)/P-18:0)峰度值
X_{11}	Gamma-Linolenic acid 峰度值	X_{21}	Arachidonic acid 峰度值
X_{12}	LysoPC(16:1(9Z)/0:0)峰度值	X_{22}	Linoleic acid 峰度值
X_{13}	PE(O-18:1(1Z)/20:4(5Z,8Z,11Z,14Z))峰度值	X_{23}	LysoPC(18:3(6Z,9Z,12Z))峰度值
X_{14}	12,13-Dhome 峰度值	X_{24}	8,11,14-Eicosatrienoic acid 峰度值
X_{15}	PE(16:1(9Z)/P-18:1(9Z))峰度值	X_{25}	Vaccenic acid 峰度值
X_{16}	TG(18:2(9Z,12Z)/18:2(9Z,12Z)/20:1(11Z))峰度值	X_{26}	Elaidic acid 峰度值

（3）应用 PLSR 建模：PLSR 是一种新型的多元统计数据分析方法，集多元线性回归分析、典型相关分析和主成分分析的基本功能为一体，可以有效地解决目前回归建模的许多实际问题。它主要研究的是多因变量对多自变量的回归建模，特别当各变量内部高度线性相关时，用 PLSR 分析法更有效，它通过同时提取因变量成分和自变量成分，并要求二者的协方差最大，实现了原始数据降维，并有效克服了变量间的多重共线性问题。在应用偏最小二乘法时，常根据 VIP 筛选自变量，变量投影重要度是衡量自变量对反应变量（类别，即哑变量）解释能力的统计量，通常将 VIP 值＞1 的自变量纳入方程，进行重新建模，然后根据得到的因变量的预测值的大小实现判别。

为了检验所构建的模型对未知样本的预测能力，本研究在建模时引入了12 个独立样本作为测试集，分别为随机选取的 6 个肾气亏虚组样本和 6 个正常对照组样本，从而保证了所构建模型预测能力的客观性。将所有数据导入 SIMCA-P11.5 软件构建 PLS 模型，绘制两模型 t[Comp1]/t[Comp2]散点图，结果显示：肾气亏虚组与正常对照组明显分开，相互之间无交叉，说明模型对肾气亏虚组的判别作用较好，可以有效区分肾气亏虚组与正常对照组，进而表明高血压病肾气亏虚证具有特殊的病理机制；同时可以观察到，测试集的 6 个肾气亏虚组样本准确地落在病证组区域,而6个正常对照组样本与肾气亏虚组相互分离,单独分布,充分体现了所构建模型对未知样本的准确预测能力。

首先,根据VIP,对26项自变量进行层层筛选,将VIP值>1且具有95%置信区间的自变量X_1、X_2、X_3、X_7、X_{11}、X_{12}、X_{14}、X_{16}、X_{19}纳入方程;然后,将各自变量所对应的标准化回归系数(系数保留小数点后三位)引入方程,分别为X_1(−0.260)、X_2(−0.218)、X_3(−0.163)、X_7(−0.011)、X_{11}(0.004)、X_{12}(−0.099)、X_{14}(−0.073)、X_{16}(−0.016)、X_{19}(−0.041);最后,将自变量及其对应的系数纳入方程,形成回归模型:Y(肾气亏虚组/正常对照组)= −0.260X_1 − 0.218X_2 − 0.163X_3 − 0.011X_7 + 0.004X_{11} − 0.099X_{12} − 0.073X_{14} − 0.016X_{16} − 0.041X_{19},从模型中可以看到回归系数的正负决定了自变量的作用方向,系数的大小决定了贡献度,见图6-40、图6-41。

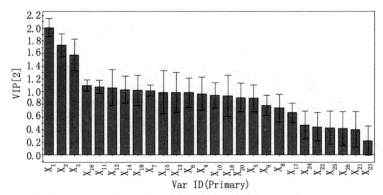

图6-40 老年高血压病肾气亏虚证VIP直方图

由所构建的PLS模型可知,在26项指标中共有9项指标对模型构建的贡献较突出,包括中医证候积分、收缩压、舒张压、6个代谢标志物,提示老年高血压病肾气亏虚证患者以血压升高,出现类似"头晕、膝软、夜尿频多、神疲、乏力、气短、诸症遇劳加重"等临床表现,同时伴有亚油酸代谢和甘油磷脂代谢等代谢通路的内在扰动为主要特征,因此在评价老年高血压病肾气亏虚证模型以及药物益肾降压方的药效时可以重点关注这些指标的改变情况。

PLS模型的拟合指数R^2Y为89.90%,>70.00%,说明模型对因变量的拟合能力良好;模型的预测指数Q^2为86.40%,亦>70.00%,表明模型有较好的预测能力且预测准确率较高。

综上所述,本课题组将中医传统四诊诊疗观念与现代科学技术相结合,多层次的采集老年高血压病肾气亏虚证、阴虚阳亢证患者及健康人群的中医证候、血压及代谢组学数据,通过对数据的整合分析,得出老年高血压病肾气亏虚证的"证效关联"数学模型,确定出老年高血压病肾气亏虚证模型以血压较高同时伴有"头晕、膝软、夜尿频多、神疲、乏力、气短、诸症遇劳加重"等临床表现,以体内亚油酸代谢和甘油磷脂代谢等代谢通路的内在扰动为特征。

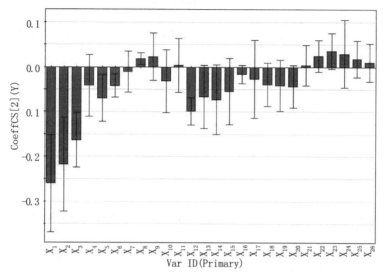

图 6-41　自变量对老年高血压病肾气亏虚模型贡献度

7.安全性观测

药物干预前对补肾方药组患者和氨氯地平组患者共 60 例进行血常规、肝功能、肾功能检查,结果显示均无异常;疗程结束后对所有受试患者复查上述指标,结果同干预前比较无统计学差异($P > 0.05$)。

(1)血常规检测:药物干预前对老年高血压病肾气亏虚证补肾方药组患者和氨氯地平患者的血常规指标(白细胞、红细胞、血红蛋白、血小板)进行检测,结果均无异常;疗程结束后对上述指标进行复查,与药物干预前相比,补肾方药组患者血常规指标的 t 值分别为 1.796、0.387、-1.755、-0.673,P 值分别为 0.083、0.701、0.090、0.507,P 值皆 > 0.05,无统计学差异;氨氯地平组患者血常规指标的 t 值分别为 1.926、0.307、-2.018、1.199,P 值分别为 0.064、0.761、0.053、0.240,P 值皆 > 0.05;说明益肾降压方和左旋氨氯地平片对人体的血常规指标无不良影响(表 6-82)。

(2)肝、肾功能检测:药物干预前对老年高血压病肾气亏虚证补肾方药组患者和氨氯地平组患者的肝、肾功能指标(谷丙转氨酶、谷草转氨酶、血尿素氮、血肌酐)进行检测,结果均无异常;疗程结束后对上述指标进行复查,与干预前相比,补肾方药组患者肝、肾功能指标的 t 值分别为 -0.916、-0.939、0.489、0.582, P 值分别为 0.367、0.355、0.628、0.565,P 值皆 >0.05,无统计学差异;氨氯地平组患者的肝、肾功能指标的 t 值分别为 -0.980、-1.353、-1.263、1.816,P 值分别为 0.335、0.187、0.217、0.080,P 值皆 >0.05,无统计学差异;说明益肾降压方和左旋氨氯地平无肝、肾毒性,对人体的肝功能及肾功能无不良影响(表 6-83)。

表 6-82　老年高血压病肾气亏虚证补肾方药组和氨氯地平组患者干预前后血常规变化比较

血常规指标	补肾方药组(30 例)		氨氯地平组(30 例)	
	干预前	干预后	干预前	干预后
白细胞/($\times 10^9 \cdot L^{-1}$)	5.79 ± 0.70	5.53 ± 0.71	5.80 ± 0.68	5.51 ± 0.67
红细胞/($\times 10^{12} \cdot L^{-1}$)	4.56 ± 0.44	4.52 ± 0.40	4.58 ± 0.41	4.55 ± 0.37
血红蛋白/($g \cdot L^{-1}$)	123.07 ± 5.83	125.80 ± 5.07	123.23 ± 5.82	125.77 ± 5.04
血小板/($\times 10^9 \cdot L^{-1}$)	210.94 ± 32.16	214.00 ± 33.47	210.16 ± 32.32	207.36 ± 31.41

注:经 t 检验,干预前后组内比较,$P > 0.05$,无统计学差异。

表 6-83　老年高血压病肾气亏虚证补肾方药组和氨氯地平组患者干预前后肝、肾功能指标变化比较

肝、肾功能指标	补肾方药组(30 例)		氨氯地平组(30 例)	
	干预前	干预后	干预前	干预后
谷丙转氨酶/($U \cdot L^{-1}$)	19.04 ± 4.21	20.04 ± 4.30	19.31 ± 5.14	20.61 ± 4.85
谷草转氨酶/($U \cdot L^{-1}$)	19.38 ± 4.89	20.49 ± 4.83	19.01 ± 4.73	20.50 ± 4.84
血尿素氮/($mmol \cdot L^{-1}$)	5.57 ± 0.64	5.50 ± 0.64	5.40 ± 0.67	5.61 ± 0.64
血肌酐/($\mu mol \cdot L^{-1}$)	76.49 ± 6.83	75.53 ± 7.76	77.37 ± 7.21	74.45 ± 7.84

注:经 t 检验,干预前后组内比较,$P > 0.05$,无统计学差异。

(3)不良反应观测:老年高血压病肾气亏虚证患者分别给予益肾降压方、左旋氨氯地平片干预后,30 例补肾方药组患者中有 1 例出现便秘、口渴等不适症状,持续 3 天,未经停药及治疗,症状自行消失,属安全性 2 级,其余患者未发现不良反应;30 例氨氯地平组患者中有 2 例出现头痛、头胀等不适症状,持续 2 天,未经停药及治疗,症状自行消失,属安全性 2 级,其余患者未发现不良反应。

(四)研究结论

1.老年高血压病肾气亏虚证特征性代谢标记物及代谢通路的研究

首先,通过证型筛选,对老年高血压肾气亏虚证(干预前)、阴虚阳亢证患者及健康人群血浆进行代谢组学研究:通过对代谢物的反复筛选及鉴定,最终获得老年高血压病肾气亏虚证的特征性差异代谢标志物共计 51 个(正离子模式下

35 个,负离子模式下 16 个),同时鉴定出甘油磷脂代谢、亚油酸代谢、花生四烯酸代谢、甾体类激素生物合成、酪氨酸代谢等 5 条代谢通路。其次,通过药物干预筛选,对老年高血压病肾气亏虚证(益肾降压方干预前后)及健康人群 3 组血浆样本代谢组学研究:通过对代谢物的反复筛选及鉴定,最终获得老年高血压病肾气亏虚证干预前后差异血浆代谢标志物共计 30 个(正离子模式下 23 个,负离子模式下 7 个),同时鉴定出甘油磷脂代谢、亚油酸代谢、花生四烯酸代谢等 3 条代谢通路。最后,将证型筛选获得的 51 个特征性差异代谢标志物与药物干预筛选出的 30 个差异血浆代谢标志物进行重复项筛选,最终鉴定出花生四烯酸代谢、亚油酸代谢、甘油磷脂代谢等 3 条代谢通路,获得 23 个老年高血压病肾气亏虚证特征性差异代谢标志物。

2.益肾降压方干预老年高血压病肾气亏虚证的作用机制研究

通过对正常对照组、补肾方药组、氨氯地平组 3 组之间的代谢模式变化,发现经益肾降压方干预后的样本和正常对照组的样本散点图的距离更近,提示老年高血压病肾气亏虚证患者经益肾降压方、左旋氨氯地平片干预后代谢模式皆出现变化,且补肾方药组向健康状态回归的趋势更明显,进一步证实益肾降压方可能通过调节老年高血压病肾气亏虚证患者的代谢通路实现降压效果,其能上调亚油酸代谢,下调花生四烯酸代谢、甘油磷脂代谢。

3.益肾降压方临床疗效评价研究

益肾降压方不仅能够平稳、有效地降低老年高血压病肾气亏虚证患者的血压水平(总有效率达 73.33%),其降压疗效与左旋氨氯地平片相当,而且能显著改善患者的症状及体征(总有效率达 83.33%),尤其是在改善头晕、膝软、夜尿频多、神疲、乏力、气短、诸症遇劳加重等方面优于左旋氨氯地平片。

4.老年高血压病肾气亏虚证的"证效关联"分析

将中医传统四诊诊疗观念与现代科学技术相结合,多层次的采集老年高血压病肾气亏虚证、阴虚阳亢证患者及健康人群的中医证候、血压及代谢组学数据,通过对数据的整合分析,得出老年高血压病肾气亏虚证的"证效关联"数学模型:Y(肾气亏虚组/正常对照组)$=-0.260X_1-0.218X_2-0.163X_3-0.011X_7+0.004X_{11}-0.099X_{12}-0.073X_{14}-0.016X_{16}-0.041X_{19}$,提示老年高血压病肾气亏虚证以血压较高同时伴有"头晕、膝软、夜尿频多、神疲、乏力、气短、诸症遇劳加重"等临床表现,以体内亚油酸代谢和甘油磷脂代谢等代谢通路的内在扰动为特征。

5.益肾降压方安全性及不良反应评价研究

通过对补肾方药组和氨氯地平组患者药物干预前后的血常规、肝功能、肾功能进行对照研究,结果显示:益肾降压方无肝、肾毒性,对人体的肝功能、肾功能及血常规等安全性指标无不良影响。补肾方药组患者中有 1 例出现便秘、口渴等不适症状,持续 3 天,未经停药及治疗,症状自行消失,属安全性 2 级,其余患者未发现不良反应。说明益肾降压方临床应用安全有效,无毒副作用。

四、基于蛋白质组学和转录组学联合分析老年高血压病肾气亏虚证的生物学基础研究

由于以往中医证候的组学研究往往局限于基因、蛋白质或代谢物的单维度研究,结果仅限于筛查和罗列相关差异基因、蛋白质、代谢物或建立局部的功能模块,缺乏对潜在联系的相关节点及功能模块进行系统的、全局的解读,很难实现对人体整体、系统变化的了解,也不能揭示中医疾病证候的整体性特征。不同的组学研究方法在不同层次上揭示了疾病的生物信息,通过组学之间的整合研究技术,可以系统地、动态地、整体地深入了解疾病发生发展过程中机体的动态变化,这恰恰体现了我国古代医学所讲的"整体观""动态观"的哲学观点。因此,郭伟星教授团队通过整合蛋白质组学与转录组学的方法对老年高血压病肾气亏虚证进行解读与研究,这在一定程度上避免了单一组学的片面与单一性,继而有助于更系统、全面地对疾病发生的内在机制进行整体把控,从而为老年高血压病的诊疗提供了一定的新思路。

(一)资料与标准

1.受试者来源

本研究受试者收集于 2020 年 9 月至 2022 年 1 月在山东中医药大学附属医院心血管病科门诊就诊或病房住院的老年高血压病患者,以及山东中医药大学附属医院体检中心健康查体的老年健康志愿者。

2.分组方法

本研究依据相关文献中对老年高血压病的证型分布研究,同时结合老年高血压病肾气亏虚证与阴虚阳亢证的相似性与差异性,最终选定了老年高血压病阴虚阳亢证作为证型对照。戴霞等通过对 2 000 余例老年高血压病患者进行证候分类发现,肾气亏虚证、肝肾阴虚阳亢证为老年高血压病的主要证型,共占全部证型的 68.4%。且 2 个证型在病程、病机、病位、症状等各方面既具有相似性又具有差异性。相似性在于,老年高血压病其本质为本虚标实之病,肝肾亏损是

本病的病理基础，老年高血压病肾气亏虚证、阴虚阳亢证都属虚证范畴，且皆没有瘀血、痰饮等病理产物，在症状上都具备头晕、耳鸣等特点；差异性在于二证病变脏腑不同，老年高血压病肾气亏虚证病位在肾，肾气亏虚引起肾阴、肾阳俱损，在临床上符合一般阴虚、阳虚证共有的症状特点，而阴虚阳亢证除了病位在肝、肾，其病变范畴一般不涉及阳虚，仅仅为肝阴的亏损，阴不敛阳，阳气上亢于清窍而发病，在临床表现上多出现头晕、头痛、目涩、口干、多梦、烦躁等阴虚阳亢的症状，一般不涉及神疲、乏力、腰膝酸软等肾气虚弱的表现。因此，肾气亏虚证、阴虚阳亢证作为老年高血压病的常见证型，在病性虚实上具有相似性，在病位、病机上具有差异性，将二者放在一起进行类证比对，具有良好的可比性。

根据临床文献报道，肾气亏虚及阴虚阳亢占比约 68％，其他证型占比约 32％，样本量的计算公式如下。

$$n = z_\alpha \sqrt{2\rho(1-\rho)} + z_\beta \sqrt{\rho_1(1-\rho_1) + \rho_0(1-\rho_0)} \rho_1 - \rho_0^2$$

其中 ρ_0 为 32％；ρ_1 为 68％；ρ 为 2 个有效率的平均值。z_α 和 z_β 分别为 α 和 β 的标准正态分布的分位数，本研究为单侧检验，$\alpha = 0.05$，$\beta = 0.1$，则 $z_\alpha = 1.65$，$z_\beta = 1.28$。计算得每组的样本量为 30。

根据本研究所采用的老年高血压病肾气亏虚证或阴虚阳亢证诊断标准，收集老年高血压病肾气亏虚证、阴虚阳亢证受试者各 30 例，同时收集老年健康志愿者 30 例作为对照，本研究已获得山东中医药大学附属医院伦理委员会的审批。

3.临床研究标准

（1）高血压病诊断标准：本研究所采用的高血压病诊断标准参照《中国高血压防治指南（2018 年修订版）》。

（2）老年高血压病诊断标准：参照 2005 年我国卫生部（现国家卫生健康委员会）和高血压联盟制定的《中国高血压防治指南》的规定：老年人高血压是指在年龄＞60 岁的老年人群中，血压持续或 3 次非同日血压测量收缩压≥18.7 kPa（140 mmHg）和/或舒张压≥12.0 kPa（90 mmHg）；若收缩压≥18.7 kPa（140 mmHg），舒张压＜12.0 kPa（90 mmHg），则诊断为老年单纯收缩期高血压。

（3）老年高血压病肾气亏虚证诊断标准：老年高血压病肾气亏虚证诊断标准依据《老年高血压病肾气亏虚证诊断规范化研究》以及课题组前期建立的本病证规范化诊断标准制定，结合山东中医药大学附属医院多位专家制定的临床专家共识，最终确定老年高血压病肾气亏虚证量化证候积分标准如下。

将证候公式积分之和设置为 Y，$Y＝7$ 头晕＋8 膝软＋8 腰酸＋4 健忘＋4 听力减退＋4 齿摇＋5 尿有余沥＋3 脱发＋7 夜尿频多＋9 乏力＋8 神疲＋7 气短＋2 嗜卧＋7 诸证遇劳加重＋3 舌质淡白＋5 脉细＋5 脉沉＋5 脉弱。并根据中医诊断辨证方法将临床证候划分为肾虚指标、气虚指标。①肾虚指标：头晕、腰酸、膝软、健忘、听力减退、发脱、齿摇、夜尿频多、尿有余沥。②气虚指标：神疲、乏力、气短、嗜卧、诸症遇劳加重。规定诊断老年高血压病肾气亏虚证的必要条件为各指标积分之和≥220；充分条件为至少同时具备肾虚及气虚指标各一条。

（4）老年高血压病阴虚阳亢证诊断标准：根据对老年高血压病证候分布的研究，结合山东省中医院多位临床专家的共识，本研究选取老年高血压病阴虚阳亢组作为对照组。并基于课题组前期进行的高血压病中医常见证型量化标准研究，将老年高血压病阴虚阳亢证的中医辨证标准确立如下。

将证候公式积分之和设置为 Y，$Y＝8$ 头晕＋10 头痛＋9 烦躁易怒＋7 眠差多梦＋4 头重脚轻＋7 面热生火＋8 口干＋6 耳鸣＋5 腰膝酸软＋8 目涩＋6 倦怠乏力＋7 大便干＋1 小便黄＋3 舌苔黄＋2 舌质红＋5 脉弦＋4 脉细数。并根据中医诊断辨证方法将临床证候划分为亢阳上扰指标、肝肾阴虚指标。①亢阳上扰指标：头晕、头痛、烦躁易怒、眠差多梦、头重脚轻、面热生火。②肝肾阴虚指标：口干、耳鸣、腰膝酸软、目涩、倦怠乏力、大便干、小便黄。规定诊断老年高血压病阴虚阳亢证的必要条件为各指标积分之和≥185.5；充分条件为至少同时具备亢阳上扰指标、肝肾阴虚指标各一条。

（5）纳入标准：①受试者性别不限，自愿参加，且年龄范围处于 60 岁≤年龄≤75 岁，并签署知情同意书。②受试者均需符合 1 级或 2 级高血压的临床诊断标准，且满足老年高血压病肾气亏虚证或阴虚阳亢证诊断标准，病程时间超过 6 个月，纳入后不干预受试者既往或现在实施的高血压病治疗或用药方案。③纳入 30 例正常血压值的，各项理化检查均为正常，不合并其他严重心血管疾病，且年龄范围处于 60～75 岁的健康志愿者作为正常对照。

（6）排除标准：①年龄＜60 岁或年龄＞75 岁；②合并患有中枢神经系统疾病患者；③合并患有急性冠脉综合征、中或重度糖尿病、心力衰竭及恶性肿瘤等其他较为危重病患者；④3 级高血压、继发性高血压患者；⑤肾功能不全者（肾小球滤过率＜60 mL/min）；肝功能异常（谷丙转氨酶、谷草转氨酶＞1.5 倍正常值上限）；⑥合并肝炎、结核、艾滋病等传染性疾病者；⑦近 3 个月内参与过其他临床研究者。以上各项具有一项即可排除。

(二)研究方法

1.仪器与试剂

BCA 试剂盒、二硫苏糖醇、碘乙酰胺、尿素、三乙基碳酸氢铵缓冲液、胰蛋白酶、超纯水、甲酸、乙腈、mirVana ™miRNA ISOlation Kit 试剂盒、冷冻离心机 ST16R、凝胶成像系统 Tanon 2500、紫外分光光度计 NanoDrop 2000、红细胞裂解液 RT122-02、Trizol RNA 提取试剂。

2.蛋白质组学研究方法

(1)血浆样本采集及处理:清晨空腹采集肾气亏虚组、阴虚阳亢组、正常对照组受试者的静脉血 4 mL 至紫色 EDTA 抗凝管中(依次标记为 SQ 组、Y 组、Z 组),颠倒混匀,在 4 ℃、3 000 rpm 的条件下离心 15 分钟,取上清液;将血浆 0.2 mL/管,分装至 8 个 1.5 mL 离心管中。用封口膜密封好,−80 ℃冰箱冷冻保存。

(2)血浆样本分组:为避免个体差异带来的误差,我们在 SQ、Y、Z 组中分别随机选取 5 份样品进行组内混合,最终得到 18 份血浆样品(SQ1、SQ2、SQ3、SQ4、SQ5、SQ6、Y1、Y2、Y3、Y4、Y5、Y6、Z1、Z2、Z3、Z4、Z5、Z6),并于−80 ℃冰箱冷冻保存。

(3)蛋白提取:将样品从−80 ℃冰箱中取出,在 4 ℃环境下解冻,离心机以 12 000 g 离心 10 分钟,并将细胞碎片祛除,转移上清液至新的离心管中。用 Pierce ™Top14 Abundant Protein Depletion Spin Columns Kit(Thermo Scientific),根据说明书提供的方法将高丰度蛋白进行剔除。蛋白浓度采用 BCA 试剂盒进行测定。

(4)胰酶酶解:对各样品中的等量蛋白进行酶解处理后,使用裂解液将样品体积调整至相同。接下来,向每个样品中加入 5×10^{-3} mol/L 浓度的二硫苏糖醇,并将样品在控温 56 ℃下还原处理 30 分钟。然后加入碘乙酰胺使其浓度达到 11×10^{-3} mol/L,在避光条件下室温孵育 15 分钟。将经过烷基化处理的样品移至超滤管中,在室温条件下进行 12 000 g 离心 20 分钟。然后分别使用 8 mol/L 尿素和缓冲液置换尿素,分别进行 3 次置换,以 1:50(质量比)的比例向样品中加入胰蛋白酶,并在过夜的酶解条件下进行处理。随后,在室温条件下进行 12 000 g 离心 10 分钟以回收肽段,并再使用超纯水回收肽段 1 次。最后,将2 次回收的肽段溶液混合。

(5)液相色谱-质谱联用分析:为了将肽段进行分离,首先将其溶解于色谱液相流动相 A 中,并使用 EASY-nLC ™1200 超高效液相系统进行分离。流动相

A 是一个含有 0.1％甲酸和 2％乙腈的水溶液,而流动相 B 是一个含有 0.1％甲酸和 90％乙腈的水溶液。液相梯度分别设置:0～50 分钟,4％～20％B;50～62 分钟,20％～32％B;62～66 分钟,32％～80％B;66～70 分钟,80％B,流速维持在 500 nL/min。肽段在分离后被注入 NSI 离子源中进行电离,然后进入 Orbitrap Exploris 480 质谱进行分析。离子源电压设置为 2.3 kV,FAIMS 补偿电压设置为－45 V,－70 V。使用高分辨的 Orbitrap 对肽段母离子及肽段二级碎片进行检测并且分析。一级质谱扫描范围设置为 400～1 200 m/z,扫描分辨率设置为 60 000。二级质谱扫描范围固定起点为 110 m/z,二级扫描分辨率设置为 30 000,涡轮 TMT 设置为 Off。数据采集模式使用数据依赖型扫描程序,即在一级扫描后选择信号强度最高的前 15 肽段母离子依次进入 HCD 碰撞池进行碎裂,碎裂能量为 27％,以相同的方法依次进行二级质谱分析。为了提高质谱的有效利用率,自动增益控制设置为 75％,信号阈值设置为 10 000 ions/s,将100 毫秒设置为最大注入时间。为了避免母离子的重复扫描,将质谱串联扫描的动态排除时间设置为 30 秒。

3.转录组学研究方法及实验步骤

(1)血浆样本采集:清晨空腹采取肾气亏虚组、阴虚阳亢证组、正常对照组受试者的静脉血 4 mL 至紫色 EDTA 抗凝管中(依次标记为 SQ 组、Y 组、Z 组),颠倒混匀,在血样中加入 3 倍于血样体积的 Tian Gen 红细胞裂解液,颠倒混匀。在室温条件下静置 5 分钟,静置期间再进行 2 次颠倒混匀。4 ℃、3 000 rpm 离心5 分钟,移除离心后的上清液,留下白细胞沉淀;在沉淀中加入 1 mL 的 Trizol,并轻柔地吹打混匀;于－80 ℃冰箱冷冻保存。

(2)血浆样本分组:为避免个体差异带来的误差,我们在 SQ、Y、Z 组中分别随机选取 5 份样品进行组内混合,最终得到 18 份血浆样品(SQ1、SQ2、SQ3、SQ4、SQ5、SQ6、Y1、Y2、Y3、Y4、Y5、Y6、Z1、Z2、Z3、Z4、Z5、Z6),并于－80 ℃冰箱冷冻保存。

(3)实验步骤:取适量的血浆样品,加入 0.6 mL 溶解/结合缓冲液,匀浆。加30 μL miRNA 均质添加剂,混匀。冰浴 10 分钟;加入等体积酚。以最大转速于室温条件下离心 5 分钟。吸取上清液;加 125％体积的 100％乙醇;将混合液放进离心柱里,在室温条件下,以 13 000 rpm,离心 30 秒,移除上清液;加0.35 mL miRNA 洗涤溶液到离心柱中,13 000 rpm,离心 30 秒。移除上清液,将离心柱重新放置到收集管中;混合 10 μL 胰脱氧核糖核酸酶和 70 μL Buffer RDD QIAGEN(♯79254),使总的体积达到 80 μL,将其加入离心柱中的膜上,室温条件下放置 15 分钟；再加 0.35 mL miRNA 洗涤溶液到离心柱中，以 13 000 rpm，离心 30 秒。移除上清液，再次将离心柱重新放置到收集管中；用 0.5 mL 洗涤溶液 2/3 过柱 2 次，以 13 000 rpm，离心 30 秒，移除上清液，将离心柱重新放置到收集管中；空柱离心 1 分钟。将离心柱放置到新的收集管中，在离心柱中心加入以 95 ℃ 预热过的 0.1 mL 洗脱液，放置 2 分钟。在室温条件下最高转速离心 30 秒，收集管中的液体即为提取到 Total RNA，将其放置在 −70 ℃ 冰箱冷冻保存。

4.生物信息学分析方法

（1）蛋白质组学分析。①蛋白识别：本次研究使用 Proteome Discoverer（v2.4.1.15）进行二级质谱数据的检索。检索参数设置：数据库为 Homo_sapiens_9606_PR_20210721.fasta（78120 条序列），为分析计算随机匹配导致的假阳性率，本研究设添了反库；将 Trypsin(Full) 设定为蛋白酶切的方法；肽段最短的长度设置为 6 个氨基酸残基；肽段的最大修饰数目固定为 3；漏切点的数量设置为 2；一级母离子质量误差容范围设为 10 ppm，二级碎片离子的质量误差容区间为 0.02 Da。设脲甲基半胱氨酸为固定修饰，设置可变修饰为氧化（M），乙酰基（N-terminus），Met-loss（M），Met-loss＋acetyl（M）。将 1％ 设置为蛋白肽段，PSM 鉴定的假阳性率。②蛋白定量：研究结果显示了不同样本中各蛋白质的 LFQ 强度（对蛋白质原始强度值进行样本间校正的结果）。通过中心化变换蛋白质在不同样品中 LFQ 的强度（I），得到蛋白质在差异样品中的相对定量值（R）。并形成计算公式：$R_{ij} = I_{ij}/Mean(I_j)$，公式中其中 i 代表样本，j 代表蛋白。③差异蛋白筛选：首先将需要进行比较的样本挑选出，将差分值的倍数（FoldChange，FC）设置为多个重复样本中各蛋白质的相对定量值的平均值之比。计算 A 组和 B 组 2 组之间蛋白质差异的倍数。并列出计算公式：$FC_{A/B, k} = Mean(R_{ik}, i \in A)/Mean(R_{ik}, i \in B)$，公式中 R 即蛋白相对定量值，i 为样本，k 则表示蛋白。为判断差异的显著性，通过使用 t 检验计算出对比组样本中各蛋白质的相对定量值将其设定为 P 值，并将其作为显著指标。默认 P 值＜0.05。正态分布使检验数据符合 t 检验要求。检测前，用 Log2 对蛋白质的相对定量值进行对数变换。计算公式：$Pk = T.test[Log_2(R_{ik}, i \in A), Log_2(R_{ik}, i \in B)]$。

（2）转录组学分析。①测序 reads 基因组比对：通过使用 hisat2 序列比对参考基因组与 Clean Reads，赋予参与测序样本其独特的基因序列，并得到参考基因组或基因上的位置信息。②RNA 定量：将数据库设定为已解码的参考基因序列和相对的注释信息，通过比对基因序列之间的同向性将各样本中表达蛋白编码基因的相对丰度检测出。各组样本在蛋白编码基因上比对出的 reads 值将利用 htseq-count 软件分析并获取。③差异表达基因分析：各个样本基因的 Counts 数目的标准化是通过 DESeq2 软件分析得出的（表达量估算采用 Base Mean 值），对其进行差异倍数的计算，并采用 Negative Binomial 分布进行差异显著性检验，最终差异表达基因的筛选标准为差异倍数和差异显著性检验结果，LogFC 的绝对值≥2，且 P 值<0.05 则被认为是差异表达基因。④蛋白质组学与转录组学的整合分析：将差异蛋白与差异表达基因应用 String 检索蛋白相互作用关系，构建 RNA 与蛋白的相互作用网络，将互作网络导入 Cytoscape 软件，应用 Cytohubba 插件分析网络的拓扑特征，计算每一个节点的 Degree 值并排序，筛选排名靠前的 10 个关键节点，将其命名为 hub 节点。⑤功能富集分析：为了判定差异蛋白或基因在某些功能通路是否具有明显的富集趋势，本研究通过 GO 富集、KEGG 通路富集 2 个层面对各比较组中的差异表达蛋白或基因进行了功能富集，并使用 Fisher 精确检验计量显著性 P 值。以气泡图的形式展现差异表达蛋白或基因富集（P<0.05）到的通路以及功能类型。纵轴为功能类型，横轴为差异表达蛋白或基因在该功能分类中相比于总量所占比重，圆圈颜色表示 BH 法校正后的 P 值，圆圈大小表示功能类型或通路中的差异蛋白或基因计数。将差异表达蛋白和差异表达基因进行功能富集分析，再对构建出的网络节点进行功能富集分析，运用 Cluster Profiler R Package 软件（version 4.2.0）对老年高血压病肾气亏虚证相关蛋白及基因进行功能富集分析。富集分析所用数据集来源于 GO、KEGG。使用 FDR 法进行统计学校正，如果 P<0.05 则被认为具有统计学意义。

5.统计学方法

使用 SPSS Statistics 26.0 软件进行统计学分析。其中，计量资料符合正态性、方差齐性的资料使用独立样本 t 检验或采用单因素方差分析，以均数±标准差表示。若资料不符合正态性或方差齐性，运用非参数检验 Kruskal-Wallis 秩和检验对各组资料进行差异比较，以中位数（四分位数间距）进行描述。计数资料以例数进行统计描述，用 χ^2 检验进行组间比较。所有统计检验均以双侧 P<0.05 为差异有统计学意义。

（三）研究结果

1.一般研究结果

（1）受试者的性别与年龄情况：本次研究共纳入了受试者 90 例，其中肾气亏虚组 30 例（男性 14 例，女性 16 例）平均年龄（69.10±4.10）岁，阴虚阳亢组 30 例（男性 16 例，女性 14 例）平均年龄（68.20±4.05）岁，正常对照组 30 例（男性 14 例，女性 16 例）平均年龄（68.03±3.67）岁，3 组受试者在性别、年龄方面的构成无统计学差异($P>0.05$),具有可比性。

(2)肾气亏虚组与阴虚阳亢组患者的血压比较:肾气亏虚组平均收缩压为(167.37±6.98)mmHg,阴虚阳亢组平均收缩压为(169.67±5.39)mmHg,肾气亏虚组平均舒张压为(91.73±6.87)mmHg,阴虚阳亢组平均舒张压为(89.77±6.82)mmHg,2组间收缩压、舒张压对比无统计学差异($P>0.05$),具有可比性。肾气亏虚组1级高血压患者4例,2级高血压患者26例。阴虚阳亢组1级高血压患者1例,2级高血压患者29例,2组间患者血压分级对比无统计学差异($P>0.05$),具有可比性。

2.蛋白质组学研究结果

(1)蛋白鉴定总览:将搜库分析结果进行进一步的数据过滤有利于研究获取更高质量的分析结果。将1‰设置为3个层面(谱图、肽段以及蛋白)鉴定的准确性FDR;并要求至少1个特异性肽段必须被包含在鉴定出的蛋白中。图6-42是搜库结果经过数据过滤后的鉴定的肽段和蛋白数总体情况。

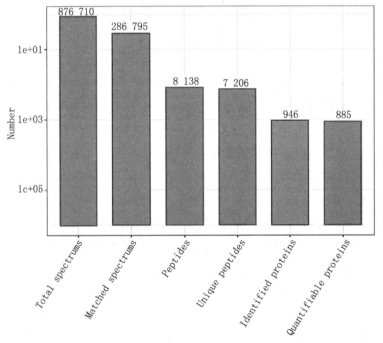

图6-42　蛋白鉴定总览

注:Total spectrums,总谱图数量;Matched spectrums,有效谱图数量;Peptides,鉴定出的肽段数量;Unique peptides,鉴定出的特异性肽段数量;Identified proteins,鉴定蛋白数目;Quantifiable proteins,定量蛋白数目。

(2)蛋白质组学数据质控：经过数据质控，大多数肽段分布在 7～20 个氨基酸，符合基于酶解和质谱碎裂方式的一般规律，且质谱检测到的肽段长度分布也符合要求。绝大多数蛋白对应 2 个以上肽段，在进行 bottom-up 质谱分析策略时，优先扫描丰度较高的肽段。由此得出结论，蛋白质的覆盖率与其在样品中的丰度成正相关关系，而大多数蛋白质的覆盖度均在 30% 以下。此外，经过质控后，在不同阶段的蛋白质中均鉴定到了分布较为均匀分子量，同时，所有样品的碱基正确识别率均超过 90%。

为了使检验样本的定量结果符合统计学的一致性，本研究使用皮尔逊相关性系数(Pearson's correlation coefficient，PCC)对生物或技术重复样本进行重复性检验，此系数可以直观地表示和度量 2 组样本的线性相关程度：PCC 接近 -1 代表样本与样本之间负相关，接近 1 代表样本与样本之间正相关，接近 0 则表示不相关。本研究在对所有样本进行皮尔逊相关分析时，发现 Y1 样本与其他样本的关联程度较低，无法与其他样本富集，故将 Y1 样本剔除，剔除后重新进行皮尔逊相关系数分析，所有样本两两之间的皮尔逊相关系数均位于 0.96～1.00。

(3)差异表达蛋白与汇总及鉴定：根据差异分析步骤，当 $P < 0.05$ 时，以差异表达水平变化 >1.5 作为显著上调的变化阈值，<1.0/1.5 作为显著下调的变化阈值。老年高血压病肾气亏虚证与健康对照组对比，共 37 个差异蛋白，其中起到上调功能的蛋白共 18 个，下调功能为 19 个；老年高血压病肾气亏虚证与阴虚阳亢证对比，共 30 个差异蛋白，其中起到上调功能的蛋白共 13 个，下调为 17 个。本研究所有差异表达的蛋白汇总数据如下图 6-43 所示，同时利用火山图、热图，将组与组之间差异蛋白对比进行了可视化展示。

3.转录组学研究结果

(1)转录组学数据质控。①碱基质量分布：使用 Illumina 碱基识别及 Phred 分值进行碱基质量分布质控，即将质量表示为 ASCII 编码值为 Q+33 的字符。选用 SQ1 及 Z1 样本为例，碱基质量分布见图 6-44。②碱基含量分布：选取 SQ1 和 Z1 样本为例，横坐标是 reads 碱基坐标，表示 reads 上从 5' 到 3' 端依次碱基的排列；纵坐标是所有 reads 在该测序位置 A、C、G、T、N 碱基分别占的百分比，差异的碱基用不同颜色相区别。序列的初始位点与测序的引物接头相连接，所以 A、C、G、T 在起始部分会有较大的波动，之后会趋于稳定。

(2)差异表达基因的鉴定：根据差异分析步骤，老年高血压病肾气亏虚证与健康对照组对比，共 228 个差异表达基因；老年高血压病肾气亏虚证与阴虚阳亢证对比，共 196 个差异表达基因。本研究利用火山图、热图，将组与组之间差异表达基因对比进行了可视化展示。

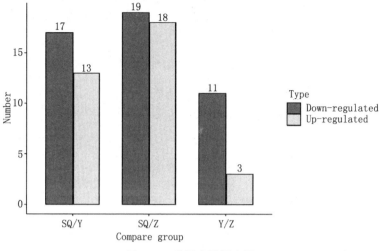

图 6-43　差异表达蛋白图

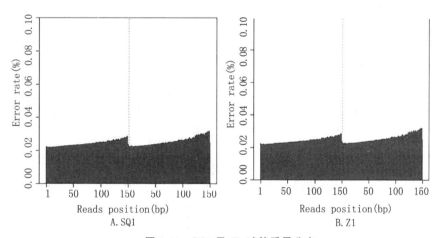

图 6-44　SQ1 及 Z1 碱基质量分布

注:横坐标是 reads 碱基坐标,表示 reads 上从 5' 到 3' 端依次碱基的排列;纵坐标是所有 reads 在该位点处碱基的平均错误率(%)。左半部分为双端测序序列的 R1 端测序 reads 的错误率分布情况,右半部分为 R2 端测序 reads 的错误率分布情况。

4.蛋白质组学与转录组学的整合分析结果

(1)利用 Cytoscape 软件构建老年高血压病肾气亏虚证相较于老年健康人群的蛋白互作网络。通过计算每一个节点的 Degree、BottleNeck、Closeness、Betweenness 等拓扑特征对蛋白互作网络进行分析,并根据拓扑特征降序排列,最终筛选出排名靠前的 10 个关键节点,如表 6-84 所示。

表 6-84 筛选出的拓扑节点

Gene name	Degree	BottleNeck	Closeness	Betweenness
CXCL8	33	8	78.316 67	3 006.145 58
MMP9	32	56	78.233 33	3 365.337 41
EGF	27	19	74.350 00	3 552.394 65
VCAM1	23	11	71.216 67	1 623.726 97
CRP	21	26	68.616 67	2 903.875 78
HSP90AA1	18	23	67.800 00	3 059.446 58
TXN	14	12	63.483 33	1 699.276 64
PLAUR	13	7	60.566 67	767.430 78
SOD1	13	9	58.042 86	1 951.098 53
CD163	13	6	60.850 00	1 445.801 28

如表所示,10 个关键节点包括 CXCL8、MMP9、EGF、VCAM1、CRP、HSP90AA1、TXN、PLAUR、SOD1、CD163。10 个关键节点之间互作网络图如下(图 6-45)。

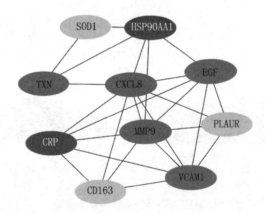

图 6-45 关键拓扑节点互作图

(2)老年高血压病肾气亏虚证相关的信号通路:经 GO 富集、KEGG 富集分析,根据校正后的 P 值筛选出排名靠前的可能与老年高血压病肾气亏虚证相关的信号通路。①KEGG 富集通路:IL-17 信号通路、脂质和动脉粥样硬化、补体和凝血级联、军团菌病、PI3K-Akt 信号通路、膀胱癌、MAPK 信号通路、细胞因子-细胞因子受体相互作用。②GO 富集通路:生殖结构发育、生殖系统发育、激酶活性的正向调节、蛋白激酶活性的正调控、细胞趋化性、多生物体繁殖过程、多细胞生物过程、胎盘发育急性炎症反应、表皮生长因子受体信号通路的正调控。

（3）利用 Cytoscape 软件构建老年高血压病肾气亏虚证相较于阴虚阳亢证的蛋白互作网络。通过计算每一个节点的 Degree、BottleNeck、Closeness、Betweenness 等拓扑特征对蛋白互作网络进行分析，并根据拓扑特征降序排列，最终筛选出排名靠前的 10 个关键节点，如表 6-85 所示。

表 6-85　筛选出的证候特异性拓扑节点

Gene name	Degree	BottleNeck	Closeness	Betweenness
ITGAM	21	35	50.583 33	3 136.367 97
GAPDH	18	72	50.566 67	4 540.342 89
FOS	13	16	44.150 00	1 204.025 17
CENPA	13	3	36.719 05	130.499 77
HIST2H2BE	13	6	43.933 33	790.760 31
HIST1H4F	12	5	41.016 67	339.733 61
H2AFB1	10	3	36.785 71	65.945 24
ORC1	10	2	35.052 38	62.477 14
CD163	10	4	40.266 67	249.098 01
HIST1H3J	9	1	34.802 38	85.792 86

如表所示，10 个关键节点包括 ITGAM、GAPDH、FOS、CENPA、HIST2H2BE、HIST1H4F、H2AFB1、ORC1、CD163、HIST1H3J。10 个关键节点之间互作网络图，如图 6-46 所示。

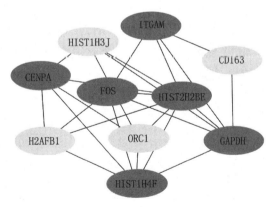

图 6-46　证候特异性关键拓扑节点互作图

（4）老年高血压病肾气亏虚证证候差异相关的信号通路：经 GO 富集、KEGG 富集分析，根据校正后的 P 值筛选出排名靠前的可能与老年高血压病肾气亏虚证证候差异相关的信号通路。①KEGG 富集通路：细胞因子与细胞因子受体的相互作用、病毒蛋白与细胞因子和细胞因子受体的相互作用、IL-17 信号通路、TNF 信号通路、百日咳。②GO 富集通路：调节体液水平、光刺激反应、髓系白细胞迁移、粒细胞迁移、粒细胞趋化性、中性粒细胞迁移、髓系白细胞介导的免疫的调节、整合素激活、中性粒细胞介导免疫、整合素激活的调节。

(5)老年高血压病肾气亏虚证证候特异性分析：经过将 SQ 对比 Z、SQ 对比 Y，将 2 组蛋白互作网络交叉，结合拓扑特征节点的分析与 Pubmed 等数据库的检索，最终确定了 IL-17 信号通路为老年高血压病肾气亏虚证可能的证候特异性信号通路，以及 CXCL8、MMP-9、FOS 共 3 个关键节点在其中分别起到上调或下调的作用。

(四)研究结论

综上所述，本研究通过整合老年高血压病肾气亏虚组、阴虚阳亢组、健康对照组的差异蛋白与基因，从相对系统的角度构建了老年高血压病肾气亏虚证的生物学网络，找到了老年高血压病肾气亏虚证的证候特异性生物标记物，以及相关的信号通路。研究结论如下。

(1)老年高血压病肾气亏虚证患者、阴虚阳亢证患者，以及健康老年人之间具有不同的基因-蛋白调控模式。

(2)IL-17 信号通路是老年高血压病肾气亏虚证证候特异性信号调控通路，IL-17 信号通路主要通过介导炎症反应参与到老年高血压病肾气亏虚证的发生发展之中。

(3)CXCL8、FOS、MMP-9 等生物标记物通过抑制 NO 合成、激活氧化应激等途径参与到 IL-17 信号通路中，并通过调控或执行炎症反应而参与老年高血压病肾气亏虚证的发生与发展中。

第七章
益肾降压方对老年高血压病肾气亏虚证大动脉弹性功能影响

高血压常与糖、脂代谢紊乱及向心性肥胖等危险因素并存,并成倍增加心脑血管疾病的发生率和死亡率。老年人收缩压升高,被认为是大动脉弹性功能减退的结果,年龄的增加可导致动脉弹性的降低和内皮细胞的功能损害。动脉顺应性减弱不仅在高血压(尤其是老年高血压)的发病和进展中起重要作用,而且是高血压患者未来心血管病事件发生的独立危险因素。前期研究发现益肾降压方对老年高血压病肾气亏虚证患者有良好的降压作用,为进一步探究其对老年高血压病肾气亏虚证大动脉弹性功能影响,观察老年高血压病肾气亏虚证患者治疗前后大动脉弹性评价参数(脉搏波速、内中膜厚度、压力-应变弹性系数、膨胀系数、顺应性系数等)的变化情况及血浆内皮素/NO、血栓素 B2/6-酮-前列腺素的动态平衡情况,最终从整体和分子水平探讨益肾降压方干预老年高血压病肾气亏虚证患者大动脉弹性功能的作用靶点。

一、资料与标准

(一)病例来源与分组方法

从 2014 年 1 月 1 日至 2015 年 10 月 1 日,项目组成员按照老年高血压病肾气亏虚证的病例纳入和排除标准,在山东中医药大学附属医院心病科病房、保健科病房及综合内科病房的患者中选取病例,共搜集到老年高血压病肾气亏虚证患者 60 人(男女不限)纳入研究,按随机数字表法分为 2 组(治疗组和对照组)。其中,治疗组采用益肾降压方联合马来酸左旋氨氯地平干预,对照组采用西药干预,分别进行动脉弹性评价和动脉内皮功能检测。

(二)一般资料

对 2 组患者的年龄构成、平均年龄、体重、身高、体重指数、工作性质构成、患者的病程、合并其他疾病的情况、入选时的血压分级、血压水平及中医症状积分等进行统计学分析,比较情况见表 7-1 至表 7-9。

表 7-1 2 组患者年龄构成比较

组别	例数	年龄分布		最小年龄	最大年龄	平均年龄/岁
		65～69	70～80			
治疗组	30	17	13	65	76	69.07±4.06
对照组	30	15	15	65	79	68.87±4.93

注:2 组患者年龄分布比较,经 χ^2 检验,$\chi^2=0.268$,$P=0.605>0.05$,无统计学差异;2 组平均年龄比较,经成组资料 t 检验,$t=0.172$,$P=0.864>0.05$,组间差异无统计学意义。

表 7-2 2 组患者体重、身高及体重指数比较

组别	例数	体重/kg	身高/m	体重指数/(kg·m^{-2})
治疗组	30	70.90±12.06	168.50±7.11	25.03±4.37
对照组	30	67.60±8.42	167.97±5.08	23.95±2.80

注:2 组患者体重、身高及体重指数比较,经 t 检验,t 值分别为 1.228、1.242、3.014,P 值分别为 0.225、0.294、0.054,因 P 值皆>0.05,故无统计学差异。

表 7-3 2 组患者工作性质构成比较

组别	例数	体力劳动者/%	脑力劳动者/%
治疗组	30	3(10)	27(90)
对照组	30	5(17)	25(83)

注:2 组患者工作性质构成比较,经 χ^2 检验,$\chi^2=0.144$,$P=0.704>0.05$,无统计学差异。

表 7-4 2 组患者病程比较

组别	例数	<60 个月	60～120 个月	>120 个月	平均病程/月
治疗组	30	6	9	15	114.75±20.95
对照组	30	9	10	11	111.18±20.30

注:2 组患者病程构成比较,经 χ^2 检验,$\chi^2=1.268$,$P=0.530>0.05$,无统计学差异;2 组平均病程比较,经 t 检验,$t=0.011$,$P=0.991>0.05$,组间差异无统计学意义。

表 7-5 2 组患者合并其他疾病情况比较

组别	例数	冠心病/%	高脂血症/%	糖尿病/%	脑梗死/%
治疗组	30	7(23)	5(17)	6(20)	3(10)
对照组	30	6(20)	7(23)	5(17)	2(7)

注:2 组患者合并其他疾病情况比较,经 χ^2 检验,$\chi^2=0.754$,$P=0.945>0.05$,无统计学差异。

表 7-6 2组患者治疗史情况比较

组别	例数	有/%	无/%
治疗组	30	17(56.67)	13(43.33)
对照组	30	23(76.67)	7(23.33)

注:2组患者治疗史情况比较,经χ^2检验,$\chi^2=2.700$,$P=0.100>0.05$,无统计学差异。

表 7-7 2组患者治疗前血压分级比较

组别	例数	1级/%	2级/%
治疗组	30	14(47)	16(53)
对照组	30	12(40)	18(60)

注:2组患者治疗前血压分级比较,经χ^2检验,$\chi^2=0.271$,$P=0.602>0.05$,无统计学差异。

表 7-8 2组患者治疗前血压水平比较

组别	例数	收缩压/mmHg	舒张压/mmHg
治疗组	30	164.87±9.06	102.43±4.90
对照组	30	166.27±9.98	102.53±4.93

注:2组患者治疗前收缩压、舒张压水平比较,经t检验,t值分别为-0.569、-0.079,P值为0.527、0.938,皆>0.05,无统计学差异。

表 7-9 2组患者治疗前中医症状积分比较

组别	例数	中医症状积分
治疗组	30	359.03±44.06
对照组	30	340.20±39.96

注:2组患者治疗前中医症状积分比较,经t检验,$t=1.734$,$P=0.088>0.05$,无统计学差异。

从以上资料分析可知,2组患者的年龄构成、平均年龄、体重、身高、体重指数、工作性质构成、病程、合并其他疾病的情况、入选时的血压分级、血压水平及中医症状积分等方面皆无统计学差异($P>0.05$),具有可比性。

(三)高血压病西医诊断标准

1.高血压病诊断标准

参照《2014年中国高血压患者教育指南》规定:未服用抗高血压药物的情况下,非同日3次测量上肢血压,收缩压≥18.7 kPa(140 mmHg)和/或舒张压≥12.0 kPa(90 mmHg),考虑为高血压。

2.高血压病临床分级标准

参照2014年中国高血压联盟、国家心血管病中心、中华医学会心血管病分会、中国医师协会高血压专业委员会联合颁布的《2014年中国高血压患者教育指南》。

3.老年高血压病的诊断标准

参照2014年中华医学会老年医学分会、中国医师协会高血压专业委员会制定的《老年人高血压特点与临床诊治流程专家建议》的规定:老年人高血压是指在年龄≥65岁的老年人群中,血压持续升高或3次以上非同日坐位收缩压血压≥18.7 kPa(140 mmHg)和/或舒张压≥12.0 kPa(90 mmHg);若收缩压≥18.7 kPa(140 mmHg)及舒张压<12.0 kPa(90 mmHg),则诊断为老年单纯收缩期高血压。

(四)中医辨证标准

1.选择符合标准的患者

参考《老年高血压病肾气亏虚证诊断量表的反应度分析》,选择符合标准的患者。①肾虚证:眩晕(或头晕),腰酸膝软,健忘,听力减退,齿摇发脱,夜尿频,尿余沥。②气虚证:神疲,乏力,气短,嗜卧,诸症遇劳加重。③舌脉:舌质淡白,脉沉、细、弱。具备肾虚、气虚证指标至少各1项,同时具备舌脉者纳入所属证型。

2.制定中医症候积分表

参考《老年高血压病肾气亏虚证诊断量表的反应度分析》,制定中医症候积分表(表7-10)。

表7-10　中医症候积分表

主症	权重系数	记分	症状分级标准
头晕	7		□1分,□2分,□3分,□4分,□5分
腰酸	8		□1分,□2分,□3分,□4分,□5分
膝软	8		□1分,□2分,□3分,□4分,□5分
健忘	4		□1分,□2分,□3分,□4分,□5分
听力减退	4		□1分,□2分,□3分,□4分,□5分
发脱	3		□1分,□2分,□3分,□4分,□5分
齿摇	4		□1分,□2分,□3分,□4分,□5分
神疲	8		□1分,□2分,□3分,□4分,□5分
乏力	9		□1分,□2分,□3分,□4分,□5分
气短	7		□1分,□2分,□3分,□4分,□5分
诸症遇劳加重	7		□1分,□2分,□3分,□4分,□5分
嗜卧	2		□1分,□2分,□3分,□4分,□5分

续表

主症	权重系数	记分	症状分级标准
夜尿增多	7		□ 1分,□ 2分,□ 3分,□ 4分,□ 5分
小便淋漓不尽	5		□ 1分,□ 2分,□ 3分,□ 4分,□ 5分
舌质淡白	3		□ 1分,□ 3分
脉沉	5		□ 1分,□ 3分
脉细	5		□ 1分,□ 3分
脉弱	5		□ 1分,□ 3分

注:在诸症候评分标准中,除舌苔、脉象外,其余均按照以下标准进行评分。1分,根本没有;2分,有,较轻;3分,有,一般;4分,比较严重;5分,很严重。舌苔、脉象1分,无;3分,有。中医症状总积分＝权重系数×记分;若积分在220分及以上,则可诊为肾气亏虚证型。

(五)试验病例标准

1.病例入选标准

(1)符合高血压病诊断标准及中医肾气亏虚证之病机类型。

(2)原发性高血压,过去未用降压药或经洗脱后一周不同日3次测压,血压达到诊断标准。

(3)1级和2级高血压的患者中,血压必须符合:18.7 kPa(140 mmHg)≤收缩压＜24.0 kPa(80 mmHg),12.0 kPa(90 mmHg)≤舒张压＜14.7 kPa(110 mmHg)。

(4)未用药或已服用降血压药物但经2周洗脱期后血压达到上述标准。

(5)年龄在65～80岁(包括65岁、80岁)。

(6)1级高血压病程必须＞3个月。

(7)知情同意并签署知情同意书。

以上各项均符合,方可入选。

2.病例排除标准

(1)年龄在65岁以下或80岁以上。

(2)妊娠,或准备妊娠,或哺乳期妇女。

(3)继发性高血压。

(4)收缩压＜18.7 kPa(140 mmHg),舒张压＜12.0 kPa(90 mmHg)者。

(5)3级高血压或单纯收缩压高血压者。

(6)合并有精神病。

(7)半年内有心肌梗死或明显脑卒中史。

(8)过敏体质或多种药物过敏者。

(9)近 3 个月内接受过其他新药临床试验者。

(10)洗脱期结束后未达到高血压诊断标准者。

(11)1 级高血压病程不足 3 个月者。

(12)合并以下脏器损害的临床表现,如心绞痛、心肌梗死、心力衰竭、短暂性脑缺血发作、脑卒中、高血压脑病、视网膜出血、渗出物伴或不伴视盘水肿、血肌酐＞177 μmol/L、动脉夹层、动脉闭塞性疾病。

以上各项中具备任意 1 项,即可排除。

3.病例剔除标准

(1)因误诊、误纳、全未服用益肾降压颗粒或全无检测记录,符合排除标准者。

(2)因疗效差、难以耐受、经济原因等因素受试者自行退出,或失访脱落者。

(3)受试者依从性差、未按规定用药、发生严重不良反应、发生并发症,不宜继续接受试验者。

4.疗效判断及安全性评定标准

疗效判断及安全性评定标准同第六章"三、老年高血压病肾气亏虚证证效关联的代谢组学研究"。

二、研究方法

(一)治疗方法

1.洗脱期

进行试验前停服治疗高血压病的药物或疗法 2 周,并在第 3 周测量血压 3 次。洗脱期间,血压回升达到或超过既往最高血压水平时提前结束洗脱期,开始进行临床试验。

2.治疗期

(1)治疗组:在西药(马来酸左旋氨氯地平片)常规降压的基础上,联合应用益肾降压方对患者进行干预。①治疗药物:西药用常规降压药马来酸左旋氨氯地平片。中药用益肾降压方,其组成为黄芪、淫羊藿、槲寄生、女贞子、酸枣仁(炒)、泽泻、怀牛膝。②治疗方法:符合入选标准的治疗组患者,一方面给予马来酸左旋氨氯地平片,每片 2.5 mg,口服,每次 1～2 片,每天 1 次,12 周为 1 个疗程;另一方面给予益肾降压方治疗,水煎温服,日 2 服,日 1 剂,12 周为 1 个疗程。

(2)对照组。①治疗药物:应用西药常规降压,给予马来酸左旋氨氯地平片。②治疗方法:给予马来酸左旋氨氯地平片,每片 2.5 mg,口服,每次 1～2 片,每天

1 次,12 周为 1 个疗程。

(二)观测指标及方法

1.安全性观测

(1)血常规及肝、肾功能检测:血常规主要监测白细胞、血小板、红细胞及血红蛋白;肝功能以血清谷丙转氨酶和谷草转氨酶为参考;肾功能以肌酐和血尿素氮为参考。研究前后每病例均进行检测。

(2)不良反应观测:用药期间出现任何异常症状、体征都应记录,应将其出现时间、持续时间、处理措施、经过等如实记录,并判断不良反应与药物的因果关系。发现不良反应时,应根据病情决定是否中止观察,对因不良反应而停药的病例详细记录处理经过及结果。

2.疗效性观测

(1)大动脉弹性功能的检测:采用多普勒组织成像法检测颈动脉的内膜中层厚度、收缩期血流峰值流速、舒张期血流峰值流速、平均血流速度、收缩期血管最大直径、舒张期血管最小直径,根据检查结果计算出其他大动脉弹性功能的检测指标,如血流指数(阻力指数、搏动指数)、僵硬度参数(α 系数、β 系数)、膨胀系数、压力-应变弹性系数、顺应性系数等。①内膜中层厚度:动脉粥样硬化的早期表现即为血管增厚,而内膜中层厚度恰可反映血管壁的厚度及动脉粥样硬化的程度。内膜中层厚度与动脉弹性呈负相关。颈动脉常作为临床上测量内膜中层厚度的最常用部位。②血流指数:主要有搏动指数和阻力指数。因其数值不受取样角度和年龄的影响,故相较于血流速度,其具有更高的诊断价值。搏动指数反映了动脉管壁的顺应性,其值越小,顺应性越小,则动脉壁越僵硬,弹性越弱;反之则弹性越强。阻力指数反映了血管的外周阻力,其值与外周阻力呈正比,值越大,阻力越大。外周阻力在维持血压正常方面很大程度上发挥了重要的作用。搏动指数$=\triangle S/Vm$,阻力指数$=\triangle S/Vs$,(其中$\triangle S=Vs-Vd$,Vs、Vd、Vm 分别为最大、最小、平均血流速度)。③僵硬度参数(α 系数、β 系数):僵硬度参数反映了动脉硬化的程度。僵硬度参数与血管弹性呈反比,其值越大,弹性越小。僵硬度 α 系数$=Ad\times ln(Ps/Pd)/\triangle A$,(其中,$\triangle A=As-Ad$,$As$、$Ad$ 分别为收缩期、舒张期血管面积,Ps、Pd 分别为收缩末期、舒张末期血压,ln 为自然对数);僵硬度 β 系数$=(lnPs-lnPd)/(\triangle D/Dd)$,(其中$\triangle D=Ds-Dd$,$Ds$、$Dd$ 分别为收缩期、舒张期内径)。④压力-应变弹性系数:为脉压与血管内径相对改变的比值,其与血管弹性呈反比,压力-应变弹性系数越大,血管硬度越大,弹性越差。压力-应变弹性系数$=\triangle P/(\triangle D/Dd)$。⑤膨胀系数:表示随血压的变化,血管管腔面积所对应的变化幅度。膨胀系数与血管弹性呈正比。膨胀系数$=(\triangle S/S)/\triangle P$,(其中$\triangle S=Sd-Ss,S=(Ss+Sd)/2$,$Ss$、$Sd$分别为收缩期、舒张期血管管腔的平均截面积)。⑥顺应性系数:为血管管径截面积的相对改变与脉压的比值,其大小与血管弹性呈正比。顺应性系数$=\triangle S/\triangle P$。

采用DU6型彩色超声诊断仪,探头频率为7.5~11.0 MHZ,患者仰卧位,双肩垫枕,头略向后仰,充分暴露颈部,常规探测双侧颈总动脉,测量颈总动脉的内膜中层厚度、颈总动脉内径、颈总动脉血流动力学指标等。①颈总动脉内膜中层厚度:取颈总动脉距离分叉部1.5 cm处的远端血管壁,将血管内膜内表面至中膜外表面的距离作为内膜中层厚度,若该处有动脉粥样斑块,则取近端1.5 cm处测量。②颈总动脉内径:在颈总动脉分叉部1.5 cm处分别测量收缩期及舒张期血管内径,作为最大血管直径与最小血管直径。③颈总动脉血流动力学指标:将脉冲多普勒取样容积放置在颈总动脉分叉部1.5 cm的血管中央,取样容积为2~4 mm,声束与血流束的夹角<60°,测定的血流动力学指标为收缩期峰值流速、舒张期峰值流速、平均血流速度。测得血管内膜中层厚度1.16 mm,舒张期血管内径8.72 mm,收缩期血管内径6.98 mm,收缩期峰值流速9 mm/s,舒张期峰值流速12.1 mm/s,平均血流速度0.15 m/s。

(2)血管内皮功能水平及其动态平衡情况的检测:分别在"洗脱期"结束及治疗12周时,采集2组患者的空腹静脉血液标本,进行血管内皮因子NO、内皮素、血栓素B2、6-酮-前列腺素检测;内皮素/NO、血栓素B2/6-酮-前列腺素的值通过计算获得。

(3)益肾降压方降压疗效的观测:血压的测量方法按照全国心血管病流行病学和人群防治工作座谈会制订的方法,患者坐位休息5分钟,然后采用柯氏听诊法,用标准水银柱血压计测右上臂肱动脉血压,充气后以每秒下降约0.3 kPa(2 mmHg)的速度放气来测量收缩压和舒张压,连续测量三次,取其平均值作为该次测量的结果。以治疗前一周内非同日3次血压的平均值作为观察血压;以疗程最后一周非同日3次血压的平均值作为疗效评定血压。观察期间门诊患者每周测血压2次,住院患者每周测血压3~5次。

(4)临床症状及舌象、脉象的观察:依照中医症状积分标准分别于治疗前、治疗4周、治疗8周、治疗12周逐项询问并做记录,每份病例症状与相应权重系数乘积的总和为该病例症候总积分。治疗结束后根据积分变化判定试验病例的中医症候疗效。

(三)中止试验标准及统计学方法

中止试验标准及统计学方法同第六章"一、老年高血压病肾气亏虚证性激素水平、受体表达强度及调控机制的研究"。

三、研究结果

依据课题研究计划,本研究项目主要以老年高血压病肾气亏虚证患者为研究对象,随机分为治疗组和对照组,分别采用中西医结合治疗和西医规范治疗对2组患者进行干预。一方面,观察治疗前后患者大动脉弹性评价参数的变化情况;另一方面,观察治疗前后患者血浆内皮素、NO、血栓素 B2、6-酮-前列腺素水平变化及内皮素/NO、血栓素 B2/6-酮-前列腺素的动态平衡情况,从整体和分子水平探讨益肾降压方干预老年高血压病肾气亏虚证患者大动脉弹性功能的作用靶点。

(一)益肾降压方干预大动脉弹性功能的试验研究

2组患者治疗前大动脉弹性功能的各项指标比较无统计学差异($P > 0.05$),存在可比性。治疗组患者治疗前后的搏动指数比较,经配对资料 t 检验,$t = -5.419$,$P = 0.000 < 0.01$,具有非常显著性统计学差异;对照组患者治疗前后的搏动指数比较,经配对资料 t 检验,$t = -1.992$,$P = 0.056 > 0.05$,无统计学差异;2组患者治疗后的搏动指数比较,经成组资料 t 检验,$t = 2.412$,$P = 0.019 > 0.05$,无统计学差异。

治疗组患者治疗前后的阻力指数比较,经配对资料 t 检验,$t = 7.298$,$P = 0.000 < 0.01$,具有非常显著性统计学差异;对照组患者治疗前后的阻力指数比较,经配对资料秩和检验,$Z = -2.173$,$P = 0.030 < 0.05$,具有显著性统计学差异;2组患者治疗后的阻力指数比较,经成组资料 t 检验,$t = -2.439$,$P = 0.018 < 0.05$,具有显著性统计学差异。

治疗组患者治疗前后的僵硬度参数(α 系数)比较,经配对资料 t 检验,$t = 2.031$,$P = 0.052 > 0.05$,无统计学差异;对照组患者治疗前后的僵硬度参数(α 系数)比较,经配对资料秩和检验,$Z = -1.665$,$P = 0.096 > 0.05$,无统计学差异;2组患者治疗后的僵硬度参数(α 系数)比较,经成组资料秩和检验,$t = -1.715$,$P = 0.086 > 0.05$,无统计学差异。

治疗组患者治疗前后的僵硬度参数(β 系数)比较,经配对资料 t 检验,$t = 4.067$,$P = 0.000 < 0.01$,具有非常显著性统计学差异;对照组患者治疗前后的僵硬度参数(β 系数)比较,经配对资料 t 检验,$t = 1.727$,$P = 0.095 > 0.05$,无统计学差异;2组患者治疗后的僵硬度参数(β系数)比较,经成组资料t检验,$t=-3.734$,$P=0.000<0.01$,具有非常显著性统计学差异。

治疗组患者治疗前后的内中膜厚度比较,经配对资料秩和检验,$Z=-4.649$,$P=0.000<0.01$,具有非常显著性统计学差异;对照组患者治疗前后的内中膜厚度比较,经配对资料秩和检验,$Z=-3.254$,$P=0.001<0.01$,具有非常显著性统计学差异;2组患者治疗后的内中膜厚度比较,经成组资料秩和检验,$Z=-3.737$,$P=0.000<0.01$,具有非常显著性统计学差异。

治疗组患者治疗前后的压力-应变弹性系数比较,经配对资料t检验,$t=2.914$,$P=0.007<0.01$,具有非常显著性统计学差异;对照组患者治疗前后的压力-应变弹性系数比较,经配对资料秩和检验,$Z=-3.116$,$P=0.002<0.01$,具有非常显著性统计学差异;2组患者治疗后的压力-应变弹性系数比较,经成组资料秩和检验,$Z=-1.493$,$P=0.135>0.05$,无统计学差异。

治疗组患者治疗前后的膨胀系数比较,经配对资料t检验,$t=-2.486$,$P=0.019<0.05$,具有显著性统计学差异;对照组患者治疗前后的膨胀系数比较,经配对资料t检验,$t=-3.066$,$P=0.005<0.01$,具有非常显著性统计学差异;2组患者治疗后的膨胀系数比较,经成组资料秩和检验,$Z=-1.635$,$P=0.102>0.05$,无统计学差异。

治疗组患者治疗前后的顺应性系数比较,经配对资料秩和检验,$Z=-2.725$,$P=0.006<0.01$,具有非常显著性统计学差异;对照组患者治疗前后的顺应性系数比较,经配对资料t检验,$t=-3.341$,$P=0.002<0.01$,具有非常显著性统计学差异;2组患者治疗后的顺应性系数比较,经成组资料秩和检验,$Z=-1.552$,$P=0.121>0.05$,无统计学差异。

统计结论显示:同治疗前相比,治疗组患者的搏动指数、顺应性系数皆有非常显著的上升趋势,膨胀系数有显著的上升趋势,阻力指数、僵硬度参数(β系数)、内中膜厚度、压力-应变弹性系数皆有非常显著的下降趋势,以上变化皆有统计学意义;僵硬度参数(α系数)虽有下降趋势,但无统计学意义。同治疗前相比,对照组患者的膨胀系数、顺应性系数皆有非常显著的上升趋势,阻力指数有显著下降趋势,内中膜厚度、压力-应变弹性系数皆有非常显著的下降趋势,以上变化皆有统计学意义;虽然搏动指数有上升趋势,僵硬度参数(α系数和β系数)有下降趋势,但皆无统计学意义。治疗后2组患者比较,治疗组患者的搏动指数的上升幅度明显大于对照组;治疗组患者阻力指数、僵硬度参数(β系数)、内中膜厚度的下降幅度明显大于对照组,以上变化皆有非常显著性统计学差异。由此可知,中药益肾降压方联合马来酸左旋氨氯地平在改善大动脉弹性功能方面明显优于单用马来酸左旋氨氯地平(表 7-11)。

表 7-11　2 组患者治疗前后大动脉弹性功能变化比较

项目		治疗组(30 例)		对照组(30 例)	
		治疗前	治疗后	治疗前	治疗后
血流指数	搏动指数	2.65 ± 0.50	3.20 ± 0.44 * * ▲▲	2.73 ± 0.40	2.92 ± 0.44
	阻力指数	0.93 ± 0.03	0.88 ± 0.03 * * ▲▲	0.91 ± 0.04	0.90 ± 0.03 *
僵硬度参数	α 系数	1.95 ± 0.80	1.68 ± 0.54	2.31 ± 1.16	1.98 ± 0.72
	β 系数	4.15 ± 1.60	3.14 ± 1.14 * ▲▲	4.71 ± 1.21	4.37 ± 1.40
内中膜厚度/cm		1.22 ± 0.10	1.02 ± 0.08 * * ▲▲	1.20 ± 0.11	1.13 ± 0.11 * *
压力-应变弹性系数/Kpa		238.39 ± 105.20	182.53 ± 71.64 * *	273.19 ± 124.83	209.83 ± 72.59 * *
膨胀系数		$0.004\,3\pm0.001\,8$	$0.005\,2\pm0.001\,7$ *	$0.003\,7\pm0.001\,4$	$0.004\,6\pm0.001\,6$ * *
顺应性系数		$0.170\,4\pm0.071\,6$	$0.207\,1\pm0.071\,1$ * *	$0.139\,3\pm0.057\,9$	$0.180\,4\pm0.068\,4$ * *

注:经 t 检验或秩和检验,组内治疗前后比较, * $P<0.05$,有显著性统计学差异; * * $P<0.01$,有非常显著性统计学差异;组间比较,▲$P<0.05$,有统计学差异;▲▲$P<0.01$,有显著统计学差异。

(二)益肾降压方干预大动脉内皮功能的试验研究

1.2 组患者治疗前后血管内皮功能变化比较

2 组患者治疗前大动脉弹内皮功能的各项指标比较,无统计学差异($P>0.05$),存在可比性。治疗组患者治疗前后的内皮素水平比较,经配对资料 t 检验,$t=2.855,P=0.008<0.01$,具有非常显著性统计学差异;对照组患者治疗前后的内皮素水平比较,经配对资料 t 检验,$t=2.503,P=0.018<0.05$,具有显著性统计学差异;2 组患者治疗后的内皮素水平比较,经成组资料 t 检验,$t=-2.174,P=0.034>0.05$,无统计学差异。

治疗组患者治疗前后的 NO 水平比较,经配对资料 t 检验,$t=-0.409,P=0.686>0.05$,无统计学差异;对照组患者治疗前后的 NO 水平比较,经配对资料 t 检验,$t=-1.353,P=0.186>0.05$,无统计学差异;2 组患者治疗后的 NO 水平比较,经成组资料 t 检验,$t=1.723,P=0.090>0.05$,无统计学差异。

治疗组患者治疗前后的血栓素水平比较,经配对资料 t 检验,$t=2.010,P=0.054>0.05$,无统计学差异;对照组患者治疗前后的血栓素水平比较,经配对资料 t 检验,$t=-0.205,P=0.839>0.05$,无统计学差异;2 组患者治疗后的血栓素水平比较,经成组资料秩和检验,$Z=-2.040,P=0.041<0.05$,具有显著性统计学差异。

治疗组患者治疗前后的 6-酮-前列腺素水平比较,经配对资料 t 检验,$t=-4.051$,$P=0.000<0.01$,具有非常显著性统计学差异;对照组患者治疗前后的 6-酮-前列腺素水平比较,经配对资料 t 检验,$t=1.523$,$P=0.139>0.05$,无统计学差异;2 组患者治疗后的 6-酮-前列腺素水平比较,经成组资料秩和检验,$Z=-5.278$,$P=0.000<0.01$,具有非常显著性统计学差异。

治疗组患者治疗前后的内皮素/NO 比值比较,经配对资料 t 检验,$t=2.695$,$P=0.012<0.05$,具有显著性统计学差异;对照组患者治疗前后的内皮素/NO 比值比较,经配对资料 t 检验,$t=2.698$,$P=0.012<0.05$,具有显著性统计学差异;2 组患者治疗后的内皮素/NO 比值比较,经成组资料 t 检验,$t=-2.476$,$P=0.016<0.05$,具有显著性统计学差异。

治疗组患者治疗前后的血栓素 B2/6-酮-前列腺素比值比较,经配对资料 t 检验,$t=4.022$,$P=0.000<0.01$,具有非常显著性统计学差异;对照组患者治疗前后的血栓素 B2/6-酮-前列腺素比值比较,经配对资料 t 检验,$t=-1.057$,$P=0.299>0.05$,无统计学差异;2 组患者治疗后的血栓素 B2/6-酮-前列腺素比值比较,经成组资料秩和检验,$Z=-5.308$,$P=0.000<0.05$,具有非常显著性统计学差异。

统计结论显示:同治疗前相比,治疗组患者的内皮素、内皮素/NO 比值及血栓素 B2/6-酮-前列腺素比值皆有非常显著的下降趋势,6-酮-前列腺素有非常显著的上升趋势,以上变化皆有统计学意义;NO 有上升趋势,血栓素 B2 有下降趋势,但皆无统计学意义。同治疗前相比,对照组患者的内皮素、内皮素/NO 比值皆有显著的下降趋势,以上变化皆有统计学意义;其余指标变化皆无统计学意义。治疗后 2 组患者比较,治疗组患者的内皮素的下降幅度及内皮素/NO 比值的下降幅度皆明显大于对照组,6-酮-前列腺素的上升幅度及血栓素 B2/6-酮-前列腺素比值的下降幅度皆明显大于对照组。由此可知,中药益肾降压方联合马来酸左旋氨氯地平在改善大动脉内皮功能方面明显优于单用马来酸左旋氨氯地平(表 7-12)。

表 7-12 2 组患者治疗前后血管内皮功能变化比较

血管内皮因子指标	治疗组(30 例)		对照组(30 例)	
	治疗前	治疗后	治疗前	治疗后
内皮素/(pg·mL^{-1})	48.71±3.44	46.57±2.01 * * ▲	50.16±3.74	47.83±2.45 *
NO/(μmol·L^{-1})	76.88±1.97	77.08±1.20	76.17±1.52	76.61±0.91
血栓素 B2/(pg·mL^{-1})	72.64±3.30	71.63±2.24▲	72.49±3.60	72.63±1.79

续表

血管内皮因子指标	治疗组（30 例）		对照组（30 例）	
	治疗前	治疗后	治疗前	治疗后
6-酮-前列腺素/(pg·mL⁻¹)	65.21±2.90	67.13±1.66＊＊▲▲	64.78±2.65	63.96±1.86
内皮素/NO	0.63±0.05	0.60±0.03＊▲	0.66±0.05	0.62±0.03＊
血栓素 B2/6-酮-前列腺素	1.12±0.08	1.07±0.05＊＊▲▲	1.12±0.07	1.14±0.04

注：经 t 检验或秩和检验，组内治疗前后比较，＊$P<0.05$，有显著性统计学差异；＊＊$P<0.01$，有非常显著性统计学差异；组间比较，▲$P<0.05$，有统计学差异；▲▲$P<0.01$，有显著统计学差异。

2.2 组病例治疗期间血压变化比较

治疗组在用药后第 4 周收缩压即有明显下降，与治疗前相比有非常明显性差异（$P=0.000<0.01$），至 12 周降至较低水平，降压效果明显，无血压的明显波动现象；舒张压药在用药第 4 周后开始明显下降，其后随用药时间的不断延续，血压持续下降至第 12 周末降至较低水平（$P=0.000<0.01$），而后基本趋于稳定。

对照组药后第 4 周收缩压出现明显下降（$P=0.000<0.01$），与治疗前比较有非常明显性统计学差异，至第 12 周结束时达到最大的降压效果；舒张压在用药后第 4 周出现明显下降（$P=0.000<0.01$），用药第 2 周时持续下降（$P=0.000<0.01$），其后降压幅度有所放缓，至第 12 周末降至较低水平（$P=0.000<0.01$），而后基本趋于稳定。

治疗组与对照组组间比较，第 4 周末和第 8 周末 2 组收缩压比较，治疗组低于对照组，但无统计学差异；12 周疗程结束时治疗组患者的收缩压的水平明显低于对照组，有非常显著性统计学差异（$P=0.000<0.01$），说明在治疗后期益肾降压方联合马来酸左旋氨氯地平对老年高血压病患者收缩压的降压效应优于单用西药；第 4 周末、第 8 周末及第 12 周疗程结束时，2 组舒张压比较，治疗组低于对照组，但无统计学差异；12 周疗程结束时治疗组患者的收缩压的水平明显低于对照组，说明益肾降压方联合马来酸左旋氨氯地平对老年高血压病患者舒张压的降压效应与单用西药相当（表 7-13）。

表 7-13　2 组患者治疗期间血压变化比较

周次	治疗组（30 例）		对照组（30 例）	
	收缩压/mmHg	舒张压/mmHg	收缩压/mmHg	舒张压/mmHg
0	164.87±9.06	102.43±4.90	166.27±9.98	102.53±4.93
4	160.47±7.57＊＊	93.33±3.81＊＊	160.87±8.63＊＊	93.90±3.58＊＊
8	152.20±6.30＊＊	84.13±3.61＊＊	153.10±7.51＊＊	84.83±3.06＊＊

周次	治疗组(30 例)		对照组(30 例)	
	收缩压/mmHg	舒张压/mmHg	收缩压/mmHg	舒张压/mmHg
12	135.47±4.60**▲▲	81.37±2.83**	141.40±5.80**	81.40±3.01**

注:经 t 检验或秩和检验,组内治疗前后比较,* $P<0.05$,有显著性统计学差异;** $P<0.01$,有非常显著性统计学差异;组间比较,▲$P<0.05$,有统计学差异;▲▲$P<0.01$,有显著统计学差异。

3.2 组病例治疗前后降压总疗效比较

治疗组 30 例中,显效 21 例(70%)、有效 5 例(16.67%)、无效 4 例(13.33%),总有效率 86.67%;对照组 30 例中,显效 18 例(60%)、有效 5 例(16.67%)、无效 7 例(23.33%),总有效率 76.67%。经等级资料两样本比较的秩和检验, $Z=-0.918$, $P=0.359$,2 组降压总疗效比较无统计学差异($P>0.05$),益肾降压方联合马来酸左旋氨氯地平的降压总有效率虽然高于单用西药,但并无统计学意义,可能与观察随访时间短、观察例数少有关(表 7-14)。

表 7-14　2 组患者治疗前后降压总疗效比较(例,%)

组别	例数	显效	有效	无效	总有效率/%
治疗组	30	21(70)	5(16.67)	4(13.33)	86.67
对照组	30	18(60)	5(16.67)	7(23.33)	76.67

注:经秩和检验, $Z=-0.918$, $P=0.359>0.05$,2 组降压总疗效比较无显著性统计学差异。

4.2 组病例治疗期间症状总积分变化比较

治疗前后 2 组组内比较,治疗组治疗 4 周与治疗前比较有非常显著性统计学差异($P=0.000<0.01$),治疗 8 周与治疗 4 周比较有非常显著性统计学差异($P=0.000<0.01$),治疗 12 周与治疗 8 周比较有非常显著性统计学差异($P=0.000<0.01$);对照组治疗 4 周与治疗前比较有非常显著性统计学差异($P=0.000<0.01$),治疗 8 周与治疗 4 周比较有非常显著性统计学差异($P=0.008<0.01$),治疗 12 周与治疗 8 周比较有显著性统计学差异($P=0.033<0.05$)。治疗组与对照组在治疗 12 周疗程结束时的中医症状总积分相比较,有非常显著性统计学差异($P=0.000<0.01$)。说明益肾降压方联合马来酸左旋氨氯地平能够显著降低老年高血压病肾气亏虚证患者的中医临床症状总积分,其疗效优于单用西药(表 7-15)。

表 7-15　2 组病例治疗期间症状积分变化比较

周次	症状积分	
	治疗组（30 例）	对照组（30 例）
0	359.03±44.06	340.20±39.96
4	336.40±43.07**	337.83±38.99**
8	317.57±43.08**	336.50±40.22**
12	295.47±33.68**	335.40±39.91*▲▲

注：经 t 检验或秩和检验，组内治疗前后比较，* $P < 0.05$，有显著性统计学差异；** $P < 0.01$，有非常显著性统计学差异；组间比较，▲ $P < 0.05$，有统计学差异；▲▲ $P < 0.01$，有显著统计学差异。

5.治疗后 2 组患者主要症状比较

经秩和检验，治疗组与对照组的主要症状、体征治疗后均有不同程度改善，2 组之间的头晕、腰酸、膝软、健忘、听力减退、发脱、齿摇、神疲、乏力、气短、诸症遇劳加重、嗜卧、夜尿增多、小便淋漓不尽等症状、体征的改善程度比较，其中腰酸、膝软、齿摇、夜尿增多的 Z 值分别为 -2.274、-2.032、-2.392、-2.260，P 值分别 0.023、0.042、0.017、0.024，P 值皆 < 0.05，有显著性统计学差异；其余症状或体征的 P 值皆 > 0.05，无统计学差异，说明益肾降压方联合马来酸左旋氨氯地平在改善腰酸、膝软、齿摇、夜尿增多等症状方面优于单用西药（表 7-16）。

表 7-16　2 组病例主要症状疗效比较(例,％)

症状或体征	治疗组					对照组				
	阳性例数	显效	有效	无效	总有效率	阳性例数	显效	有效	无效	总有效率
头晕	23	7	12	4	82.6％	25	6	14	5	80.0％
腰酸	21	5	10	6	71.4％▲	22	2	6	14	36.4％
膝软	24	8	9	7	70.8％▲	20	3	5	12	40.0％
健忘	17	4	6	7	58.8％	19	2	5	12	36.8％
听力减退	18	4	5	9	50.0％	14	2	3	9	35.7％
发脱	16	3	7	6	43.8％	13	1	4	8	38.5％
齿摇	13	4	7	2	69.2％▲	10	1	2	7	50.0％
神疲	17	6	8	3	70.6％	14	3	6	5	64.3％
乏力	20	9	6	5	75.0％	19	4	5	10	63.2％
气短	16	4	7	5	68.8％	17	2	6	9	58.8％
诸症遇劳加重	19	7	6	6	68.4％	20	3	7	10	50.0％
嗜卧	12	5	4	3	75.0％	14	2	6	6	57.1％
夜尿增多	25	5	12	8	68.0％▲	23	3	4	16	47.8％

续表

症状或体征	治疗组					对照组				
	阳性例数	显效	有效	无效	总有效率	阳性例数	显效	有效	无效	总有效率
小便淋漓不尽	18	5	5	8	55.6%	15	2	6	7	53.3%

注:组间比较,经秩和检验,▲$P<0.05$,有统计学差异;▲▲$P<0.01$,有显著统计学差异。

6.安全性监测

治疗前对老年高血压病肾气亏虚证患者共 60 例(治疗组 30 例、对照组 30 例)进行肝、肾功能检查(谷丙转氨酶、谷草转氨酶、血肌酐、血尿素氮),结果显示均无异常;疗程结束后对上述患者复查上述指标,结果同治疗前比较无统计学差异($P>0.05$)。说明益肾降压方无肝、肾毒性,对人体的肝功能及肾功能无不良影响(表 7-17)。

表 7-17 2 组患者治疗前后肝肾功能指标变化比较

安全性指标	治疗组(30 例)		对照组(30 例)	
	治疗前	治疗后	治疗前	治疗后
谷丙转氨酶	17.99±2.13	16.83±3.07	16.91±2.28	16.55±2.85
谷草转氨酶	17.25±2.55	17.03±3.58	16.45±2.35	16.75±3.45
血肌酐	74.71±3.76	74.76±3.98	75.12±3.86	74.93±3.98
血尿素氮	5.28±0.48	5.50±0.47	15.49±0.44	5.32±0.59

注:经 t 检验,治疗前组间比较及治疗前后组内比较,$P>0.05$,无统计学差异。

7.不良反应观测

给予老年高血压病肾气亏虚证组患者益肾降压方联合马来酸左旋氨氯地平治疗后,治疗组患者 30 例中 1 例出现不寐、口渴、便干等不适症状,持续 4 天,未经停药及治疗,症状自行消失,属安全性 2 级,对照组患者未发现不良反应。

四、研究结论

通过对 2 组患者治疗前后大动脉弹性评价参数的比较,结果发现:中药益肾降压方可以显著提高老年高血压病肾气亏虚证患者的搏动指数,同时显著降低老年高血压病肾气亏虚证患者的阻力指数、僵硬度参数、内中膜厚度,从而明显改善老年高血压病肾气亏虚证患者的大动脉弹性功能;

通过对 2 组患者治疗前后大动脉弹内皮功能的各项指标比较,结果发现:中药益肾降压方可以显著降低内皮素水平、内皮素/NO 比值、血栓素 B2/6-酮-前列腺素比值,同时显著提高 6-酮-前列腺素的水平,从而明显改善老年高血压病肾气亏虚证患者的大动脉内皮功能;通过对 2 组患者治疗前后血压水平的比较,结果发现:益肾降压方联合马来酸左旋氨氯地平对老年高血压病肾气亏虚证患者收缩压的降压效应优于单用马来酸左旋氨氯地平;通过对 2 组患者治疗前后中医症状总积分的比较,结果发现:益肾降压方联合马来酸左旋氨氯地平能够显著降低老年高血压病肾气亏虚证患者的中医临床症状总积分,其疗效优于单用马来酸左旋氨氯地平,在改善腰酸、膝软、齿摇、夜尿增多等症状方面优于单用马来酸左旋氨氯地平。安全性是进行疗效观察的前提条件,也是影响患者接受治疗依从性的重要因素。治疗前对老年高血压病肾气亏虚证患者共 60 例(治疗组 30 例、对照组 30 例)进行肝、肾功能检查(谷丙转氨酶、谷草转氨酶、血尿素氮、肌酐),结果显示均无异常;疗程结束后对上述患者复查上述指标,结果同治疗前比较无统计学差异($P > 0.05$)。说明益肾降压方无肝、肾毒性,对人体的肝功能及肾功能无不良影响。给予老年高血压病肾气亏虚证组患者益肾降压方联合马来酸左旋氨氯地平治疗后,治疗组患者 30 例中 1 例出现不寐、口渴、便干等不适症状,持续 4 天,未经停药及治疗,症状自行消失,属安全性 2 级,对照组患者未发现不良反应。

通过以上系列研究发现,益肾降压方干预老年高血压病肾气亏虚证患者在改善大动脉弹性功能方面的作用靶点是搏动指数、阻力指数、僵硬度参数和内中膜厚度;益肾降压方干预老年高血压病肾气亏虚证患者在改善大动脉内皮功能方面的作用靶点是内皮素和 6-酮-前列腺素。

第八章
高血压病肾气失衡病机理论临床医案

医案1

王某,男,68岁,退休,2021年11月11日就诊。

主诉:头晕昏沉1年。

现病史:患者自述头晕,头部昏沉感,偶头痛,耳鸣。平素血压不稳定,(16.0~20.0)/8.7 kPa[(120~150)/65 mmHg]。昨日查血脂偏高。略乏力,气短,心慌,胸闷,无畏寒。汗多,冷时汗出,眠可,眠浅,易复睡。纳可,无胃胀,无口干口苦,大便不成形,日1次,小便调。停经17年。当日血压20.0/11.7 kPa(150/88 mmHg),心率85次/分。

诊断:眩晕(高血压)。

辨证:肾气亏虚。

治法:补益肾气。

处方:炒杜仲15 g,淫羊藿12 g,女贞子12 g,黄芪15 g,黄精12 g,炒酸枣仁30 g,郁金12 g,石菖蒲9 g,龙骨15 g,降香12 g,佛手12 g。

方解:方中淫羊藿、炒杜仲温肾助阳、强筋壮骨;黄芪、黄精、女贞子可补气养阴、滋阴补肾;炒酸枣仁可调和心肝、安神安眠;降香、郁金则可行气解郁、活血凉血;石菖蒲可开窍醒脑、祛风除湿;龙骨镇静安神;佛手能疏肝理气、开胃健脾。本方可补益肾气,阴阳双补,调理肝脾,安神定志。

二诊:患者头晕、头痛改善,头部昏沉感减轻,耳鸣改善,乏力气短改善,眠可,近期血压平稳,当日血压18.1/11.3 kPa(136/85 mmHg),原方继服7剂以巩固疗效。

医案 2

李某,男,65 岁,退休,2021 年 6 月 10 日就诊。

主诉:阵发性头晕半年。

现病史:患者自诉平素服用苯磺酸氨氯地平片 1 片,每天 1 次,效一般,血压 21.3/10.7 kPa(60/80 mmHg)。近 2 周配合"决明子、蛹虫草、人参、昆布、压片糖果",血压 18.7/10.7 kPa(140/80 mmHg)。偶有头晕无头痛,无乏力,无胸闷、心慌,无畏寒,手足温,汗多,眠可,纳可,无胃胀,偶反酸,口干口苦,腰酸痛,大便成形,日 1 次,小便调。当日血压 20.5/11.5 kPa(154/86 mmHg),心率 77 次/分。

诊断:眩晕(高血压)。

辨证:肾气亏虚。

治法:补益肾气。

处方:槲寄生 15 g,淫羊藿 9 g,女贞子 12 g,黄芪 15 g,炒酸枣仁 15 g,怀牛膝 12 g,续断 15 g,降香 12 g,知母 9 g,瓜蒌 15 g,荷叶 12 g。

方解:方中淫羊藿补肾壮阳;黄芪、女贞子补气养阴、滋阴补精;炒酸枣仁可调和心肝、安神安眠;槲寄生、怀牛膝、续断补益肝肾、强筋壮骨;降香可疏肝理气、安神定志;知母清热泻火、滋阴降火;瓜蒌、荷叶可清热利湿、凉血解毒。本方可滋补肝肾,强壮筋骨,清热解毒,舒筋活络,安神定志。

二诊:患者头晕明显改善,腰酸痛减轻,偶有自汗,口干口苦改善,反酸减轻,纳眠可,二便调。近期血压平稳,当日血压 17.5/11.1 kPa(131/83 mmHg),原方加以防风 12 g、白术 9 g 固表止汗,继服 7 剂。

三诊:患者症状好转,近期无头晕、头痛,自汗改善,当日血压 17.1/10.8 kPa(128/81 mmHg),上方继服 7 剂以巩固疗效。

医案 3

赵某,男,60 岁,职员,2021 年 12 月 23 日就诊。

主诉:患者颈项部疼痛半年,加重 1 月。

现病史:患者因过度低头,劳累,生气后出现颈项部疼痛,不可仰头低头,口唇麻木,舌不灵活,右侧肩胛部疼痛,右侧腿部无力,7 个月前右侧髌骨骨折,于本院行髌骨支架固定术。现颈项疼痛,无畏寒,汗可,情绪急躁,纳一般,眠可,舌不灵活,二便调。46 岁停经。当日血压 22.4/14.3 kPa(168/107 mmHg),心率 91 次/分。

诊断:项痹(高血压)。

辨证:肾虚血瘀。

治法:补益肾气。

处方:槲寄生 15 g,淫羊藿 12 g,女贞子 12 g,黄芪 15 g,夜交藤 15 g,穿山龙 12 g,川芎 9 g,红花 6 g,怀牛膝 12 g,降香 12 g,佛手 12 g。

方解:方中淫羊藿补肾壮阳;黄芪、女贞子补气养阴、滋阴补肾;夜交藤养心安神;穿山龙、槲寄生、怀牛膝补益肝肾、活血舒筋;川芎、红花活血化瘀、舒经止痛;降香、佛手疏肝理气、行气止痛。本方可补肝肾,强筋骨,活血化瘀,行气止痛。

二诊:患者颈部疼痛、肩胛部疼痛减轻,情绪明显改善,口唇麻木改善,舌仍欠灵活,腿部无力改善,纳眠可,二便调。近期血压平稳,当日血压 18.4/11.6 kPa(138/87 mmHg),原方加地龙 6 g、丹参 12 g 以增强活血祛瘀之效。

三诊:患者颈部疼痛、肩胛部疼痛明显改善,近期情绪平稳,口唇麻木改善,腿部无力减轻,口舌运动可,纳眠可,二便调。当日血压 17.5/11.5 kPa(131/86 mmHg),上方继服 7 剂以巩固疗效。

医案 4

王某,男,80 岁,退休,2021 年 12 月 23 日就诊。

主诉:气短 1 年,加重伴耳鸣 1 周。

现病史:患者无明显诱因气短 1 年,近 1 周血压下午升高,无头晕、头痛,右侧耳鸣,偶左侧肩胛痛,右侧脚趾麻木。无畏寒,汗可,纳可,眠浅易醒,不可复睡。夜眠 3 小时,大便频,大便成形,日 3 次,小便频数。情绪易急躁。当日血压 21.9/11.5 kPa(164/86 mmHg),心率 84 次/分。

诊断:高血压。

辨证:肾气亏虚。

治法:补益肾气。

处方:炒杜仲 15 g,淫羊藿 15 g,女贞子 12 g,黄芪 15 g,炒酸枣仁 30 g,夜交藤 15 g,怀牛膝 12 g,槲寄生 12 g,佛手 12 g,降香 9 g。

方解:方中淫羊藿、炒杜仲补肾壮阳、强筋壮骨;黄芪、女贞子补气养阴、滋阴补精;炒酸枣仁、夜交藤养心益肝、安神助眠;怀牛膝、槲寄生补肝肾、强筋骨;佛手、降香则理气宽胸、舒肝息风。本方可补益肝肾,养心安神。

二诊:患者气短改善,耳鸣减轻,肩胛痛、脚趾麻木改善,情绪较之前平稳,睡眠略改善,但睡眠仍较浅,睡眠时间较短,当日血压 17.7/11.3 kPa(133/85 mmHg)左右,原方加龙骨 18 g、牡蛎 18 g 以镇静安神,继服 7 剂。

医案 5

王某,男,62 岁,干部,1981 年 11 月 23 日就诊。

现病史:患者高血压病史 20 余年,平时感头晕目眩,肢体麻木,面部潮红,失眠健忘,腰酸耳鸣,下肢时有轻度水肿,大便稀;日 1～2 次,舌淡红苔白,脉沉弦。平时血压一般在 24.0/14.7 kPa 左右,经常服用复方利血平片和硝苯地平等药物,血压不稳定。近 3 个月来服用中药治疗,辗转几家医院和诸多医师,所服处方不外天麻钩藤饮、镇肝熄风汤和杞菊地黄汤之类,效果不佳。查血压 25.3/14.7 kPa,心电图示电轴左倾。

诊断:眩晕(高血压)。

辨证:肾气亏虚。

治法:补益肾气。

处方:桑寄生 30 g,女贞子 12 g,牛膝 30 g,淫羊藿 30 g,炒杜仲 12 g,泽泻 30 g,炒酸枣仁 30 g,天麻 12 g。

二诊:服用上药 14 剂,感头晕肢麻、腰酸耳鸣减轻,仍失眠健忘,大便稀,晨起即便,舌脉同前,测血压 22.7/13.3 kPa。考虑患者有"五更泄"之虞,以上方合四神丸,加补骨脂 12 g、吴茱萸 5 g、肉豆蔻 12 g、五味子 6 g,水煎服。

三诊:服用上方 14 剂,感觉良好,诸症明显减轻,"五更泄"痊愈,舌淡苔白,脉弦,查血压 18.7/11.3 kPa。嘱原方继服 10 剂,以巩固疗效。

方解:该患者属顽固性高血压病患者,病程长,血压比较难降,且不稳定。从患者临床表现来看,主要以肾虚为主,故用天麻钩藤饮、镇肝熄风汤等滋阴潜阳处方无效。而用杞菊地黄丸滋补肾阴为何亦无效?因本患者为肾阴阳两虚,且以肾阳虚偏重,故单纯滋补肾阴同样罔效。后改用"益肾降压汤"治疗,补益肾气,阴阳双补,取得一定疗效,但温补肾阳之力不足,故效果不甚理想,继则合用温补脾肾之"四神丸",加强温补之力,诸症痊愈,血压下降。因而临床处方用药一定要知常达变。

医案 6

崔某,女,49 岁,职工,2023 年 2 月 28 日就诊。

主诉:头晕、头痛 1 周。

现病史:患者于 1 周前因受风后出现头晕、头痛,休息后缓解不明显,自测血压 24.0/16.0 kPa(180/120 mmHg),口服培哚普利叔丁胺片效果不佳。入院症见:阵发性头晕、头痛,偶有心慌,无胸闷憋气,偶有恶心、呕吐,无耳聋耳鸣,无口干口苦,饮食可,睡眠一般,二便调。当日血压 19.7/11.3 kPa(148/85 mmHg)。

既往史:既往体检时发现血压偏高,平素血压 20.0/13.3 kPa(150/100 mmHg)左右,未服用药物。

月经史:月经不规律,末次月经 2023 年 2 月 21 日,经期 3 天,量少、色鲜红,无痛经。

中医望闻切诊:表情自然,面色红润,形体正常,语气清。气息平,无异常气味,舌红、苔黄腻,舌下络脉无异常,脉弦滑。

诊断:眩晕(高血压)。

辨证:肝阳上亢,肾气亏虚。

治法:平肝潜阳,补益肝肾。

处方:黄芪 30 g,槲寄生 30 g,川牛膝 15 g,丹参 15 g,葛根 15 g,川芎 12 g,天麻 12 g,钩藤 30 g,石决明 30 g,车前子 30 g,羌活 15 g,炒酸枣仁 15 g,甘草 6 g。

方解:方中黄芪益气养血;槲寄生、川牛膝补益肝肾;丹参、川芎活血化瘀,舒筋活络;天麻、钩藤、石决明可平肝息风,镇肝滋肾;车前子利尿通淋,清热除湿;羌活、葛根通经活络止痛;炒酸枣仁安神助眠;甘草调和诸药。本方可平肝潜阳,补益肝肾,活血化瘀。

二诊:患者头晕、头痛减轻,恶心、呕吐改善,纳眠可,二便调,近期血压平稳,18.1/10.9 kPa(136/82 mmHg)左右,偶有口干口苦,情绪易怒,原方加以黄芩 12 g、玄参 12 g、泽兰 12 g 清泻肝火、凉血解毒继服用。

医案 7

杨某,女,68 岁,退休,2023 年 3 月 7 日就诊。

主诉:头晕 1 月余。

现病史:患者1月前出现头晕,伴两侧胀痛,无恶心、呕吐,未予系统诊治。入院症见:头晕伴两侧胀痛,无恶心、呕吐,时胸闷,伴左肩胛后酸胀,左半身麻木,手胀,口干口苦,纳可眠差,难入睡易醒,下肢无力,轻度凹陷性水肿,二便可,大便日1次。当日血压20.8/11.9 kPa(156/89 mmHg)。

既往史:高血压史1年,最高21.3/8.0 kPa(160/60 mmHg),未服用药物。冠心病病史17年,糖尿病病史13年,血脂异常5年,类风湿关节炎20年。

月经史:既往月经正常,现已绝经。

中医望闻切诊:表情自然,面色红润,形体正常,动静姿态,语气清,气息平,无异常气味,舌淡红,苔薄黄,脉细弱。

诊断:眩晕(高血压)。

辨证:肾气亏虚。

治法:补益肾气。

处方:盐杜仲15 g,川牛膝15 g,天麻15 g,钩藤15 g,首乌藤12 g,石决明30 g,当归15 g,白芷12 g,葛根15 g,防风12 g,海风藤12 g,地龙15 g,合欢皮12 g,炒酸枣仁30 g,茯神15 g,麸炒白术12 g,麸炒枳壳12 g,龙骨30 g,郁金12 g,炙甘草6 g。

方解:方中盐杜仲、川牛膝补肝益肾;天麻、钩藤平肝潜阳;首乌藤有活血养肝、滋阴补肾的功效;葛根、防风、白芷可以解毒散邪,舒筋解表;海风藤、地龙、当归可以祛风湿,活血通络;合欢皮、炒酸枣仁、茯神清肝泄火,补心安神;麸炒白术可健脾和胃;龙骨、石决明能平肝降火,安神定惊;枳壳、郁金行气活血,舒筋止痛;炙甘草调和诸药,缓急止痛。本方可补肝益肾,镇静安神,活血化瘀。

二诊:患者头晕减轻,两侧胀痛改善,无口干口苦,左半身麻木减轻,手胀改善,纳眠可,二便调,下肢无力水肿改善,近期血压平稳,17.6/8.5 kPa(132/64 mmHg)左右,原方去地龙继服7剂以巩固疗效。

医案8

任某,女,68岁,退休,2023年3月5日就诊。

主诉:反复眩晕伴胸闷2月余,加重1月。

现病史:患者于2月前因劳累出现眩晕伴胸闷,劳累后加重,休息后可缓解,就诊于本院心血管病三科门诊,予中药治疗,效可。患者1月前因情绪刺激、劳累后出现胸闷加重,伴憋气,短气乏力。入院症见:阵发性眩晕伴胸闷,偶有心慌,短气乏力,自汗,腹胀,晨起严重口干,口有异味,咳嗽咽痒,无咳痰,无恶心、呕吐,纳眠可,大便不成形,日2次,小便可,夜尿3次。当日血压20.4/11.3 kPa(153/85 mmHg)。

既往史:高血压病史10余年,最高29.3/13.6 kPa(220/102 mmHg),服用缬沙坦胶囊80 mg、每天1次,苯磺酸氨氯地平片5 mg、每天1次,控制血压,血压控制在20.0/10.0 kPa(150/75 mmHg)左右。冠心病病史10余年,服用单硝酸异山梨酯缓释片30 mg、每天1次,阿司匹林0.1 g、每天1次,改善心肌缺血。高脂血症病史10余年,服用血脂康胶囊2粒、每天2次,依折麦布10 mg、每天1次,调节血脂。子宫切除术后29年,右膝关节置换术后9年,左膝关节置换术后5年。左氧氟沙星过敏史。

月经史:既往月经正常,现已绝经。

中医望闻切诊:表情自然,面色红润,形体正常,望态,语气清,气息平,无异常气味,舌暗红、苔白腻,舌下脉络清晰,脉弦滑。

诊断:眩晕(高血压;冠心病)。

辨证:肾气亏虚,气虚血瘀。

治法:补肾益气,活血化瘀。

处方:黄芪30 g,葛根15 g,槲寄生30 g,丹参15 g,白芍12 g,黄连9 g,玉竹12 g,玄参15 g,川芎12 g,牛膝15 g,醋延胡索15 g,石菖蒲12 g,防风12 g,炒酸枣仁15 g,龙骨30 g,茯苓15 g,麸炒白术12 g,瓜蒌15 g,清半夏9 g,炙甘草6 g。

方解:方中黄芪、葛根补气养血;槲寄生、牛膝补益肝肾;川芎、丹参、地龙活血化瘀;白芍可养血止痛,调经止痛;黄连清热燥湿,解毒消炎;玄参、玉竹清热泻火,益气养阴;石菖蒲、醋延胡索行气开窍,活血止痛;防风祛风散寒,舒筋止痛;龙骨、炒酸枣仁补心安神;茯苓、白术利水渗湿,健脾安神;瓜蒌、清半夏宽胸散结,化痰开窍;炙甘草和中调理,缓急止痛。本方可补肾益气,活血化瘀,舒筋止痛,祛风散寒。

二诊:患者眩晕、胸闷缓解,短气乏力改善,腹胀减轻,无口干口苦,咳嗽咽痒减轻,无恶心、呕吐,纳眠可,大便调,夜尿减少。近期血压平稳,18.1/10.0 kPa(136/75 mmHg)左右,原方去地龙继服7剂以巩固疗效。

医案 9

马某,女,59岁,退休,2023年2月28日就诊。

主诉:阵发性头晕、胸闷2月,加重2天。

现病史:患者于2月前因感染新型冠状病毒出现阵发性头晕、胸闷,夜间及活动后加重伴左前胸部灼热感,就诊于当地医院,诊为冠心病、高血压、腔隙性脑梗死,予保护心脏、调脂药物治疗,具体不详,病情好转后出院。患者2天前出现上述症状加重,就诊于我院急诊科,给予营养心肌、活血化瘀、抑酸护胃治疗。入院症见:阵发性头晕、头痛,胸闷心慌,伴左前胸部灼热感,乏力,口干,反酸,自汗,怕冷,食少,眠差,小便调,大便干。当日血压20.5/11.5 kPa(154/86 mmHg)。

既往史:既往高血压史2月,最高20.9/12.8 kPa(157/96 mmHg),未规律服用降压药物,血压控制不佳。

月经史:既往月经正常,现已绝经。

中医望闻切诊:表情自然,面色红润,形体正常,望态,语气清,气息平,无异常气味,舌暗红、苔薄白、脉沉弱。

诊断:眩晕(高血压;冠心病)。

辨证:肾气亏虚,气虚血瘀。

治法:补肾益气,活血化瘀。

处方:槲寄生15 g,酒黄精15 g,牛膝15 g,酒女贞子15 g,白芍30 g,天麻15 g,钩藤30 g,葛根30 g,合欢皮30 g,首乌藤30 g,黄芪30 g,酒萸肉15 g,龙骨30 g,牡蛎30 g,浮小麦30 g,丹参30 g,郁金15 g,石斛15 g,玄参15 g,火麻仁30 g。

方解:方中酒黄精、酒女贞子滋补肾阴;槲寄生、牛膝补肝益肾;白芍养血止痛;天麻、钩藤平肝潜阳;合欢皮、首乌藤、葛根滋肾养肝、安神助眠;黄芪补气养血;酒萸肉活血化瘀、舒筋活络;龙骨、牡蛎平肝降火、安神定惊;浮小麦健脾开胃、利湿化痰;丹参、郁金活血化瘀;石斛、玄参滋阴清热、养肺生津;火麻仁润肠通便。本方可补肾益气活血化瘀,养血止痛,舒筋活络,清热解毒,安神定惊。

二诊:患者头晕、头痛减轻,胸闷心慌改善,乏力改善,偶有口干自汗,纳眠可,小便调,大便干。近期血压平稳,17.5/10.1 kPa(131/76 mmHg)左右。原方加以麦冬15 g、五味子9 g益胃生津继服7剂。

医案10

张某,女,70岁,退休,2023年3月1日就诊。

主诉:持续性头晕伴颈椎不适,加重1月。

现病史:患者于1月前因无明显诱因出现持续性头晕,劳累后加重,伴颈椎不适,就诊于本院门诊,诊为"后循环缺血",平素服用甲磺酸倍他司汀片1片、每天3次。1月前头晕加重。入院症见:持续性头晕,劳累后加重,伴颈项部僵硬不适,胸闷心慌,背部疼痛,四肢麻木,易感疲劳,下肢怕冷,视物旋转,纳可,眠差易醒,大便可,小便频。当日血压19.7/11.7 kPa(148/88 mmHg)。

既往史:高血压病史20余年,最高血压达20.0/12.7 kPa(150/95 mmHg),具体诊疗经过不详,现未予降压药物,血压控制可。糖尿病病史16年,平素服用吡格列酮二甲双胍片1片、每天2次,达格列净片1片、每天1次,血糖控制尚可。冠心病病史20余年,泌尿系统结石病史5年,子宫切除术后28年,乳腺癌切除术后17年。

月经史:既往月经正常,现已绝经。

中医望闻切诊:表情疲惫,面色小化,形体正常,语气清,气息平;无异常气味,舌暗红、苔薄白,舌下络脉无异常,脉弦弱。

诊断:眩晕(高血压)。

辨证:肾气亏虚。

治法:补肾益气。

处方:黄芪30 g,麦冬15 g,酒五味子6 g,党参30 g,生地黄15 g,当归9 g,炒酸枣仁30 g,川芎15 g,葛根30 g,川牛膝15 g,柴胡15 g,郁金15 g,天麻30 g,石决明15 g,盐杜仲15 g,槲寄生30 g,首乌藤30 g,茯苓15 g,茯神15 g。

方解:方中黄芪、麦冬益气养阴;党参、酒五味子补脾益气;生地黄、葛根滋阴清热;当归、川芎活血补血;川牛膝活血祛风,强筋壮骨;柴胡、郁金疏肝解郁,舒缓情绪;天麻、石决明清热明目,平肝潜阳;盐杜仲、槲寄生补益肝肾,强筋壮骨;首乌藤、炒酸枣仁镇静安神,缓解焦虑和失眠;茯苓、茯神利水渗湿,健脾安神。本方可补肾益气,滋阴清热,活血祛风,解表散邪,安神定志。

二诊:患者头晕改善,颈项部僵硬不适减轻,胸闷心慌改善,乏力减轻,纳可,眠一般易醒,二便调。近期血压平稳,17.1/10.4 kPa(128/78 mmHg)左右。原方加以莲子15 g益肾养心继服7剂。

医案11

段某,男,66岁,退休,2023年3月3日就诊。

主诉:阵发性头晕、头痛11年,加重1周。

现病史:患者于11年前无明显诱因出现头晕、头痛,就诊于当地医院,诊为高血压。入院症见:阵发性头晕、头痛,头晕发作时头昏沉,脚踩棉花感,耳鸣,呈间歇性蝉鸣音,偶有胸闷、憋气,乏力,自汗盗汗,口干不苦,无心慌胸痛,无恶风怕冷,无恶心、呕吐,无耳聋,纳可,眠差,入睡困难,大便不成形,日3～4次,小便黄,有泡沫。当日血压 20.8/12.7 kPa(156/95 mmHg)。

既往史:既往高血压史 30 年,最高 40.0/23.5 kPa(300/176 mmHg),口服非洛地平缓释片 5 mg、每天 1 次控制血压,血压控制在 18.7/10.7 kPa(140/80 mmHg)左右。心肌损害病史十余年,服曲美他嗪、沙库巴曲缬沙坦钠片、硫酸氢氯吡格雷片、依折麦布。糖尿病病史 8 年余,口服达格列净控制血糖,平素血糖在 7 mmol/L 左右。20 年前因左眼视网膜脱落行手术治疗,目前情况可。

中医望闻切诊:表情自然,面色红润,形体正常,望态,语气清,气息平,无异常气味,舌暗红,苔薄白,脉滑。

诊断:眩晕(高血压;冠心病)。

辨证:肾气亏虚,气虚血瘀。

治法:补肾益气,活血化瘀。

处方:黄芪 30 g,人参 9 g,茯苓 30 g,肉桂 9 g,麸炒白术 15 g,槲寄生 30 g,白芍 15 g,牛膝 15 g,附片 9 g,龙骨 15 g,肉豆蔻 15 g,川芎 12 g,炒酸枣仁 15 g,玉竹 15 g,甘草 6 g。

方解:方中黄芪、人参补气养阴,茯苓、白术利水渗湿、健脾化痰,肉桂、附片温补肾阳,白芍、川芎活血止痛,牛膝、槲寄生补肝益肾,炒酸枣仁、龙骨安神定志、行气止痛,玉竹滋阴润燥、养肺生津,甘草调和诸药。本方可补肾益气,滋阴清热,健脾化痰,安神定志。

二诊:患者头晕、头痛改善,耳鸣减轻,胸闷憋气改善,乏力减轻,纳可,眠一般,入睡困难,二便调。近期血压平稳,17.5/10.7 kPa(131/80 mmHg)左右。原方去附片继服 7 剂。

医案 12

张某,男,73 岁,退休,2023 年 3 月 2 日就诊。

主诉:阵发性头晕、头痛 5 年,加重 20 天。

现病史:患者于 5 年前无明显诱因始出现阵发性头晕、头痛,活动后加重,无胸痛,就诊于当地医院,诊为"高血压、冠心病"。入院症见:阵发性头晕、头痛,时有胸闷,剑突下无明显疼痛,偶有心慌,纳可,眠差,二便调。当日血压 21.5/12.3 kPa(161/92 mmHg)。

既往史:高血压病史 20 年,最高血压 22.7/13.3 kPa(170/100 mmHg),现口服"硝苯地平控释片、缬沙坦胶囊",血压控制可。冠心病、心房颤动病史 5 年,已行射频消融术 2 年,现口服"瑞舒伐他汀、美托洛尔"治疗。既往抑郁症病史 3 年余,口服"丁螺环酮片、艾司西酞普兰、劳拉西泮片"。

中医望闻切诊:表情自然,面色红润,形体正常,语气清,气息平;无异常气味,舌淡红、苔薄白,舌下络脉无异常,脉细弱。

诊断:眩晕(高血压;冠心病)。

辨证:肾气亏虚,气虚血瘀。

治法:补肾益气,活血化瘀。

处方:天麻 15 g,钩藤 30 g,槲寄生 15 g,牛膝 15 g,茯苓 20 g,白术 18 g,厚朴 9 g,麸炒枳实 12 g,合欢皮 30 g,首乌藤 30 g,珍珠母 30 g,白芍 30 g,龙骨 30 g,牡蛎 30 g,夏枯草 15 g,郁金 15 g。

方解:方中槲寄生、牛膝强筋壮骨,滋补肝肾;天麻、钩藤平肝潜阳;龙骨、牡蛎、珍珠母可镇静安神;茯苓、白术可以利水渗湿,健脾化痰;厚朴和夏枯草清热解毒,行气止痛;麸炒枳实、郁金可行气活血化瘀;白芍、首乌藤、合欢皮能够养肝补血,安神定志。本方可补气养血,滋阴清热,健脾化痰,安神定志。

二诊:患者头晕、头痛改善,胸闷减轻,偶有心慌,纳眠可,二便调。近期血压平稳,17.1/10.5 kPa(128/79 mmHg)左右。原方继服 7 剂。

医案 13

徐某,男,49 岁,职员,2023 年 3 月 6 日就诊。

主诉:阵发性头晕、胸闷半月,加重 3 天。

现病史:患者于半月前饮酒劳累后出现眩晕,后背痛,就诊于外院,行冠脉 CT 血管造影检查示:符合冠状动脉粥样硬化并斑块形成、管腔狭窄表现,诊为冠心病。入院症见:阵发性头晕、胸闷,后背痛,无心慌,口干口苦,恶寒,偶汗出,手脚怕凉,纳可,眠欠佳,二便调。当日血压 21.3/12.7 kPa(160/95 mmHg)。

既往史:既往高血压病 5 年,最高血压 24.0/15.3 kPa(180/115 mmHg),长期口服"氯沙坦钾片"血压控制欠佳。青霉素过敏史。

个人史:饮酒 20 年,约 250 mL/d,无吸烟史。

中医望闻切诊:表情自然,面色红润,形体正常,语气清,气息平;无异常气味,舌淡红、苔薄白,舌下络脉无异常,脉细弱。

诊断:眩晕(高血压;冠心病)。

辨证:肾气亏虚,气虚血瘀。

治法:补肾益气,活血化瘀。

处方:黄芪 30 g,麦冬 20 g,菟丝子 15 g,丹参 30 g,川芎 15 g,天麻 15 g,钩

藤 30 g,槲寄生 15 g,合欢皮 30 g,首乌藤 30 g,茯苓 24 g,白术 18 g,白芍 30 g,葛根 30 g,烫水蛭 6 g,当归 12 g。

方解:方中黄芪、麦冬、葛根能够补气养血,滋阴润燥;菟丝子、槲寄生益肾填精;川芎、丹参活血祛瘀;天麻、钩藤平肝潜阳;合欢皮、首乌藤养肝补血,安神助眠;茯苓、白术利水渗湿,健脾化痰;烫水蛭、当归、白芍可破血逐瘀,活血止痛。本方可补肾益气,养心安神,活血化瘀。

二诊:患者头晕改善,胸闷减轻,无口干口苦,纳可,眠一般,二便调。近期血压平稳,17.5/10.4 kPa(131/78 mmHg)左右。原方去烫水蛭继服 7 剂。

医案 14

姜某,女,64 岁,退休,2023 年 3 月 4 日就诊。

主诉:阵发性头晕、头痛 5 年,加重伴气短 3 天。

现病史:患者于 5 年前无明显诱因出现头晕、头痛,活动后加重,就诊于外院,诊为高血压、冠心病,予降压、营养心肌、改善循环治疗,患者病情好转后出院。3 天前因劳累出现上述症状加重伴气短,遂于我院就诊。入院症见:阵发性头晕、头痛、气短,偶有胸闷乏力,口苦,易急躁,怕热,耳鸣,纳眠可,小便调,大便稀,日 4 次。当日血压 20.7/12.0 kPa(155/90 mmHg)。

既往史:高血压病史 30 余年,最高血压达 21.3/13.3 kPa(160/100 mmHg),现服用缬沙坦氨氯地平片,血压控制可。糖尿病病史 1 年,现服用二甲双胍、阿卡波糖片,血糖控制可。

月经史:既往月经正常,现已绝经。

中医望闻切诊:表情自然,面色红润,形体正常,语气清,气息平;无异常气味,舌淡,苔薄黄,舌下络脉无异常,脉细弱。

诊断:眩晕(高血压;冠心病)。

辨证:肾气亏虚,气阴两虚。

治法:补肾益气,补气养阴。

处方:黄芪 30 g,麦冬 24 g,川芎 15 g,丹参 30 g,白芍 30 g,合欢皮 30 g,夏枯草 15 g,天麻 15 g,钩藤 30 g,槲寄生 15 g,当归 15 g,茯苓 24 g,炒白术 18 g,薏苡仁 30 g,盐补骨脂 15 g,诃子肉 12 g。

方解:方中黄芪、麦冬补气养阴;槲寄生可补益肝肾;盐补骨脂、诃子肉可温肾助阳;川芎、丹参活血化瘀;合欢皮解郁安神;夏枯草可以清热解毒,利尿退黄;天麻、钩藤平肝潜阳;白芍、当归补血活血;茯苓、炒白术、薏苡仁健脾利湿。本方可补肾益气,清热养阴,健脾利湿。

二诊:患者头晕、头痛改善,气短乏力减轻,情绪改善,纳眠可,二便调。近期血压平稳,17.9/10.9 kPa(134/82 mmHg)左右。原方继服 7 剂。

医案 15

袁某,女,68 岁,退休,2023 年 3 月 7 日就诊。

主诉:阵发性头晕、头痛 20 年,加重 10 天。

现病史:患者于 20 年前无明显诱因出现阵发性头晕、头痛,于当地医院就诊,诊断为高血压,13 年前因胸痛就诊,诊为心肌梗死,行冠状动脉支架植入术,置入 2 枚支架。10 天前患者上述症状加重,遂于我院就诊。入院症见:阵发性头晕、头痛,伴气短乏力,偶有胸闷心慌,活动后加重,自汗出,易急躁易怒,怕冷,无口干口苦,纳可眠差,二便调。当日血压 21.5/12.3 kPa(161/92 mmHg)。

既往史:高血压病史 20 余年,最高血压达 26.7/13.3 kPa(200/100 mmHg),现服用沙库巴曲缬沙坦钠片,血压控制不佳。

月经史:既往月经正常,现已绝经。

中医望闻切诊:表情自然,面色红润,形体正常,语气清,气息平;无异常气味,舌淡、薄白,舌下络脉无异常,脉细弱。

诊断:眩晕(高血压;冠心病)。

辨证:肾气亏虚。

治法:补肾益气。

处方:黄芪 30 g,党参 15 g,淫羊藿 12 g,槲寄生 15 g,丹参 30 g,合欢皮 30 g,首乌藤 30 g,茯苓 24 g,白术 18 g,醋香附 15 g,麦冬 24 g,浮小麦 30 g,天麻 15 g,钩藤 30 g,白芍 30 g,葛根 30 g。

方解:方中黄芪、党参补气养血,益气健脾;淫羊藿、槲寄生壮阳补肾;丹参能够活血化瘀;合欢皮、首乌藤养心安神,助眠;茯苓、白术利水渗湿,健脾益气;醋香附舒筋活络,止痛;麦冬滋阴润燥;浮小麦利尿,清热解毒;天麻、钩藤平肝潜阳;白芍活血止痛;葛根生津止渴。本方可补肾益气,活血化瘀,养心安神,健脾和胃。

二诊:患者头晕、头痛改善,气短乏力减轻,胸闷心慌减轻,情绪平稳,纳可,眠一般,二便调。近期血压平稳,17.9/10.9 kPa(134/82 mmHg)左右。原方加远志 12 g 安神定志继服 7 剂。

医案 16

武某,男,82 岁,退休,2023 年 3 月 10 日就诊。

主诉:反复头晕、胸闷 30 余年,加重伴双下肢水肿 2 月。

现病史:患者于 30 余年前无明显诱因出现头晕、胸闷,休息后可缓解,就诊于当地医院,诊为高血压、冠心病,予降压、降脂、抗血小板治疗,症状时轻时重。2 月前,患者头晕、胸闷症状加重,伴双下肢水肿,遂于我院就诊。入院症见:阵发性头晕、胸闷,偶有心慌憋气,无胸痛,双手发胀,左上臂胀,偶有头痛,左耳听力下降,平素怕热,自汗,眼干涩,口干口黏,无恶心、呕吐,无腹痛腹泻,无咳嗽咳痰,纳眠可,尿频,大便调。当日血压 20.9/11.3 kPa(157/85 mmHg)。

既往史:高血压史 40 余年,最高达 24.0/9.3 kPa(180/70 mmHg),口服缬沙坦氨氯地平片 1 片、每天 1 次,血压控制不佳。高脂血症病史 30 余年,口服阿托伐他汀钙片 20 mg、每晚 1 次。

个人史:饮酒 40 年,已戒酒 20 年,吸烟 40 年,已戒烟 20 年。

中医望闻切诊:表情自然,面色红润,形体正常,语气清,气息平,无异常气味,舌暗红,苔薄白,舌下络脉无异常,脉细涩。

诊断:眩晕(高血压;冠心病)。

辨证:肾气亏虚,气虚血瘀。

治法:补肾益气,活血化瘀。

处方:黄芪 30 g,丹参 15 g,葛根 15 g,槲寄生 30 g,川芎 12 g,天麻 12 g,钩藤 30 g,黄芩 12 g,石决明 30 g,川牛膝 15 g,盐车前子 30 g,泽兰 12 g,玄参12 g,羌活 15 g,炒酸枣仁 15 g,甘草 6 g。

方解:方中黄芪、葛根补气养阴;川芎、丹参活血化瘀;槲寄生、川牛膝补肝益肾;天麻、钩藤平肝潜阳;黄芩清热解毒,疏肝利胆;石决明清热明目;盐车前子、泽兰利水通淋,消肿止痛;玄参清热解毒,凉血止血;羌活除湿止痛;炒酸枣仁养心安神;甘草调和诸药。本方可补肾益气,活血化瘀,清热凉血,养心安神。

二诊:患者头晕、头痛改善,胸闷心慌减轻,自汗减轻,口干口黏改善,纳眠可,二便调。近期血压平稳,17.6/11.1 kPa(132/83 mmHg)左右。原方去黄芩、玄参继服 7 剂。

医案 17

潘某,男,67 岁,退休,2023 年 3 月 12 日就诊。

主诉:头晕乏力 6 年,加重伴汗出多 5 月余。

现病史:患者于 6 年前无明显诱因出现头晕乏力,活动后明显,就诊于当地医院,具体治疗不详,5 月前患者胆囊切除术后头晕、乏力症状加重,伴汗出多,于我院门诊间断口服中药治疗,患者症状时轻时重。入院症见:头晕乏力,自汗盗汗,腰痛,无胸闷憋气,无心慌胸痛,偶有反酸胃灼热,恶心无呕吐,偶头痛,无视物模糊,易烦躁,口干不苦,平素怕热,食欲缺乏眠可,二便调。当日血压 19.7/11.5 kPa(148/86 mmHg)。

既往史:既往病史,高血压史 40 年,血压最高达 20.0/13.3 kPa(150/100 mmHg),口服酒石酸美托洛尔片 47.5 mg,每天 1 次治疗,血压控制尚可,糖尿病病史 7 年,口服盐酸二甲双胍片 0.5 g,每天 3 次,达格列净片 10 mg,每天 1 次,血糖控制可。冠状动脉旁路移植术后 8 年。

个人史:饮酒 40 年,以饮用白酒为主,平均约 500 mL/d,未戒酒,吸烟40 年,平均 3 盒/天,已戒烟。

中医望闻切诊:表情自然,面色红润,形体正常,动静姿态,语气清,气息平;无异常气味。舌淡红、苔薄白,舌下络脉无异常,脉弦。

诊断:眩晕(高血压;糖尿病)。

辨证:肾气亏虚。

治法:补肾益气。

处方:黄芪 30 g,太子参 12 g,麦冬 15 g,酒五味子 9 g,丹参 15 g,葛根 15 g,槲寄生 15 g,川芎 12 g,羌活 12 g,海风藤 30 g,玄参 12 g,川牛膝 15 g,天花粉 12 g,煅牡蛎 30 g,炒酸枣仁 15 g,甘草 6 g。

方解:方中黄芪、太子参、补气生津,健脾益肺;麦冬、酒五味子益胃生;川牛膝、槲寄生可补肝益肾;川芎、丹参活血化瘀;葛根生津止渴;羌活、海风藤活血祛风;玄参清热解毒,凉血止血;天花粉可滋阴润燥,清热解毒;煅牡蛎有安神镇静;炒酸枣仁养心安神;甘草调和诸药。本方可补肾益气,滋阴润燥,活血化瘀,养心安神。

二诊:患者头晕乏力减轻,自汗盗汗改善,偶有反酸胃灼热,恶心无呕吐,情绪改善,纳一般眠可,二便调。近期血压平稳,17.5/10.8 kPa(131/81 mmHg)左右。原方加以茯苓 15 g,白术 15 g 补气健脾继服 7 剂。

医案 18

王某,女,77 岁,退休,2023 年 3 月 16 日就诊。

主诉:阵发性头晕 3 年,加重半月。

现病史:患者于 3 年前无明显诱因出现头晕,偶有头痛,时测血压收缩压达 24.0 kPa(180 mmHg),未治疗,半月前患者头晕加重,伴心慌、胸闷,遂就诊于我院急诊科,诊为冠心病,给予改善循环、降压等治疗。入院症见:头晕,偶有头痛,心慌胸闷,乏力,无恶心、呕吐,无口干口苦,腰痛,纳眠一般,多梦,二便调。当日血压 21.5/11.7 kPa(161/88 mmHg)。

既往史:高血压病史 5 年,血压最高达 24.0/14.7 kPa(180/110 mmHg)。

月经史:既往月经正常,现已绝经。

中医望闻切诊:表情自然,面色红润,形体正常,语气清,气息平,无异常气味,舌暗红,苔薄白,舌下络脉无异常,脉弦。

诊断:眩晕(高血压;冠心病)。

辨证:肾气亏虚,气虚血瘀。

治法:补肾益气,活血化瘀。

处方:黄芪 30 g,麦冬 24 g,酒黄精 15 g,丹参 30 g,槲寄生 15 g,酒女贞子 15 g,合欢皮 30 g,首乌藤 30 g,天麻 15 g,钩藤 30 g,泽泻 16 g,葛根 30 g,白芍 30 g,牛膝 15 g,川芎 15 g。

方解:方中黄芪、麦冬益气养阴;川芎、丹参能够活血化瘀;槲寄生、牛膝补益肝肾;酒黄精、酒女贞子滋补肝肾,安神;合欢皮、首乌藤能够解郁安神,助眠;天麻、钩藤平肝潜阳,改善头晕;泽泻利水消肿,清热利湿;葛根、白芍可生津养血。本方可补益肝肾,益气养阴,活血化瘀。

二诊:患者头晕、头痛改善,心慌胸闷减轻,乏力改善,腰痛减轻,纳眠一般,二便调。近期血压平稳,17.6/10.8 kPa(132/81 mmHg)左右。原方加以茯苓 18 g 健脾宁心继服 7 剂。

医案 19

邱某,男,85 岁,退休,2023 年 3 月 19 日就诊。

主诉:阵发性头晕 3 年,加重半年。

现病史:患者于 3 年前无明显诱因出现阵发性头晕,活动和晨起后加重,未经系统诊疗,半年前出现上述症状加重,夜间因眩晕致跌扑 2 次。入院症见:阵发性头晕,活动和晨起后加重,耳鸣,口干口苦,乏力,气短,怕冷,纳可,眠一般,尿频,大便调。当日血压 20.7/11.6 kPa(155/87 mmHg)。

既往史:高血压病史 3 年余,最高血压达 21.3/13.3 kPa(160/100 mmHg),现口服氯沙坦钾氢氯噻嗪片、盐酸贝尼地平片治疗,血压控制一般。带状疱疹、肠梗阻病史 1 年。

中医望闻切诊:表情自然,面色红润,形体正常,语气清,气息平;无异常气味,舌淡红、苔薄白,舌下络脉无异常,脉弱。

诊断:眩晕(高血压)。

辨证:肾气亏虚。

治法:补肾益气。

处方:黄芪 30 g,麦冬 24 g,淫羊藿 12 g,酒黄精 15 g,天麻 15 g,钩藤 30 g,槲寄生 15 g,合欢皮 30 g,葛根 30 g,白芍 30 g,乌药 15 g,盐益智仁 15 g,川芎 15 g,丹参 30 g,路路通 15 g,金樱子肉 15 g。

方解:方中黄芪、葛根可补气养阴;麦冬可滋阴清热润肺生津;淫羊藿、槲寄生、盐益智仁可补肾壮阳,补肝益肾;酒黄精滋补肾阴;天麻、钩藤平肝潜阳,改善头晕;合欢皮养心安神;白芍、乌药活血化瘀,止痛;川芎、丹参活血化瘀;路路通祛风通络;金樱子肉可固精缩尿。本方可补肾益气,活血化瘀,固精缩尿。

二诊:患者头晕减轻,耳鸣改善,口干,乏力气短改善,纳眠可,二便调。近期血压平稳,17.2/10.8 kPa(129/81 mmHg)左右,原方去乌药,加以五味子 9 g 益胃生津继服 7 剂。

医案 20

张某,女,61 岁,退休,2023 年 3 月 17 日就诊。

主诉:持续性头晕 2 年。

现病史:患者 2 年前无明显诱因出现持续性头晕,未予诊疗。入院症见:持续性头晕,头部昏沉,项部紧胀。无头痛,无胸闷胸痛。平素情绪易激动焦虑,阵烘热汗出,体力可,耳背,眼花,口干,口渴欲饮,无咳嗽咳痰,纳眠可,二便调。当日血压 20.9/11.5 kPa(157/86 mmHg)。

既往史:高血压 1 年,最高至 22.7/10.7 kPa(170/80 mmHg),近 2 月口服阿司匹林、非洛地平,血压控制在早晨 18.7/(9.3～10.7) kPa[140/(70～80)mmHg],下午 14.7/9.3 kPa(110/70 mmHg)。

月经史:既往月经规律,现已绝经。

中医望闻切诊:表情自然,面色红润,形体正常,语气清,气息平,无异常气味,舌红暗、苔薄腻,舌下络脉无异常,脉弦细。

诊断:眩晕(高血压)。

辨证:肾气亏虚。

治法:补肾益气。

处方:石决明 15 g,盐杜仲 9 g,槲寄生 15 g,牛膝 12 g,钩藤 30 g,天麻 15 g,川芎 15 g,白芷 15 g,鸡血藤 15 g,栀子 15 g,木香 12 g,片姜黄 12 g,白芍 15 g,炙甘草 6 g。

方解:方中盐杜仲、牛膝、槲寄生可补益肝肾,强筋壮骨;石决明明目降压;天麻、钩藤平肝潜阳;川芎、鸡血藤活血通络;白芷祛风止痛;木香可温中散寒;片姜黄活血祛瘀;栀子可清热解毒,清心除烦;炙甘草缓急止痛,调和诸药。本方可补肾益气,安神宁心,清心除烦。

二诊:患者头晕昏沉减轻,情绪焦虑改善,耳背眼花减轻,口干改善,纳可,睡眠不佳,二便调。近期血压平稳,17.1/10.0 kPa(128/75 mmHg)左右。原方加以炒酸枣仁 30 g、制远志 15 g 以安神宁心继服 7 剂。

医案 21

李某,男,62 岁,退休,2023 年 3 月 20 日就诊。

主诉:阵发性头晕 5 年余,加重 3 天。

现病史:患者于 5 年前无明显诱因出现阵发性头晕,情绪激动后加重,就诊于当地医院,诊为多发性脑梗死,予改善脑循环药物治疗。2 年前就诊,经颅脑磁共振成像示:脑内多发缺血梗死灶。入院症见:阵发性头晕,活动后牵扯性胸痛,口干口苦,反酸胃灼热,乏力气短,纳可,眠差,眠浅易醒,二便调。当日血压 20.9/11.3 kPa(157/85 mmHg)。

既往史:高血压病史 5 年,最高血压达 20.7/13.3 kPa(155/100 mmHg),现服苯磺酸氨氯地平片,血压控制可。

中医望闻切诊:表情自然,面色红润,形体正常,语气清,气息平;无异常气味,舌红、苔白,舌下络脉无异常,脉细数。

诊断:眩晕(高血压)。

辨证:肾气亏虚。

治法:补肾益气。

处方:槲寄生 15 g,酒女贞子 15 g,柴胡 12 g,麸炒枳实 12 g,白芍 30 g,合欢皮 30 g,首乌藤 30 g,天麻 15 g,钩藤 30 g,牛膝 15 g,泽泻 30 g,茯苓 24 g,川芎 15 g,丹参 30 g,白术 18 g。

方解:方中槲寄生、酒女贞子、牛膝补肝益肾,补益肾气;柴胡、枳实疏肝理气,散结消痞;白芍活血散瘀;合欢皮、首乌藤解郁安神;天麻、钩藤平肝潜阳;泽泻可以利水消肿;茯苓、白术利水渗湿,健脾益气;川芎、丹参活血化瘀。本方可补肾益气,活血化瘀,解郁安神,健脾和胃。

二诊:患者头晕减轻,胸痛改善,口干口苦减轻,反酸胃灼热改善,乏力气短减轻,纳可,眠浅易醒,二便调。近期血压平稳,17.5/10.9 kPa(131/82 mmHg)左右。原方加龙骨 15 g、牡蛎 15 g 以重镇安神,继服 7 剂。

医案 22

李某,女,52 岁,自由职业,2023 年 3 月 20 日就诊。

主诉:阵发性头晕、头痛 4 年,加重 7 天。

现病史:患者于 4 年前无明显诱因出现头晕头胀痛,血压最高时 22.7/14.4 kPa(170/108 mmHg),诊为高血压病,曾服降压药(具体不详),血压正常后自行停药,患者 7 天前头晕、头痛加重。入院症见:阵发性头晕头胀痛,无恶心、呕吐,无肢体活动障碍,时有心慌胸闷,无胸痛,乏力,出汗较多,无口干口苦,纳眠欠佳,二便调。当日血压 21.2/12.3 kPa(159/92 mmHg)。

既往史:高血压病史 4 年,血压最高达 22.7/14.4 kPa(170/108 mmHg),甲状腺结节病史 1 年,子宫肌瘤病史 10 余年。

月经史:既往月经规律,现已绝经。

中医望闻切诊:表情自然,面色红润,形体正常,语气清,气息平;无异常气味,舌淡红、苔薄白,舌下络脉无异常,脉弦。

诊断:眩晕(高血压)。

辨证:肾气亏虚。

治法:补肾益气。

处方:黄芪 30 g,麦冬 24 g,槲寄生 15 g,酒女贞子 15 g,酒黄精 15 g,川芎 15 g,丹参 30 g,白芍 30 g,合欢皮 30 g,首乌藤 30 g,茯苓 24 g,白术 18 g,薏苡仁 30 g,天麻 15 g,钩藤 30 g,泽泻 30 g。

方解:方中黄芪、麦冬补气养阴;槲寄生、酒女贞子、酒黄精滋阴补肾;川芎、丹参活血化瘀;白芍可以活血散瘀;合欢皮、首乌藤解郁安神;茯苓、白术健脾益气;薏苡仁清热利湿;天麻、钩藤平肝潜阳;泽泻可以利水消肿。本方可补肾益气,活血化瘀,健脾宁心。

二诊:患者头晕头胀痛改善,心慌胸闷减轻,乏力改善,纳眠可,二便调。近期血压平稳,17.5/10.9 kPa(131/82 mmHg)左右,原方继服 7 剂以巩固疗效。

医案 23

袁某,女,87 岁,退休,2023 年 3 月 26 日就诊。

主诉:阵发性头晕、头痛 30 余年,加重 1 周。

现病史:患者 30 年前无明显原因出现阵发性头晕、头痛,诊断为高血压病,测血压最高 28.0/14.7 kPa(210/110 mmHg),平素血压控制在(17.3~22.7)/(4.0~9.3) kPa[(130~170)/(30~70)mmHg],多次于我院住院诊疗,1 周前症状加重。入院症见:阵发性头晕、头痛,无胸闷胸痛,无心慌,夜间咳嗽吐白黏痰,左上臂麻木感,双目不干,常流泪,无视物旋转,无恶心、呕吐,无口干口苦,汗出不多,皮肤干燥瘙痒,双下肢水肿,下午明显,全身乏力,纳眠可,小便正常,大便稀。当日血压 20.4/12.1 kPa(153/91 mmHg)。

既往史:高血压 30 年余,冠心病病史 20 余年,脑梗死、脑萎缩病史 7 年,颈动脉硬化症病史 5 年,陈旧性肺结核病史 20 余年,肝囊肿病史 4 年。

月经史:既往月经规律,现已绝经。

中医望闻切诊:表情自然,面色红润,形体正常,望态,语气清,气息平,无异常气味,舌淡红,苔微黄腻,脉细。

诊断:眩晕(高血压)。

辨证:肾气亏虚。

治法:补肾益气。

处方:淫羊藿 15 g,酒女贞子 30 g,川牛膝 15 g,知母 9 g,黄连 9 g,清半夏 9 g,玄参 12 g,茯苓 15 g,茯神 15 g,白芍 12 g,麦冬 15 g,龙骨 30 g,葛根 15 g,丹参 15 g,海风藤 15 g,地骨皮 15 g,炒酸枣仁 15 g,太子参 12 g,酒五味子 6 g,甘草 6 g。

方解:方中淫羊藿、酒女贞子、川牛膝补益肝肾,阴阳双补;黄连、清半夏辛开苦降,调畅气机;玄参、知母清热凉血;茯苓、茯神健脾安神;白芍、麦冬滋补肝阴;龙骨镇静安神;丹参、海风藤、地骨皮活血化瘀,通络止痛;葛根、太子参、酒五味子、炒酸枣仁补气养阴,养心安神;甘草调和诸药。本方可补肾益气,清热凉血,养心安神,活血化瘀。

二诊:患者头晕、头痛减轻,左上臂麻木感减轻,皮肤干燥瘙痒减轻,双下肢水肿改善,乏力改善,纳眠可,二便调。近期血压平稳,17.6/11.2 kPa(132/84 mmHg)左右。原方继服 7 剂以巩固疗效。

医案 24

宋某,女,73 岁,退休,2023 年 5 月 5 日就诊。

主诉:阵发性胸闷胸痛 30 余年,加重伴头晕 3 天。

现病史:患者于 30 余年前无明显诱因出现阵发性胸闷胸痛,活动后加重,伴心慌乏力、气短,就诊于当地医院,诊为冠心病,予抗血小板、降脂药物治疗,3 月前无明显诱因出现上述症状加重,就诊于外院,行冠状动脉造影示右冠状动脉重度狭窄,行右冠状动脉支架植入术,患者仍有阵发性胸闷、胸痛,伴头晕。入院症见:阵发性胸闷、胸痛,伴头晕、气短,记忆力减退,言语表达力下降,腰膝酸软、胃胀,口干,纳眠差,小便调,大便干,4~5 天 1 行。当日血压 21.3/11.9 kPa(160/89 mmHg)。

既往史:高血压病史 20 余年,最高达 21.7/11.3 kPa(163/85 mmHg),现口服硝苯地平控释片,血压控制可。糖尿病病史 1 年余,现口服二甲双胍,血糖控制可。

月经史:既往月经规律,现已绝经。

中医望闻切诊:表情自然,面色红润,形体正常,语气清,气息平;无异常气味,舌淡红、苔薄白,舌下络脉无异常,脉细弱。

诊断:胸痹(高血压;冠心病)。

辨证:肾气亏虚,气虚血瘀。

治法:补肾益气,活血化瘀。

处方:黄芪 30 g,麦冬 24 g,淫羊藿 12 g,菟丝子 12 g,槲寄生 12 g,牛膝 15 g,川芎 15 g,丹参 30 g,白芍 30 g,石菖蒲 30 g,郁金 15 g,盐益智仁 15 g,炒麦芽 15 g,炒酸枣仁 30 g。

方解:方中黄芪、麦冬益气养阴,淫羊藿、菟丝子补肾壮阳,槲寄生、牛膝补肝益肾,川芎、丹参活血通络,石菖蒲、炒酸枣仁安神助眠,郁金、白芍活血化瘀,炒麦芽健脾益气,盐益智仁温补脾肾。本方可补肾益气,活血化瘀,安神定志。

二诊:患者胸闷胸痛改善,头晕乏力减轻,腰膝酸软改善,胃胀改善,近期睡眠改善,但仍不佳。二便调。近期血压平稳,17.6/11.9 kPa(132//89 mmHg)左右。原方加合欢皮 12 g,首乌藤 9 g 以养心安神,继服 7 剂。

医案 25

郭某,男,63 岁,退休,2023 年 7 月 2 日就诊。

主诉:阵发性头晕十余年,加重 3 天。

现病史:患者于十余年前无明显诱因出现头晕,血压最高达 27.7/16.0 kPa (208/120 mmHg),口服硝苯地平缓释片,血压控制一般。患者 3 天前因房屋装修头晕加重。入院症见:阵发性头晕,无头痛头胀,无耳鸣耳聋,无口干口苦,劳累后心慌。偶胸闷胸痛,偶有乏力汗出,无胃胀反酸,纳眠可,二便调。当日血压 20.9/11.9 kPa(157/89 mmHg)。

既往史:高血压病史 10 年,2 型糖尿病病史 3 年余,口服二甲双胍治疗。脑梗死病史 11 年。

中医望闻切诊:表情自然,面色红润,形体正常,语气清,气息平;无异常气味,舌红、苔黄腻,舌下络脉无异常,脉弦数。

诊断:眩晕(高血压)。

辨证:肾气亏虚。

治法:补肾益气。

处方:黄芪 30 g,酒黄精 15 g,槲寄生 15 g,酒女贞子 15 g,天麻 15 g,钩藤 30 g,川芎 15 g,丹参 30 g,泽泻 30 g,牛膝 15 g,茯苓 24 g,白术 18 g,首乌藤 30 g,夏枯草 15 g,炒麦芽 15 g。

方解:方中黄芪、酒黄精、酒女贞子补气养阴,滋补肝肾;天麻、钩藤平肝潜阳;川芎、丹参活血通络;泽泻化浊降脂;槲寄生、牛膝补益肝肾,强筋壮骨;茯苓、白术利水渗湿,健脾和胃;合欢皮、首乌藤解郁安神;夏枯草可清热解毒;炒麦芽健脾益气。

二诊:患者近期血压平稳,头晕改善,胸闷胸痛缓解,乏力改善,睡眠欠佳。近期血压平稳,18.1/11.1 kPa(136/83 mmHg)左右,原方加合欢皮 12 g、合欢花 12 g 以解郁安神,继服 7 剂。

医案 26

田某,男,71 岁,退休,2023 年 3 月 7 日就诊。

主诉:阵发性头晕、头痛 10 年,加重 3 周。

现病史:患者于十年前无明显诱因出现头晕、头痛,血压最高达 22.7/12.0 kPa

（170/90 mmHg），口服贝那普利，血压控制一般。患者 3 周前出现头晕、头痛加重。入院症见：阵发性头晕、头痛，耳鸣耳聋，口干口苦，心慌胸痛，胃胀反酸，纳可眠差，小便频，排便困难。当日血压 20.5/11.5 kPa（154/86 mmHg）。

既往史：高血压病史 10 年，血压最高达 22.7/12.0 kPa（170/90 mmHg）。冠心病病史十余年，置入 3 枚支架 12 年，平素口服阿司匹林、瑞舒伐他汀钙片治疗。

中医望闻切诊：表情自然，面色红润，形体正常，语气清，气息平；无异常气味，舌红、苔黄腻，舌下络脉无异常，脉弦。

诊断：眩晕（高血压；冠心病）。

辨证：肾气亏虚，气虚血瘀。

治法：补肾益气，活血化瘀。

处方：黄芪 30 g，酒黄精 15 g，酒女贞子 15 g，槲寄生 15 g，天麻 15 g，钩藤 30 g，川牛膝 15 g，珍珠母 30 g，合欢皮 30 g，首乌藤 30 g，炒酸枣仁 30 g，菊花 30 g，茯苓 24 g，白术 18 g，醋莪术30 g，麸炒枳实 12 g，青皮 9 g，夏枯草 15 g。

方解：方中黄芪、酒黄精、酒女贞子补气养阴，滋补肝肾；天麻、钩藤平肝潜阳；槲寄生、川牛膝补肝肾，强筋骨；珍珠母清热解毒；合欢皮、首乌藤、炒酸枣仁安神定志，解郁助眠；茯苓、白术利水渗湿，健脾和胃；醋莪术行气止痛；青皮、麸炒枳实理气化痰，消食导滞；菊花、夏枯草可清热解毒。

二诊：患者近期血压平稳，头晕、头痛改善，耳鸣耳聋改善，口干口苦减轻，偶有胸闷，近期血压 18.4/12.0 kPa（138/90 mmHg）左右，加以青皮 9 g、枳实 9 g 疏肝理气继服 7 剂。

医案 27

朱某，女，73 岁，退休，2023 年 8 月 7 日就诊。

主诉：阵发性头晕、头痛 1 月，加重 3 天。

现病史：患者于 1 月前无明显诱因出现阵发性头晕、头痛，就诊于我院，诊为高血压、冠心病。入院症见：阵发性头晕、头痛，偶有胸闷气短，乏力，眼干胀，口干，纳眠可，小便可，大便难下。当日血压 20.8/12.1 kPa（156/91 mmHg）。

既往史：高血压 20 年，最高 26.7/16.0 kPa（200/120 mmHg），口服"沙库巴曲缬沙坦钠片、厄贝沙坦氢氯噻嗪片"，血压控制不佳。腰椎间盘滑脱 30 年，右股骨头坏死 30 年，风湿性关节炎 20 年，支气管哮喘 60 年。

月经史：既往月经规律，现已绝经。

中医望闻切诊:表情自然,面色红润,形体正常,语气清,气息平;无异常气味,舌红、苔薄白,舌下络脉无异常,脉弦涩。

诊断:眩晕(高血压;冠心病)。

辨证:肾气亏虚,气虚血瘀。

治法:补肾益气,活血化瘀。

处方:槲寄生 15 g,牛膝 15 g,酒黄精 15 g,酒萸肉 15 g,天麻 15 g,夏枯草 15 g,钩藤 30 g,白芍 30 g,知母 12 g,黄柏 12 g,当归 12 g,茯苓 24 g,白术 18 g,牡丹皮 12 g,青蒿 30 g,醋鳖甲 30 g,醋鸡内金 15 g。

方解:方中牛膝、槲寄生补肝肾,强筋骨;酒萸肉、酒黄精滋补肾阴;天麻、钩藤平肝潜阳,清热息风;白芍、当归补血活血;知母清热润燥;夏枯草、黄柏清热利尿;茯苓、白术利水渗湿,健脾益气;青蒿、牡丹皮清热燥湿,清热凉血;醋鳖甲温肾壮阳;醋鸡内金健脾消食。本方可补益肝肾,益气活血,健脾消食。

二诊:患者头晕、头痛减轻,胸闷气短改善,乏力减轻,纳眠可,二便调。近期血压平稳,血压 17.6/10.8 kPa(132/81 mmHg)左右。原方继服 7 剂以巩固疗效。

医案 28

吴某,男,76 岁,退休,2023 年 8 月 13 日就诊。

主诉:阵发性头晕气短 2 年,加重 2 天。

现病史:患者于 2 年前无明显诱因出现阵发性头晕气短,就诊于外院,诊为高血压、冠心病、心律失常,安装心脏起搏器。于 2 天前因劳累阵发性头晕气短加重。入院症见:阵发性头晕气短,胸闷,乏力,眼干胀,口干,偶胸痛,纳眠可,小便可,大便稀。当日血压 20.1/11.9 kPa(151/89 mmHg)。

既往史:高血压 10 年,最高 24.0/12.7 kPa(180/95 mmHg),口服"复方利血平氨苯蝶啶片",血压控制一般。

中医望闻切诊:表情自然,面色红润,形体正常,语气清,气息平;无异常气味,舌红、苔黄腻,舌下络脉无异常,脉弦涩。

诊断:胸痹(高血压;冠心病)。

辨证:肾气亏虚,气虚血瘀。

治法:补肾益气,活血化瘀。

处方:黄芪 30 g,麦冬 24 g,党参 15 g,川牛膝 15 g,茯苓 24 g,麸炒白术18 g,薏苡仁 30 g,炒白扁豆 15 g,葛根 30 g,川芎 15 g,丹参 30 g,淫羊藿 12 g,槲寄生 15 g,补骨脂 12 g,合欢皮 30 g,醋香附 12 g。

方解:方中黄芪、党参、葛根健脾益气;淫羊藿、槲寄生、川牛膝补益肝肾;茯苓、白术利水渗湿,健脾和胃;薏苡仁、炒白扁豆健脾除湿;川芎、丹参活血祛瘀,止痛;补骨脂温补脾肾;醋香附、合欢皮活血行气,解郁安神。本方可补肾益气,健脾和胃,活血化瘀,行气解郁。

二诊:患者头晕气短改善,胸闷乏力减轻,眼干口干改善,纳眠可,二便调。近期血压平稳,17.5/10.8 kPa(131/81 mmHg)左右。原方继服 7 剂以巩固疗效。

医案 29

王某,女,75 岁,退休,2023 年 8 月 15 日就诊。

主诉:阵发性头晕气短 16 年余,加重 10 天。

现病史:患者于 16 年前无明显诱因出现头晕气短,10 天前无明显诱因出现上述症状加重。入院症见:阵发性头晕气短,伴乏力,时有胸闷心慌,无胸痛,语声低微,腿脚不利,纳眠可,夜尿 4～5 次,大便偏干,日 1 次,右下肢水肿。当日血压 19.5/11.5 kPa(146/86 mmHg)。

既往史:血压最高 20.8/12.7 kPa(156/95 mmHg),现服用酒石酸美托洛尔片、苯磺酸氨氯地平片,血压控制一般。冠心病病史 5 年余,心律失常病史 5 年余,脑梗死病史 11 年余,脑萎缩病史 5 年,再生障碍性贫血 15 年余,下肢动脉硬化症病史 5 年余。

月经史:既往月经规律,现已绝经。

中医望闻切诊:表情自然,面色红润,形体正常,语声低微,气息平,无异常气味,舌暗苔白腻,脉弦细。

诊断:眩晕(高血压;冠心病)。

辨证:肾气亏虚,气虚血瘀。

治法:补肾益气,活血化瘀。

处方:黄芪 30 g,党参 15 g,槲寄生 15 g,牛膝 18 g,当归 15 g,地龙 12 g,石菖蒲 12 g,郁金 12 g,川芎 12 g,鹿角霜 15 g,生地黄 15 g,熟地黄 15 g,酒苁蓉 30 g,桃仁 9 g,茯苓 15 g,酸枣仁 15 g,甘草 6 g。

方解:方中黄芪、党参益气健脾;槲寄生、牛膝补益肝肾;当归、川芎、地龙活血化瘀;石菖蒲开窍醒神,宁神益志;郁金行气解郁;生地黄、熟地黄滋阴补肾,益精填髓;鹿角霜、酒苁蓉补肾壮阳,活血通络;桃仁活血化瘀,润肠通便;茯苓健脾宁心;酸枣仁安神定志,养心安眠;甘草调和药性。本方可补肾益气,益精填髓,活血化瘀,宁心安神。

二诊:患者头晕气短改善,时有胸闷心慌减轻,乏力改善,纳眠可,夜尿改善,每晚2~3次,大便可,右下肢水肿减轻。近期血压平稳,17.5/10.8 kPa(131/81 mmHg)左右。原方加补骨脂12 g以固精缩尿,继服7剂。

医案 30

赵某,女,72岁,退休,2023年8月22日就诊。

主诉:阵发性头晕胸闷40年,加重半月。

现病史:患者于40年前无明显诱因出现阵发性头晕,诊为高血压、冠心病,2021年就诊于他院行冠状动脉造影检查,未植入支架。半月前无明显诱因出现头晕胸闷加重,1~2次/天,每次持续2~3分钟,休息后缓解。入院症见:阵发性头晕、头痛,胸闷伴憋气气短,偶有胸部隐痛,偶有右侧肋下疼痛不适,全身乏力,自觉上半身热、汗出多,双下肢疼痛怕冷,下楼时疼痛加剧,视物模糊,无耳鸣耳聋,纳一般,眠差,入睡困难,易醒,二便调。当日血压19.7/11.7 kPa(148/88 mmHg)。

既往史:高血压病病史8年,血压最高25.5/16.0 kPa(191/120 mmHg),现服用非洛地平缓释片,血压控制在18.4/11.5 kPa(138/86 mmHg)左右。既往2型糖尿病病史7年,口服二甲双胍,血糖控制不佳。

月经史:既往月经规律,现已绝经。

中医望闻切诊:表情自然,面色红润,形体正常,语气清,气息平;无异常气味,舌红、苔薄白,舌下络脉无异常,脉弦涩。

诊断:眩晕(高血压;冠心病)。

辨证:肾气亏虚,气虚血瘀。

治法:补肾益气,活血化瘀。

处方:黄芪30 g,太子参12 g,麦冬15 g,槲寄生15 g,酒五味子6 g,葛根15 g,川芎12 g,丹参15 g,黄连9 g,玄参12 g,郁金12 g,炒酸枣仁15 g,海风藤18 g,白芍12 g,甘草6 g。

方解:方中黄芪、太子参、麦冬可益气养阴,补肺生津;槲寄生、五味子可补益肝肾,补肾宁心;川芎、丹参可活血化瘀;葛根解肌退热;黄连、玄参清热凉血,解毒散结;白芍活血化瘀,镇痛止血;炒酸枣仁安神定志,养心安眠;甘草调和诸药。本方可益气养阴,补益肝肾,活血化瘀,安神助眠。

二诊:患者头晕、头痛减轻,胸闷改善,乏力气短改善,自汗减少,双下肢疼痛怕冷缓解,纳可,眠一般,眠较浅易醒,二便调。近期血压平稳,18.1/11.5 kPa(136/86 mmHg)左右。原方加龙骨18 g、牡蛎18 g以镇静安神,继服7剂。

参 考 文 献

[1] 苏登高,金香兰.补肾法的源流探讨[J].中国中医基础医学杂志,2019,25(3):291-293+296.

[2] 李如辉,方宇茜,林明欣.《难经》命门原旨索隐[J].中华中医药杂志,2022,37(7):3722-3726.

[3] 张磊.补益肾气法干预老年高血压病肾气亏虚证性激素水平及性激素受体表达的机制研究[D].山东中医药大学,2012.

[4] 耿俊良.基于《伤寒杂病论》探讨肾虚相关病症的辨治规律研究[D].山东中医药大学,2017.

[5] 吕桂敏,徐长卿.脉经[M].郑州:河南科学技术出版社,2017.

[6] 叶青,朱邦贤.《太平圣惠方》肾系病症致病要素解析与研究[J].中医文献杂志,2017,35(6):15-18.

[7] 谷建军,任路.以《圣济总录》为例解构宋以前肾脏辨证论治特点[J].中国中医基础医学杂志,2022,28(11):1773-1776.

[8] 张瀚月,张思超.从《济生方》探讨严用和脏腑辨证中重视肾脏学术思想[J].环球中医药,2021,14(6):1074-1077.

[9] 鲁晓聪.朱丹溪相火论与明代命门学说的本体化转型[J].中华中医药杂志,2022,37(7):3734-3737.

[10] 段泽华,贾成祥."阳有余阴不足"的文化根源初探[J].南京中医药大学学报(社会科学版),2022,23(6):385-388.

[11] 李海,杨彬,汪昌参,等.朱丹溪与叶天士滋阴学说联系与临床应用[J].世界最新医学信息文摘,2019,19(80):238-239.

[12] 王婧婧,古诗琴,胡方林.薛己朝夕互补法治疗虚损病浅析[J].河南中医,2021,41(11):1652-1655.

[13] (明)周之千.慎斋遗书[M].北京:中国中医药出版社,2016.

[14] (清)陈士铎.石室秘录[M].北京:中国中医药出版社,2019.

[15] (西汉)刘安.淮南子[M].南昌:二十一世纪出版社,2018.

[16] 陈亦儒.说文解字[M].北京:研究出版社,2018.

[17] (明)王九思.难经集注[M].北京:中国医药科技出版社,2019.

[18] 黄元御,张琦.四圣心源[M].北京:中国医药科技出版社,2020.

[19] (魏)吴普.神农本草经[M].南宁:广西科学技术出版社,2016.

[20] (清)张璐.本经逢原[M].北京:中医古籍出版社,2017.

[21] (明)李时珍.本草纲目[M].南昌:二十一世纪出版社,2017.

[22] (清)汪昂.本草备要[M].北京:中国医药科技出版社,2021.

[23] 徐成贺.金匮要略[M].郑州:河南科学技术出版社,2019.

[24] (宋)宋太医局.太平惠民和剂局方[M].北京:中国中医药出版社,2020.

[25] 孙仪萱.补肾益气法干预老年高血压病肾气亏虚证的临床疗效观察及转录组学理论探讨[D].山东中医药大学,2022.

[26] 张磊,刘迎迎,于杰,等.益肾降压方对不同周龄自发性高血压大鼠内源性代谢模式的影响[J].中华中医药杂志,2021,36(7):4196-4201.

[27] 王震.补肾和脉颗粒干预高龄SHR肾损害的作用机制研究[D].山东中医药大学,2017.

[28] 王士超.补肾益心片干预高血压并ED的临床研究及从ACE2-Ang(1-7)-Mas-NO通路探讨机制的实验研究[D].广州中医药大学,2021.

[29] 朱泓杰.补肾定眩汤治疗老年单纯收缩期高血压的临床观察[D].山东中医药大学,2016.

[30] 庞茜.补肾活血方治疗高血压合并射血分数保留型心衰的临床研究[D].山东中医药大学,2022.

[31] 董巧稚,逯金金,李岩,等.补肾降压方对肾气亏虚型高血压病的疗效观察[J].中西医结合心脑血管病杂志,2017,15(9):1034-1036.

[32] 黄金龙.基于蒙定水教授"金水相生"法治疗老年高血压病的临床观察及作用机理探讨[D].广州中医药大学,2016.

[33] 何琳鸿.滋水降压方治疗肾精亏虚型高血压的临床疗效观察[D].福建中医药大学,2021.

[34] 张耀文,赵光锋,许玉皎.黄杞益肾定眩汤治疗高血压致眩晕症82例[J].环球中医药,2018,11(3):432-434.